Helmut Luft

Der Mann über 60

Luft stellt die reiferen Jahre des Mannes unter einem ganzheitlichen Ansatz dar. Das umfasst sowohl die biologisch-körperlichen wie auch den psychisch-geistigen Aspekte des männlichen Seins. Das Wesen des Mannes wird aus der Entwicklung seiner Organsysteme und den Stufen der psychischen Entwicklung mitsamt den unbewussten Phantasien und Handlungsweisen abgeleitet. Dabei wird eine Korrektur seines phallokratischen Selbstverständnisses durch den Feminismus als notwendig angesehen.

Ein in die Tiefe gehender Ratgeber: ohne Tabus und mit der notwendigen Direktheit und mit unterstützender Empathie und wissenschaftlicher Erfahrung geschrieben.

Helmut Luft, Dr., geboren 1924, ist ehemaliger Nervenarzt und Psychoanalytiker. Seit 1994 Mitarbeit im Kasseler Arbeitskreis »Psychoanalyse und Altern«. Zahlreiche Publikationen in Fachzeitschriften. Bei Brandes & Apsel: *Gutes Altern* (2. Aufl. 2014), *Die Kunst, dem Alter zu begegnen (2015)* und *Cervantes – Aufbruch zum modernen Menschen* (2018).

Helmut Luft

Der Mann über 60

Ganzheitlicher Ratgeber für junge bis hochbetagte Alte

Brandes & Apsel

Auf Wunsch informieren wir Sie regelmäßig mit unseren Katalogen »Frische Bücher« und »Psychoanalyse-Katalog«. Wir verwenden Ihre Daten ausschließlich für die Zusendung unserer beiden Kataloge laut der EU-Datenschutzrichtlinie und dem BDS-Gesetz. Bitte senden Sie uns dafür eine E-Mail an info@brandes-apsel.de mit Ihrer Postadresse. Außerdem finden Sie unser Gesamtverzeichnis mit aktuellen Informationen im Internet unter: www.brandes-apsel.de sowie www.kjp-zeitschrift.de

2. Auflage 2024
1. Auflage 2020

DTP: Brandes & Apsel Verlag
Umschlagabbildung: pixabay
Druck: Stückle Druck, Ettenheim, printed in Germany
Gedruckt auf einem nach den Richtlinien des Forest Stewardship Council (FSC) zertifizierten, säurefreien, alterungsbeständigen und chlorfrei gebleichten Papier.

Bibliografische Information der Deutschen Nationalbibliothek:
Die Deutsche Nationalbibliothek verzeichnet diese Publikation in der Deutschen Nationalbibliografie; detaillierte bibliografische Daten sind im Internet über www.ddb.de abrufbar.

ISBN 978-3-95558-278-4

Inhalt

Vorwort

Das Buch möchte Hinweise geben, wie Männer über 60 mit sich und mit den Problemen der reiferen Jahre und der noch verbleibenden Lebenszeit besser zurechtkommen können. Das geschieht in ganzheitlicher Sichtweise, die medizinische, psychoanalytische, soziale und Entwicklungsaspekte umfasst.

Eine Neuorientierung ist nötig. Aus dem Lebensabend ist ein langer Lebensnachmittag geworden. Viele heute 80-jährige Männer fühlen sich biologisch wie früher die 60-Jährigen. Die Zeit des Berufslebens verlängert sich, aber das Rentenalter verlängert sich noch mehr, sodass es praktisch schon eine 2. Lebenshälfte ist, für die man rechtzeitig vorsorgen muss – müsste, denn viele Männer haben zwar rational mitbekommen, dass sie wahrscheinlich 10 bis 20 Jahre länger leben werden, erwarten aber unverändert, dass ihr Leben nach dem traditionellen Vorbild ihrer Eltern und Vorfahren verläuft (»*in meiner Familie sterben alle mit 60*«) und bringen sich damit in die Gefahren unnötigen vorzeitigen Alterns, Siechtums oder Sterbens.

Die Planung für die zweite Lebenshälfte muss ganzheitlich sein. Das Buch beschreibt, was einen Mann ab 60, dem Beginn des Alters, in seinem 3. und 4. Alter erfahrungsgemäß erwartet und welch unterschiedliche Faktoren dazu beitragen. In den Kapiteln über die Altersstufen werden den Ereignissen, Verlusten und Veränderungen das unbewusste Erleben, die Träume und die oft archaischen Antworten und Bewältigungsversuche gegenübergestellt. Das Verhalten als *homo politicus* wird mit den Prägungen jeder Generation durch den Zeitgeist in Beziehung gesetzt.

Altern, Altersleiden und Sterben ist unser »animalisches« Schicksal, den Körper haben wir mit den Tieren gemeinsam. Er bestimmt das biologische Befinden und die Lebensdauer.

Von den Stufen der Evolution des männlichen Körpers und seiner Organe aus biologisch-pflanzlichen Vorstufen über die von einfachen Organismen über Wasser- zu Landbewohnern, Säugetieren und Primaten aufsteigende Tierreihe sind Reste jedes Entwicklungsstadiums wirksam und tragen zum Funktionieren des Körpers und zum Alterungsprozess bei. Von daher sind Alterungskaskaden, Verjüngungsschübe und Regressionen mit Reaktivierung früherer Funktionsstufen besser zu verstehen und zu beeinflussen. Die moderne Medizin ist organbezogen, jeder Facharzt ist Spezialist für ein bestimmtes Organ. Multiorganversagen ist die moderne Bezeichnung für Sterben.

Das eigentlich Menschliche mit Großhirn, Bewusstsein, Sprache, Technik, Medizin, Kultur und sozialem Verhalten ist erst sehr spät in der Evolution entstanden und ist bisher nur ein dünner Überbau über der Biologie und Animalität des Körpers. Es brauchte nochmal viel Zeit, bis sich der kultivierte Mann unserer Zeit aus den wilden Vormenschen und den noch weitgehend animalisch geprägten, unzivilisierten Urmenschen entwickelt hatte. Das Verhalten von Urmenschen liegt beim modernen Menschen alltäglich bereit und bricht immer wieder durch. Das Leben eines Mannes mit seiner persönlichen Lebensgeschichte, seinen Prägungen, Traumatisierungen und Phantasien ist im Vergleich zur Evolution sehr, sehr kurz. Das mahnt daran, spätestens im Alter sein Leben als kostbares Geschenk zu erkennen und die reichhaltigen Chancen, die es bietet, zu leben.

Das Menschliche überformt alle Vorstufen in einzigartiger Weise. Das Gehirn hat eine ungeheure Plastizität und entwickelt sich, wenn es gefordert wird, immer weiter, im Gegensatz zu den anderen Organen. Die Erfahrungs- und Reifungskurve steigt auch im hohen Alter noch an, während die Abbaukurve nach unten geht. Alle Alterserscheinungen ergeben sich aus der Wechselwirkung zwischen biologisch-animalisch-körperlich-materiellen mit menschlich-psychisch-geistig-ideellen Einflüssen, die oft dominieren. Die Phantasien schreiben allem Bedeutungen zu, beeinflussen Funktionen, schaffen Symptome, finden kreative Lösungen und Tröstungen für alles schwer Erträgliche.

In den Kapiteln über den Körper in verschiedenen Altersstufen werden wegen der grundsätzlichen Bedeutung für das biologische Altern und die Lebensdauer die erfahrungsgemäß häufig vorkommenden Leiden und Gebrechen unter ganzheitlichen Aspekten dargestellt und Ratschläge vor allem zur Vorbeugung gegeben.

Das Buch ist ein Ratgeber, im Unterschied zu den bisherigen Büchern des Autors, deren Ziel die Sensibilisierung war. Die Ratschläge werden aber nicht als komplizierte, mit abschreckenden Zahlen verbundene Anweisungen gegeben, sondern als einfache Faustregeln, die das Wesentliche benennen und auch von Älteren befolgt werden können.

Es wird damit leichter, die Selbstbehinderungstaktiken, über die jeder verfügt, zu durchschauen und auszuschalten. Mit den Ratschlägen ist ausdrücklich keine medizinische Selbstbehandlung beabsichtigt, wohl aber eine Basis für vertrauensvolles, auch mal kritisches – und selbstkritisches – Sich-Abstimmen und Zusammenarbeit mit dem persönlichen Arzt.

Das wesentliche Ziel des Buches ist, die Nachteile, Beschwerden und Verluste der zweiten Lebenshälfte durch Beachten ganzheitlicher Zusammenhänge und durch achtsamen Umgang mit sich und mit seinem Körper vermeiden und besser ertragen zu lernen, und darüber hinaus die Vorteile, den Lebensertrag, die reiche Ernte, das Spiel des Lebens mit seinen vielen Nuancen wahrnehmen und genießen zu können.

Kapitel 1
Einführung

Der Mann ab 60 Jahren befindet sich in einer unvergleichbaren Situation. Sein individuelles Leben ist meist überwiegend im Aufwärtstrend. Er hat die Gipfelhöhe erreicht und hat gute Aussichten noch mehr daraus zu machen, denn die zweite Hälfte des Lebens ist die bessere Hälfte.

Der Mann ab 60 steht aber auch am Beginn des Alters, der Abwärtsbewegung, die zu Abbau und Verlusten führt und immer mehr störend in sein Leben eingreifen wird. Leider liegt es auch in der Natur des Mannes, zu den Schädigungen selbst beizutragen. Wie man das vermeidet und stattdessen die Chancen erkennt und nutzt, ist ein Thema des Buches.

Was in den Lebensphasen ab 60 geschieht, wird hier aus ganzheitlicher Perspektive gesehen, wie es der Arbeitsweise des Autors als Arzt und Psychotherapeut entspricht. Ganzheitlich ist hier nicht als Etikett einer Methode gemeint, die anderes ausschließt, z. B. Alternativmedizin anstatt Schulmedizin, sondern im Gegenteil als eine Haltung, die offen ist für alle Aspekte, die Zugänge zur Thematik eröffnen und hilfreich sein können.

Der Körper des Mannes ist ein biologisches Ganzes, ein Multi-Organ-Wesen, bei dem viele Organe zusammenwirken. Um das zu verstehen muss man die Entstehung der Organe im Lauf der Evolution und ihre Aufgaben bei der Entfaltung des Lebens mit einbeziehen. Die Biologie des Körpers hat sich aus anorganischen Anfängen über Vorstufen des Lebens von Pflanzen und einfachen Tieren entwickelt. Nur der Körper altert, fällt dabei auf diese Vorstufen zurück und endet wieder im Anorganischen. Die Alterungsprozesse sind biologische Vorgänge, die durch Wissenschaft, wie z. B. Genforschung, Epigenetik und Molekularbiologie, verständlich und veränderbar werden.

Der Mann als das Gattungswesen Homo sapiens ist eine Ganzheit aus höheren Tieren, sogenannten Primaten und den danach entstandenen wilden Vormenschen, deren Verhalten noch überwiegend von tierischen Affekten und Instinkten bestimmt wurde. Der moderne Mann verfügt zwar über die nur dem Menschen eigenen Fähigkeiten von Bewusstsein und Sprache und hat die Zähmung zum zivilisierten Menschen durchlaufen, fühlt sich dabei aber nicht so ganz wohl und kann leicht auf die Verhaltensmuster von Tieren und Vormenschen zurückfallen, die als archaisches Repertoire in seinem Unbewussten noch gespeichert sind (vgl. Freud, S., 1930a, Das Unbehagen in der Kultur). Jeder Mann kann sich bei besonderen Auslösesituationen wie eine Bestie oder wie ein Wilder fühlen und verhalten und tut es wenigstens in der Phantasie alltäglich, wie seine Träume und Fehlhandlungen beweisen.

Als Person und Individuum ist jeder Mann etwas Einmaliges. Sein Befinden mit 60 und seine gegenwärtigen Leiden ergeben sich aus der ganz persönlichen Geschichte seines Lebens von Geburt an, mit seinen Erlebnissen, Prägungen und eventuellen Traumatisierungen. Seine Biografie ist ein wichtiger und oft der einzige Schlüssel für seine aktuellen Symptome oder Alterungsschübe.

Die Familie ist ebenfalls ein wichtige Ganzes, in die jeder Mann unentrinnbar eingebunden ist. Er ist ein Glied in einer Kette von Generationen mit Ahnen, Vorfahren, Eltern, Geschwistern, Partnern und deren Familien, Kindern, Enkeln und Urenkeln. Er ist der Stammhalter. Die Beziehungen und Konflikte mit der Familie und die meist unbewussten Identifizierungen haben oft entscheidenden Einfluss auf den Verlauf des Alterns und sogar auf den Zeitpunkt des Todes.

Der Lebensweg eines Mannes wird weitgehend von seinem Schicksal als *Gemeinschaftswesen* bestimmt. Es beginnt mit der Loslösung von der Familie und dem Eintritt in die Gesellschaft und ergibt sich aus den prägenden Einflüssen von Schule und Institutionen, Freunden und Vorbildern sowie den Zufällen der gesellschaftlichen und politischen Situation und des Zeitgeists. Jeder Mann ist mindestens so sehr Gruppen- wie Einzelwesen, Homo politicus wie Privatmensch, aus dem von der Familie erzogenen Privatmenschen wird der der Gesellschaft verpflichtete Homo politicus. Mit Hilfe von Identifizierungen mit Vorbildern kann er zu dem werden, der er ist, und die für ihn passenden Rollen in der Gesellschaft einnehmen. Identifizierungen mit charismatischen Personen oder mit Ideologien können jedoch auch zur Gefahr werden. Sein Verhalten als Gemeinschaftswesen wird teilweise von Herdentrieben bestimmt und das kann auch gefährlich werden.

Die unterschiedlichen Einflüsse von Biologie, Ur- und Vorgeschichte, individueller persönlicher Lebensgeschichte, Bindung an die Generationenkette sowie an Gesellschaft und Zeitgeist wirken ständig wechselseitig aufeinander ein. Das ist nicht immer leicht zu erkennen und kann nicht in jedem Fall nachgewiesen werden, das Buch möchte aber dazu ermutigen, selbst darüber nachzudenken und seine Achtsamkeit entsprechend zu erweitern. Nur die ganzheitliche Zusammenschau macht ein tieferes Verständnis der Lebensstationen und Schicksale des älterwerdenden Mannes möglich und gibt die Basis für fundierte Ratschläge.

Man erkennt dann, dass Altern nicht einfach Organversagen ist, sondern Alterungsschübe von vielen Zuflüssen her mit verursacht und ausgelöst werden können, wie unerträglicher Stress, unlösbare Konflikte, Todesfälle, Enttäuschungen, ideelle Verluste oder soziale Veränderungen wie Berufsende. Eine Betrachtungsweise, die diese Ganzheiten einbezieht, kann sehr dazu beitragen, Hilfe und Heilung nicht ideologisch einzuschränken, sondern die Chancen disziplinen- und schulenübergreifender Behandlung zu nutzen.

Die Bestie Mann

Die verwickelte Vorgeschichte des männlichen Körpers

Die sehr erfolgreiche Aufwärtsbewegung bis zum Mann ab 60 soll von den Anfängen des Lebens an dargestellt werden, um zu begreifen, was beim Altern geschieht und wie es schließlich zum Erlöschen des Lebens und zur Rückkehr ins Anorganische kommt. Nach Auffassung der Evolution hat sich der Mensch seit einem unvorstellbar langen Zeitraum aus ursprünglich anorganischem Material über viele Zwischenstufen zu seiner jetzigen Gestalt entwickelt. Das Leben auf der Erde entstand vor drei Milliarden von Jahren. Über die Anfänge gibt es drei Theorien: 1. die ersten lebenden Zellen seien in der Tiefsee aus einem »Chemiecocktail« von anorganischen Stoffen in der Nähe heißer Schlote entstanden; 2. aus der »Ursuppe« heißer Ozeane hätten sich Aminosäuren entwickelt. Das ist in einem Glaskolben nachweisbar; 3. aus Meteoriteneinschlägen seien Bakterien als erste Lebewesen von anderen Himmelskörpern auf die Erde gebracht worden.

Der entscheidende Durchbruch erfolgte vor 2½ Milliarden Jahren, als *Cyanobakterien,* im Ozean lebende winzige Einzeller, das Sonnenlicht zur Photosynthese nutzten und dabei als Abfallprodukt massenhaft Sauerstoff abgaben, der sich in der Gashülle der Erde anreicherte. Diese 20% Sauerstoff in der Atmosphäre geben uns die Luft zum Atmen, denn ohne Sauerstoff wäre kein höheres Leben auf der Erde möglich. Die Photosynthese der Pflanzen, die als Endprodukt Sauerstoff abgeben, ist auch heute noch eine unentbehrliche Quelle unseres Lebens.

Aus anorganischem Material wurden erst Einzeller, dann einfache Zellverbände und dann durch Zusammenwirken und Arbeitsteilung immer höhere Organismen gebildet. Nach den Regeln der Evolution wurden nur die Formen und Funktionen, die sich bewährten, übernommen. In Anpassung an die wechselnden Lebensbedingungen entwickelten sich so nacheinander immer differenziertere Lebensformen und Körper wie Pflanzen, Meerestiere, Amphibien, Saurier, Wirbeltiere und Säugetiere. Unzählige Arten von Lebenswesen sind in unvorstellbar langen Zeiträumen so entstanden und viele davon wieder vergangen.

Bei den Organismen wurde jede Lebensfunktion zuerst von *Ur-Organen* vorgenommen, die sich immer mehr differenzierten.

So erfolgte die *Ernährung* ursprünglich durch einen einfachen Ur-Darmkanal, aus dem sich nach sehr langer Entwicklungszeit mit vielen Stufen und Irrwegen als Höhepunkt das Verdauungssystem des Homo sapiens ausdifferenzierte. Mundhöhle, Speiseröhre, Magen, Zwölffingerdarm, Dünndarm, Blinddarm, Dickdarm und Enddarm und die damit verbundenen Organe wie Pankreas, Gallenblase und Leber haben jeweils spezielle Aufgaben, die sich den wechselnden Lebensbedingungen angepasst haben; z. B. war der heute bei uns nur noch kurze Blinddarm ursprünglich wohl zur Verdauung von Pflanzen bestimmt, denn er ist bei Pflanzenfressern sehr viel länger. Beim heutigen Menschen ist er ein Teil des Immunsystems: »die Mandel im Darm«.

Die *Energieversorgung* begann bei Zellen und Zellverbänden mit einfacher Diffusion und erfolgt bei den Pflanzen – nach dem Modell der Cyanobakterien – durch Chlorophyll, das durch Photosynthese das Sonnenlicht in Zucker verwandelt und den Sauerstoff ausscheidet. Das Abfallprodukt der Pflanzen ist also die Lebensbasis des Menschen. Bei dem hochkomplizierten menschlichen Körper ist die Zufuhr nur durch ein kräftiges Herz-Kreislaufsystem möglich, das den Sauerstoff zu allen

Organen transportiert. Dazu musste die Evolution erst das Blut erfinden und die Arterien und Venen, die es kanalisieren, sowie ein paarig angelegtes kräftiges Herz, um das Blut zu den Organen zu pumpen und wieder abzuleiten.

Die Übermittlung von *Informationen und Steuerung* der Funktionen geschieht in der Tierreihe durch einen einfachen Reflexbogen über das Rückenmark. Im Laufe der Evolution bis hinauf zum Primaten entstanden Nerven und Leitungsbahnen, und das Rückenmark, geschützt durch die Wirbelsäule, entwickelte sich immer höher und es entstanden nacheinander ein verlängertes Mark, ein Reptilienhirn, ein Zwischenhirn und schließlich das Großhirn.

Das sind nur wenige Beispiele, wie die Evolution aus unzähligen Vorstufen und in sehr langen Zeiträumen das *Multi-Organ-Geschöpf Mann* entstehen ließ. Der Körper mit seinen Organen ist gebaut wie ein Haus mit Untergeschoss für die Mobilitätsorgane über ein Parterre mit den Verdauungsorganen, dann einer Beletage für die Atmung und ganz oben einem Penthouse mit Sinnesorganen für den Kontakt zur Außenwelt und dem Gehirn als Zentrale zur Steuerung von allem. Die Wirbelsäule verbindet wie ein Aufzug die Etagen miteinander und führt die Nerven und das Rückenmark hinauf bis ins Großhirn. Der Körper des Mannes ist hierarchisch konstruiert und das gibt die Basis für sein Verhalten und seine Selbsteinschätzung.

In der *Biologie des Mannes* sind die drei Ebenen seiner Entstehungsgeschichte wiederzuerkennen. Eine quasi pflanzliche Basis, die die vegetativen Grundfunktionen besorgt, wird überlagert von einer animalischen Funktionsebene mit den Instinkten und Reflexabläufen der Tiere, und alles wird überformt von einer übergeordneten psychischen Zentrale. Die Funktionsebenen sind aufeinander bezogen und das Multi-Organ-System Körper funktioniert sehr gut.

Abbau, Altern und Sterben sind unausweichliche biologische Vorgänge. Es ist der Körper, der stirbt, und wir unterscheiden uns darin nicht von den Tieren. Das Altern ist weitgehend ein Nachlassen und schließlich Versagen von einzelnen und immer mehr Organen, bis das Multiorganversagen – der moderne Ausdruck für den Tod – eintritt. Die moderne Forschung, z. B. über Stammzellen, Genetik, Molekularbiologie, Gehirnfunktionen usw., bringt laufend neue nützliche Erkenntnisse.

Spuren der Vorzeit in Körper und Verhalten

Der Mann ist der vorläufige Endpunkt der Evolution über die Tiere hinaus, aber sein Körper ist der einer Tierart, wenn auch einer besonderen. Er hat alle Körperfunktionen mit den Tieren gemeinsam und seine Gene stimmen zu 99% mit denen des Schimpansen überein. Die Nähe zum Tier ist im praktischen Leben selbstverständlich und die Tierliebe ist besonders bei Kindern noch sehr ausgeprägt. Lebensgemeinschaften mit Nutztieren sind auf dem Land alltäglich und überall werden gern Haustiere gehalten. Tiere aller Gattungen gehören z.B. im Fasching zu den beliebtesten Masken und Verkleidungen. Wir vergessen und verdrängen die tierische Abkunft gern, aber die Besinnung darauf ist deshalb wichtig, weil die Relikte davon in jedem Organ enthalten sind und die vom Abbau bedrohten Organe oft auf gespeicherte biologisch-animalische Funktionsmuster zurückgreifen. Z.B. kann bei Sauerstoffmangel der Herzmuskel auf einen anaeroben Funktionsmodus ohne Sauerstoff zurückschalten.

Die sehr lange und verwickelte Ur- und Vorgeschichte des Mannes hat tiefe Spuren hinterlassen, die bei ganzheitlicher Betrachtungsweise ein tieferes Verständnis der Alterungsvorgänge möglich machen.

Auf der Verhaltensebene wird **das Benehmen von Menschen im Alltag** – viel mehr als uns bewusst und bekannt – von tierischen Vorstufen bestimmt, die unter bestimmten Bedingungen unbezähmbar durchbrechen können. Ein Mann kann leicht unter die Herrschaft animalischer Instinktmuster geraten und sich wie ein Platzhirsch, einsamer Wolf, Raubtier auf Beutesuche oder sonst wie als Bestie fühlen und verhalten. Einige Begriffe der vergleichenden Verhaltensforschung zwischen Tier und Mensch sind bekannt und in die Alltagssprache eingegangen, z.B. Alpha-Männchen, Demutsgebärden, Rangordnung, Hackreihe, Rivalitätskämpfe, Markierung seines Reviers, Territorialkämpfe usw.

Die Verhaltensautomatismen von *Primaten* bestimmen unser Sozialverhalten. Gemeinschaften, Parteien, Vereine sind hierarchisch gegliedert. Durch Rivalitätskämpfe wurde der Stärkste ermittelt und zum Anführer bestimmt. Der soziale Rang ist durch eine Hackreihe festgelegt. Dem Alpha-Männchen wird durch Demutsverhalten gehuldigt, und es stehen ihm mehrere Weibchen zu, um seine starken Gene zu verbreiten. Reste dieser Hierarchie und der polygamen Sexualität sind die *archaische Basis des Patriarchats* und die Grundlage typischer beruflicher und ehelicher

Konflikte. Die politischen Ideologien von Gleichheit und Gerechtigkeit haben es schwer, sich gegen die unbewusst in uns wirkenden mächtigen, archaischen Kräfte durchzusetzen.

Die Verhaltensautomatismen von *Tierherden* haben in allen Großgruppen Relikte hinterlassen. Das Leittier bestimmt, was geschieht, und auf sein Signal hin müssen alle losrennen. Was von den Herdeninstinkten in menschliches Verhalten übergegangen und zu psychischen Gesetzen geworden ist, wird von Sigmund Freud in dem Essay *Massenpsychologie und Ich-Analyse* (1921) beschrieben. Massen entstehen entweder vorübergehend durch gemeinsame Interessen (Trends) oder als Institutionen wie Kirche und Militär. Alle fühlen sich mit dem Führer verbunden, der bewundert und idealisiert wird und dem die eigenen narzisstischen Wünsche nach Vollkommenheit zugeschrieben werden. Alle sind auch miteinander liebend verbunden und miteinander identifiziert. Das gibt dem Einzelnen Sicherheit und ein Gefühl unendlicher Macht, sodass er Triebwünsche und Aggressionen ausleben kann, die ihm als Einzelperson nicht erlaubt wären. Der Preis dafür ist die teilweise Aufgabe der bewussten individuellen Persönlichkeit, des eigenen Ich-Ideals und der persönlichen Verantwortung sowie die Gefahr, sich dem Sog der weitgehend unbewussten Herdentriebe zu überlassen, sich z. B. von jedem Affekt in der Masse kritiklos anstecken zu lassen (vgl. Sigmund Freud, 1921).

Jeder Mann trägt aus seiner vor-persönlichen Frühzeit der Evolution Reflexe und Automatismen in sich, die vom Mittel- und Stammhirn gesteuert werden und für **das Funktionieren seines Körpers** auch heute noch genauso lebenswichtig sind wie bei Tieren, z. B. Atmen, Schlucken, Laufen usw.

Andere Relikte, die damals lebenserhaltend waren, aber heute nicht mehr nützlich sind, werden jetzt aus psychischen Anlässen zwar aktiviert, passen aber nicht mehr in die veränderten Körperfunktionen und verursachen nur noch störende Symptome und Krankheiten.

Weiter lässt der Altersabbau des Körpers Abläufe aus früheren Stufen der Evolution wieder erscheinen, so wie bei Ebbe versunkene Orte und Strukturen wieder auftauchen. So sind bei den spastischen Lähmungen nach Schlaganfällen die Greifreflexe und Bewegungsmuster aus der Zeit, als wir noch Klettertiere waren, wieder da. Die folgenden Beispiele zeigen, wie Situationen und Reflexe aus der Tierzeit beim modernen

Mann Symptome erzeugen können (nach Jonas, 1985). Bei den in den Bäumen lebenden frühen Primaten musste das Gleichgewicht auf 2 Ebenen – in den Ästen schwingend und auf der Erde aufrecht – reguliert werden. Wenn heute das seelische Gleichgewicht verlorengeht, z. B. indem Triebwünsche in die eine und moralische Verbote (damals der Kodex der Gruppe) in die andere Richtung ziehen, können *Schwindelanfälle* aktiviert werden, als ob es um das körperliche Gleichgewicht ginge. Ebenso auch durch Erlebnisse, die einem den Boden unter den Füßen wegziehen.

Die häufige Phobie *Platzangst* beruht auf der Aktivierung der Urängste der baumbewohnenden Primaten, die auf einer Lichtung tödlichen Gefahren durch Raubtiere und Vögel ausgesetzt waren. Die Angst vor dem Überqueren eines Platzes kann die Urangst des Primaten aktivieren, seine Sprungdistanz von Baum zu Baum zu verfehlen. Die angstvolle Hemmung entspricht der Schreckstarre des Beutetiers vor dem verfolgenden Raubtier. Die zweifache Körperlänge (die sichere Sprungdistanz) als Blickdistanz zu nehmen, soll bei Phobikern die Angst mildern (Jonas, 1985, S. 28).

Die Jungtiere der Primaten sind Gruppentiere und haben *instinktive Angriffslust.* Die Menschenmutter hingegen will ihren Sohn zum zivilisierten Menschen erziehen und fordert Bravsein und Unterdrückung der Aggression. Sie droht mit Liebesverlust, was für ein Jungtier den sicheren Tod bedeutet. Andererseits soll er in der Schule Leistung bringen, rivalisieren, sich durchsetzen. Er ist dem Konflikt zwischen brav sein, gehorchen und angreifen, kämpfen, trotzen, ausgesetzt. Für das archaische Herz bedeutet das den Konflikt des steuernden vegetativen Nervensystems zwischen Vagus-Einstellung, d. h. brav sein, ruhen, langsamer Herzschlag, schlafen, verdauen, und Sympathikus-Einstellung von Aktivität, schneller Herzschlag, hoher Blutdruck. Der Konflikt, brav und aggressiv zugleich sein zu sollen, erzeugt gleichzeitige Erschlaffung und Verspannung des Hohlorgans Herz und die Symptome Herzstolpern und Extrasystolen.

Bei Gefahren ist *Flucht notwendig,* und der Sympathikus macht durch schnellen Herzschlag dazu bereit; aber beim Menschen lassen die sozialen Verhaltensregeln das nicht zu und es entsteht die Situation des Läufers vor dem Startschuss. Der Konflikt stellt sich z. B. in den Symptomen paroxysmale *Tachykardie und Herzphobie* dar. Die vor Angst feuchten Hände haben den Sinn, dass man beim Fluchtklettern feuchte Greifflächen braucht.

Wenn Flucht nicht mehr möglich ist, man sich von allen Seiten angegriffen fühlt und das Messer auf der Brust oder den tödlichen Hornstoß erwartet, ziehen sich als *Schutzreflex* alle Brustmuskeln so zusammen, dass kein Messer oder Horn zwischen den Rippen eindringen kann. Diese äußerste Anspannung ist schmerzhaft und verursacht Herzstechen und Präkordialschmerz, was gewöhnlich als Symptome für Herzstörungen gedeutet wird, in Wirklichkeit aber dem Schutz des Herzens dient.

Die letzte Möglichkeit für ein gejagtes Beutetier ist, sich abrupt totzustellen, in der Hoffnung, dass das verfolgende Raubtier nur lebende Beute jagt und von Aas ablässt. Das Herz hat als einziges Organ Endarterien, die durch abrupte Engstellung den Scheintod bewirken. Ein Herzinfarkt kann durch einen solchen Totstellreflex verursacht sein, wenn eine gefühlsmäßig vergleichbare Situation erlebt wird.

Die Jungtiere opfern sich selbst, wenn die Gruppe von Raubtieren oder durch Hunger bedroht wird. Einer Anorexie kann unbewusst ein freiwilliger Hungertod zugrundeliegen, z. B. um das Glück der Eltern zu retten.

Schmerzen lassen sich oft durch archaische Verhaltensmuster erklären:

Der Schädel ist bei Tieren eine *Angriffswaffe*, ein Kopfstoß kann einen Gegner töten. Man möchte aus Wut mit dem Kopf durch die Wand, aber wenn man sich das verbietet, führt es zu Kopf- oder Nackenschmerzen. Diese können ebenso verursacht sein durch den ungelösten Konflikt, den Kopf zur aggressiven Selbstbehauptung und Drohgebärde zu heben oder zur Demutsgebärde zu senken.

Bei *Tieren in Käfigen* können die aggressiven Automatismen nicht genügend ausgelebt werden. Bei Menschen *im Käfig des Berufs* kann die Aggressionshemmung, z. B. von Rangniedrigen gegenüber Ranghöheren, die Grundlage von z. B. Arm- und Schulterschmerzen sein.

Die *Jäger der Urzeit* mussten die erlegte Großbeute oft über lange Strecken in die Wohnhöhlen schleppen. Das ist in der Sprache zur *drückenden Last* der Verantwortung geworden, zur schweren Bürde, die zu Verkrampfungen und Schmerzen in Schultern, Rücken und Kreuz als Ausdruck von Unerträglichem werden kann.

Viele Relikte stammen aus der Zeit, als unsere tierischen Vorfahren noch im Wasser lebten. Wir haben noch Reste von Kiemen, und Säuglinge machen im Wasser schlängelnde Seitwärtsbewegungen, als ob sie Fische wären.

Bei Wassertieren regulieren die *Tränendrüsen* das osmotische Gleichgewicht und scheiden salzhaltiges Seewasser aus. Schmerz erregt das

Gehirn und steigert dessen Gewebedruck und Wassergehalt, aber durch das Weinen, den salzhaltigen Tränenfluss, lässt der Kopfdruck nach. Die »nasse« Depression erleichtert den Schmerz wie beim Ausbluten einer Wunde.

Bei Säugetieren und Seevögeln tritt ein *Tauchreflex* ein, der Sauerstoff spart, indem er den Herzschlag bis auf 50/min verlangsamt und den Stoffwechsel auf anaerobe (ohne Sauerstoff) Bedingungen umstellt, wobei das Ansteigen der Azidität und des Kaliumgehalts im Blut zu Herzrhythmusstörungen führen kann. Der Tauchreflex stellt eine adrenerge Überfunktion auf Vagotonie um, sodass Anfälle von Herzrasen verhindert werden können, indem man den Kopf in kühles Wasser steckt. Doch ist dabei Vorsicht und ärztliche Kontrolle besonders nötig, denn Eintauchen in kaltes Wasser, wie z. B. der Sprung in einen kalten See nach der Sauna, kann durch einen Kältereflex zum tödlichen Herzstillstand führen.

Beim Tauchen erfolgt ein reflektorischer Bronchospasmus ähnlich wie beim Asthma, der sich beim Auftauchen wieder löst. Das Erlebnis, beim Auftauchen wieder atmen zu können, hilft Asthmatikern, ihre Panik vor dem Anfall zu überwinden (vgl. Jonas, 1985, S. 37f).

Aus viel früherer Zeit, bei wirbellosen Urtieren, gibt es Reflexe, deren Relikte bei bestimmten Körperkrankheiten mitwirken. So stoßen manche Tiere ihren Magen oder Teile ihres Darms aus und überlassen sie den Verfolgern zum Fraß. Sie überleben dadurch und die Teile wachsen später wieder nach. Reste dieser Ausstoßungsvorgänge sind bei Magen- und Darmleiden, wie z. B. der Colitis ulcerosa, beteiligt.

Aus ganzheitlicher Sicht kann die Einbeziehung der Wurzeln aus der Vorzeit das Verständnis für unsere Symptome und Leiden enorm vertiefen. Nach der Lehre des Paläoanthropologen A. D. Jonas sind die Situationen der Urzeit auch heute noch alltäglich und leicht zu erkennen, wenn man den Betroffenen seine Beschwerden mit seinen eigenen Worten beschreiben lässt. Die Weisheit der Eigensprache verknüpfe die aktuellen Gefühle mit den archaischen vegetativen Reaktionsmustern und verrate den Konflikt.

Wenn ein Mann z. B. von seinem Herzen wie von einem ungehorsamen Kind spricht oder davon, dass das Herz den Takt verliere – mit der Doppelbedeutung von Takt als Rhythmus und als die soziale Norm Höflichkeit – werden Herzbeschwerden als Konflikt verständlich. Sie begannen, als ein frecher, unhöflicher Rivale in die Wohnung einzog, und der Wunsch, diesen zu verdreschen, geriet mit der Hemmung »aber so verhält sich doch kein zivilisierter Mensch« in unlösbaren Widerspruch (vgl. Jonas, 1985, S. 14).

Die Auslösesituationen für einen Herzinfarkt kann sein, dass sich ein Mann von Vorgesetzten oder Rivalen wie von einem Raubtier in die Enge getrieben und von Vernichtung bedroht sieht. Das zu erkennen lindert die Angst und kann eine Wandlung einleiten, z. B. der Entscheidung, der Lust am Kämpfen zu folgen und sich selbst in eine Chefposition zu bringen. Die Situationen der Vorzeit kann man gefühlsmäßig gut nachvollziehen und es sind einprägsame Bilder, die helfen Verspannungen, zu lösen und die normalen Handlungsabläufe einzuüben.

Mit dem Fahrstuhl oder der Zeitmaschine in der Entwicklungsgeschichte des Körpers hochfahrend würde man ganz unten aus einer biologische Ur-Suppe kommen, darüber in ein Meer, dann in einen botanischen Garten und schließlich in einen Zoo mit den Resten vieler Pflanzen- und Tierarten. Beim Altern fährt der Fahrstuhl dann wieder nach unten.

Aufbau und Abbau des Lebens, Entwicklung und Verfall, Werden und Sterben erfolgen nach dem gleichen Plan, erst aufwärts und beim Altern wieder abwärts. Bei der Rückentwicklung werden oft frühere Funktionen wieder aktiviert und sinnvoll verwendet. Das hilft sehr, wirksame Antworten auf das Altern zu finden, insbesondere wenn man sich nicht nur auf die oberste Schicht, das rein Menschliche, den Geist und die Psyche des Mannes beschränkt, sondern auch auf die darunterliegenden Stationen und die verborgenen biologischen Zusammenhänge achtet.

Schritte zur Menschwerdung

Der Weg der Evolution führte konsequent über die Biologie und das Tier hinaus zum Menschen. Die Menschwerdung wurde von einigen besonderen Entwicklungsschritten aus der langen Evolutionsgeschichte vorbereitet.

Wir kommen aus dem Meer

Über lange Zeiträume waren unsere Vorfahren aus der Tierreihe Wassertiere und atmeten durch Kiemen. Mit dem Übergang aufs Land entwickelten sich Atemwege und Lungen, die sich durch Unterdruck im Körper entfalten, um den Sauerstoff aus der Luft einatmen zu können. In der Embryonalentwicklung sind in einem bestimmten Stadium noch Andeutungen von Kiemen zu sehen. Unser Körper ist zu mehr als der Hälfte noch Fisch geblieben und ist nur zum Teil, z.B. durch Gliedmaßen statt Flossen und Lungenatmung statt Kiemen, zu einem Landtier geworden.

Ein Beweis dafür ist, dass unser Blut noch die Zusammensetzung von Meerwasser behalten hat. Es enthält genau die gleichen Mineralien und weist auch sonstige Parallelen auf, ein erstaunliches Relikt, als ob wir noch im Meer leben würden.

Ebenso frappierend ist, dass unser Organismus zu etwa 80% aus Wasser besteht. Die Gewebe und Zellen unseres scheinbar so festen Körpers sind von Wasser durchtränkt und umflossen, die Organe feucht bis quallig. Nur die großen zirkulierenden Ströme Blut und Lymphe werden in Adern, Venen und Lymphgefäßen kanalisiert oder durch Niere und Harnsystem reguliert. Die meisten Körperfunktionen folgen dem Prinzip **»alles fließt«**. Sekrete, Hormone und Botenstoffe kommunizieren in flüssiger Form.

Der Drang, wenigstens zeitweise wieder ins Meer zurückzukehren, ist groß und hat auch symbolische Formen angenommen. Ebbe und Flut sind Symbole für das ewige Fließen ohne Anfang und Ende, für ewigen Neuanfang und Wiedergeburt. Das Eintauchen in Wasser wird als Reinigung von Körper und Seele erlebt, es befreit von Sünden, wie z.B. das Bad in der jüdischen Mikwe. Die Taufe im religiösen Sinn bewirkt die Wandlung in eine höhere Existenzform.

Der aufrechte Gang

Als in Afrika die Wälder zurückgingen, in denen man sich an Ästen schwingend und an Bäumen kletternd fortbewegen konnte, mussten unsere Ur-Vorfahren in der Savanne Nahrung suchen. Dabei lernten sie den Kopf zu heben und auf zwei Beinen zu laufen. Die Vorderbeine waren für die Fortbewegung nicht mehr nötig und entwickelten sich zu dem Wunderwerkzeug der menschlichen Hand, mit der man greifen, etwas tragen, Werkzeuge und Waffen bedienen, aber auch fühlen, streicheln, liebkosen kann. Das gehörte zu den Voraussetzungen, mit denen sich der Homo sapiens über das Tierische hinaus entwickeln konnte.

Die geschlechtliche Fortpflanzung

Die Aufteilung in weiblich und männlich mit unterschiedlichen Geschlechtssystemen und -organen stellte sich im Lauf der Evolution als sehr nützlich für die Erhaltung der Art heraus. Außer den erfreulichen Ergebnissen brachte der Unterschied der Geschlechter jedoch bis heute unvermindert auch erhebliche Gegensätze und Spannungen mit sich.

Die Erschaffung des Mannes im Mutterleib – ein ozeanisches Wohlgefühl

Jeder einzelne Mann kommt nochmal aus dem Meer. Während er bei seiner Erschaffung im *Mutterleib* neun Monate lang die Stufen der Entwicklung der Gattung Homo sapiens vom Zellverband bis zur Geburtsreife als Person durchläuft, schwimmt er im Fruchtwasser wie in einem tropischen Meer, wohltemperiert und mit allen Nährstoffen versehen. Das ist ein paradiesischer Zustand von ozeanischem Wohlgefühl und es bleibt eine ewige Sehnsucht danach bestehen. Duschen und baden sind Grundbedürfnisse. Die magnetische Anziehungskraft von Flüssen und Seen, der allsommerliche Drang der Massen zum Meer, die große Freude beim Eintauchen ins Wasser, das Glücksgefühl beim Tauchen sind Erlebnisse von ozeanischem Wohlgefühl, wie man es zuerst und sehr nachhaltig im Mutterleib erlebt hatte. Dort zu sein oder dorthin zurückzukehren ist eine ewige Sehnsucht, vielleicht die stärkste, die Menschen kennen.

> *Nicht geboren zu werden ist weitaus das Beste.*
> *Aber wenn einer ins Licht getreten, zu gehen aufs schnellste dorthin, woher er kam,*
> *ist das Nächstbeste bei weitem.*
>
> Sophokles: Ödipus auf Kolonos, V. 1225

Die Geburt ist die Austreibung aus diesem Paradies. Das Bild Botticellis von der schaumgeborenen Venus stellt zwar die Entstehung des Lebens nochmal verklärt dar, aber danach muss der Mann die Funktion seiner Organe selbst organisieren, sich nun selber im Schweiße seines Angesichts ernähren und ist den Anforderungen der Welt ungeschützt ausgesetzt.

Das Menschliche – die neue Dimension

Der Mensch ist die Krone der Schöpfung. Die höchste Stufe eines Lebewesens wurde über einige Vorstufen von Primaten und Urmenschen nur vom Menschen erreicht. Eine wichtige Voraussetzung dafür war die Höherentwicklung des Nervensystems und vor allem des Großhirns. Nur der Mensch verfügt über Bewusstsein, Sprache, symbolisches Denken, Kreativität und vieles andere, was ihn über die Tiere hinaushebt. Eine seiner wichtigsten Begabungen ist die Phantasie. Er will die Welt verstehen und sucht für alles, was über seinen Wissensstand hinausgeht, mit Hilfe seiner Phantasie nach Deutungen und Erklärungen. Die ihn umgebende Natur sah er lange als belebt an (Animismus) und führte die Vorgänge auf das Wirken von Geistern, Dämonen und Gottheiten zurück. Zwar brachte das Zeitalter der Wissenschaft die Aufklärung, aber die alten Denkweisen sind als Aberglauben noch sehr lebendig geblieben.

Phantasien über den Körper

Mit der Einführung des Menschlichen werden nicht nur die biologischen Funktionen der Organe gesehen, sondern die Phantasie hält auch den Körper für belebt und beseelt, und es werden den Organen Emotionen und viele ausgedachte Bedeutungen auf symbolischer Ebene zugeschrieben.

Der Bauch, um den sich alles dreht

Der eigene Nabel ist für manchen Mann der Mittelpunkt der Welt. Er symbolisiert Selbstbezogenheit und Überheblichkeit. Das »*Bauch-*

gefühl« hingegen, das spontane primäre Handeln aus Gefühl und Instinkt, wird üblicherweise und als Klischee den Frauen zugesprochen – im Gegensatz zum mehr sekundären rationalen Handeln aus dem Kopf, aus Verstand und Überlegung, das als Privileg des Mannes gelte bzw. gegolten hatte. Das Bauchorgan Leber wurde in der Antike als Sitz der Seele und des Gemüts angesehen. *Bei schlechter Stimmung ist einem eine Laus über die Leber gelaufen, bei Zorn die Galle übergelaufen.*

Die von außen sichtbaren Ein- und Ausgänge *Mund und After* sind besonders bedeutungsgeladen. Die Lippen sind sexuell attraktiv und bieten beim Küssen sinnlichen Genuss. Das Saugen und Füttern aus der frühen Mutter-Kind-Beziehung wirken dabei mit.

Die Verdauung erfolgt in der unteren Körperhälfte, die Reste lässt man unter und hinter sich wie in unserer Vorzeit als Nomaden. Später wurden daraus der »Stuhlgang« und das Sitzen auf der Toilette. Der After und die übelriechenden Ausscheidungen werden zum Symbol für Ekel, Abscheu und Verachtung. Männer drücken ihre Verachtung gern durch Ausspucken vor einem Gegner oder durch anale Symbole, wie Zeigen der nackten Kehrseite und Pupsen oder das berühmte Zitat des Götz von Berlichingen, aus.

Aus Verdauungsvorgängen im Magen wurde von Iwan Pawlow, der 1904 den Nobelpreis erhielt, eine die moderne Psychologie und Psychotherapie nachhaltig prägende Lehre abgeleitet. Er hatte festgestellt, dass bei Hunden der Speichelfluss schon beim bloßen Anblick von Speisen einsetzt und nicht erst, wenn sie im Magen sind. Dieser *bedingte Reflex*, die Auslösung körperlicher Vorgänge durch psychische Signale, wurde zur Grundlage von Behaviorismus und der modernen Verhaltenstherapie, die als **Gegenmodelle zu Freuds subjektiver Psychologie** entstanden. Die Reflexlehre wurde sogar politisch verwertet und sollte in der Sowjetunion helfen, den sozialistischen Menschen hervorzubringen (vgl. Schuchardt, S., 2019, S. 284).

Alles geht durch den Bauch, nicht nur die Nahrung, auch *die Liebe geht durch den Magen*. Die Psychoanalyse hat genauer beschrieben, dass die Gefühle zu geliebten Personen unbewusst wie emotionale Nahrung empfunden werden und verdaut werden müssen. Das Gute einer Beziehung nimmt man auf, *man hat jemand zum Fressen gern*. Von dem Fremden und Hassenswerten, das in jeder Beziehung auch enthalten ist (Ambivalenz) möchte man sich trennen wie von unverwertbarer Nahrung, die ausgeschieden wird. Die Geschichte von Beziehungen, der

Ablauf der normalen Trauer und die Entstehung mancher Depressionen lassen sich mit diesem Muster besser verstehen (vgl. Freud, S., 1917e: Trauer und Melancholie).

Ebenso weist beim »Vergessen« der Wortbestandteil »essen« darauf hin, dass auch jede Wahrnehmung und jedes Ereignis darauf geprüft wird, ob es einem schmeckt und ob man es als gute Nahrung aufnehmen und behalten oder als unverwertbar gar nicht erst abspeichern, sondern lieber »ver«gessen will.

In der Umgangssprache wird Gemütsbewegungen ein starker Einfluss auf den Darm zugeschrieben: Ärger schlägt einem auf den Magen, *es stößt einem etwas übel auf, man muss etwas erst verdauen, man macht sich vor Angst in die Hosen, und vieles andere*. Das ist sehr plausibel, denn das Gehirn ist auf Organebene durch das vegetative Nervensystem Vagus/Sympathikus mit dem Darm gut vernetzt. So erklärt es sich auch, dass sich durch psychologische Methoden, wie Autogenes Training. Yoga, Meditation, Abläufe und Beschwerden im Magen-/Darmbereich gut beeinflussen lassen.

In den Phantasien wird dem »Bauch« große symbolische Bedeutung verliehen, z. B. ist in Ostasien ein möglichst großer Leibesumfang das Zeichen von Wohlstand und männlicher Macht, und auch bei uns wird ein wohlgerundetes *Embonpoint* (*frz. wörtl.: in gutem Zustand*) von manchen Männern als Statussymbol empfunden. Shakespeare sieht es sogar als charakteristisch für das 6. Lebensalter an.

Leider ist zuviel Bauch ein Haupthindernis für eine gesunde Lebensführung. Denn in Wirklichkeit sind es gerade die Fettansammlungen in den Organen der Leibesmitte, die über den Verlauf des Alterns entscheiden. Die gefährlichsten Altersleiden entstehen dort, und ein wichtiger Rat ist deshalb, den Bauchumfang in Nabelhöhe gemessen unbedingt bei höchstens 100 cm zu halten.

In den letzten Jahren ist das Interesse vom äußeren Bauch nach innen auf den Bauchinhalt übergegangen. Man hat entdeckt, welch großen Einfluss das *Mikrobiom,* der Darminhalt, mit den in unvorstellbar großer Zahl dort lebender Mikroben, Bakterien, Viren und Pilzen auf Gehirn, Gesundheit und Wohlbefinden haben. Das **Mikrobiom** ist so schwer wie das Gehirn, und man nimmt an, dass es mit diesem in ständiger symbiotischer Wechselwirkung stehe. Manche glauben, es sei ein eigenes Organ, ein ***Bauchhirn,*** von dem wohltätige Wirkungen auf fast alle Organe ausgingen, und schreiben bestimmten Darmbakterien heilende Kraft zu. Das sind bisher Wunschphantasien, aber die DNA-Forschung ist im Gange und hat schon nachgewiesen, dass bei Depressionen und Schizophrenien die Verminderung bestimmte Darmbakterien eine Rolle spielt.

Die Darmflora, das Mikrobiom, zu erhalten ist jedenfalls wichtig für Gesunderhaltung und Wohlbefinden. Ballaststoff- und abwechslungsreiche Ernährung ist dafür notwendig. Es gehört auch unbedingt dazu, Antibiotika nur bei gezielter Verordnung und möglichst kurzzeitig zu nehmen, weil diese sonst nicht nur die krankmachenden Bakterien, sondern auch die gesunde Darmflora und das gesamte Mikrobiom zerstören, oft für längere Zeit.

In der öffentlichen Meinung ist im letzten Jahrzehnt eine erstaunliche Lockerung der Tabus über den Darm erfolgt. Der ehrenwerte Martin Luther drückte sich als Sprachschöpfer noch deftig direkt aus. In den 500 Jahren seitdem sind natürliche Leibesvorgänge in unserer Kultur unaussprechlich geworden und müssen schamhaft verschwiegen werden. Besonders Frauen können bei anrüchigen Themen vor Scham vergehen und für manche Kinder ist es unvorstellbar, dass verehrte Personen auch zur Toilette müssen.

Der Zeitgeist ist jedoch in raschem Wandel begriffen. Die antiautoritäre Erziehung hat vor etwa 50 Jahren Tabus beseitigen und den Zwang zur Sauberkeitserziehung abschaffen wollen. *»Ich muss jetzt scheißen«, sagte eine Halbwüchsige während eines Festessens und tat das bei Tisch und in die Hose.* 2014 erschien ein Buch, das die Darmfunktionen offen und mit Humor beschreibt. Die Autorin nimmt heilende Wirkungen einer gesunder Darmflora auf viele Störungen und auch auf Altersleiden an (Julia Enders: *Darm mit Charme*). Bei öffentlichen Vorträgen im Kabarett und beim Fasching fällt in den letzten Jahren als neues Lieblingsthema weiblicher Vortragender auf, dass sie lustvoll über ihre Verdauungsvorgänge witzeln und vorher unaussprechliche, vulgäre Tabu-Worte jetzt ohne jede Peinlichkeit aussprechen können. Es ist zu hoffen, dass auch im privaten Denken ein unbefangener Umgang mit seinem Darm und seiner Nahrungspassage wieder möglich wird, so wie er ja zwischen Mutter und Kleinkind bei der Reinlichkeitserziehung selbstverständlich ist. Das würde sehr helfen, den Alterungsvorgängen im Darmbereich besser vorbeugen und begegnen zu können, denn die Schließmuskeln von Darm und Blase lassen bei den meisten nach (Inkontinenz), und jeder Mann kommt viel früher als gedacht in sein Windelalter. Wenn er das akzeptiert, sieht er auch die praktischen Möglichkeiten, damit zurechtzukommen und die Lebensqualität zu erhalten.

Atmung – die höheren Sphären

Das Atmen ist eine Urfunktion des Lebens. Die Zellen und später die Organe werden dadurch mit Energie versorgt. Pflanzen atmen, indem sie über ihre Nadeln und Blätter Kohlendioxid aufnehmen, daraus durch Photosynthese mit Wasser Glucose gewinnen, um ihren Energiebedarf zu decken, und den freiwerdenden Sauerstoff abgeben. Seitdem die Menschen Landtiere sind, brauchen sie den Sauerstoff der Luft und bilden mit den Pflanzen eine symbiotische Lebensgemeinschaft. Als unsere Ur-Vorfahren noch Meeresbewohner waren, filtrierten sie das Wasser durch Kiemen. Erst beim Übergang auf das Land entstand das Atmungssystem mit Bronchien und Lungen. Es musste im Brustkorb ein Raum mit Unterdruck entstehen, damit die Lunge sich innen entfalten und den Sauerstoff aus der Luft holen konnte. Der Bereich der Atmung in der oberen Körperhälfte wird durch das Zwerchfell vom Verdauungsbereich in der unteren Körperhälfte abgegrenzt.

Im Mutterleib schwimmt der werdende Mann zwar wieder wie im Meer, wird aber von der Lunge der Mutter über Plazenta und Nabelschnur mit Sauerstoff versorgt. Die Lungen des Embryos sind noch mit Flüssigkeit gefüllt und müssen erst heranreifen. Erst bei der Geburt kann der Säugling seinen ersten Schrei und Atemzug mit seiner eigenen Lunge machen.

Der besondere Reiz der Atmung unter Wasser mit Hilfsmitteln (Pressluft oder Sauerstoffgemische in Flaschen) wird bei der beliebten modernen Sportart des Tauchens im Meer und in Seen gesucht. Mit zunehmender Tiefe nimmt der Wasserdruck zu und die Lungen werden immer kleiner. Das Herz wird langsamer und kann auf den sog. Kammerrhythmus zurückschalten. Man wird wieder Wasserwesen wie unsere Ur-ur-ur-Ahnen es waren. Das lautlose Schweben im Meer, aus dem wir kamen, bringt bei vielen Tauchern das unbeschreibliche ozeanische Gefühl von Wohlbehagen wieder in Erinnerung.

Es liegt nahe, in der Phantasie dem Atmen einen Bezug zum Geistigen und Spirituellen zuzuschreiben, denn im Unterschied zur festen Materie Nahrung, die von unten her aus der Erde über Tisch und Teller in den Mund gebracht wird, sind Luft und Sauerstoff immateriell, geruchlos und unsichtbar und müssen aus der Atmosphäre geholt werden, die nach oben in den Himmel weist. Man konnte darüber nur Phantasien haben, denn der Sauerstoff wurde erst 1772 durch den schwedischen Apotheker Carl Wilhelm durch Zufall entdeckt. Er nannte das gefundene Gas Feuerluft, weil es die Verbrennung förderte (vgl. Google: Sauerstoff, Entdeckung. Aufruf, 28.11.2019).

Anders als die Nahrungsaufnahme muss das Atmen ständig und ununterbrochen erfolgen, sonst tritt schon nach Minuten der Tod durch Erstickung ein. Atmen ist der Rhythmus und das Symbol des Lebens, das vom ersten bis zum letzten Atemzug dauert.

> *Im Atemholen sind zweierlei Gnaden: die Luft einzuziehn, sich ihrer entladen. Jenes bedrängt, dieses erfrischt, so wunderbar ist das Leben gemischt; Du danke Gott, wenn er dich presst, und dank ihm, wenn er dich wieder entlässt.*
>
> Goethe, J. W.: Gedichte. West-östlicher Divan, 1814–1819, Buch des Sängers.

Gottes Odem hat den Mann erschaffen

In Religionen wird dem Atem eine noch höhere Bedeutung verliehen: Gott hat Adam seinen Odem eingehaucht, Gottes Atem hat den Mann erschaffen. Es ist nicht verwunderlich, dass jeder Mann sich gern mit einem solchen Gott identifiziert und sich als Herrscher und Erzeuger mit allmächtigem Odem fühlt.

In allen Entspannungs- und Meditationsübungen spielt die Atmung eine große Rolle. Eine sehr schöne Übung verbindet das Einatmen mit einem Aufrichten des Körpers. Als Singübung verwendet, bereitet Sie das Sprechen und Singen vor. Beginnend mit der Streckung der Lendenwirbelsäule, über die Weitung des Brustkorbs und die Hebung der Arme wiederholt man damit die Erwerbung des aufrechten Gehens. Die Hebung des Oberkiefers und der Augen wird mit einem Sonnenaufgang verglichen und bringt entsprechende Glücksgefühle (vgl. Kap. 6).

Bewegung – Balanceakt auf zwei Beinen

Das Bewegungssystem entwickelte sich erst mit den Tieren. Während Pflanzen an ihren Standort gebunden sind, lernten die Kriech- und dann die Lauftiere, sich zur Nahrung hinzubewegen, ihre Feinde anzugreifen und vor Gefahren zu flüchten.

Für den Menschen typisch ist, dass er erst auf allen Vieren kriecht wie die Tiere, sich dann zum aufrechten Gang auf zwei Beinen erhebt und im Alter wieder ein drittes Bein, einen Gehstock, zu Hilfe nehmen muss. Das ist das Rätsel der Sphinx, das nur der junge Ödipus lösen konnte. Zur Belohnung wird er König und die tragischen Probleme mit den Eltern nehmen ihren Lauf.

Das Bewegungssystem des Menschen ist mit einer Vielzahl von Knochen, Gelenken, Sehnen und Muskeln sehr differenziert geworden und kann komplizierte Bewegungen, wie Greifen, Schreiben, Streicheln, Weghalten, Schlagen mit Händen und Armen sowie Gehen, Rennen, Treten mit Füssen und Beinen und vieles andere, ausführen. Es ist entsprechend anfällig für Störungen, wobei es für jedes Lebensalter spezielle Neigungen gibt.

Die Phantasie hat vielen Bewegungen symbolische Bedeutung gegeben. Gestik und Mimik können alle Befindlichkeiten ausdrücken. Typisch männlich ist das erhobene Haupt, das Sich-Behaupten, die Jagd und der Krieg.

Wenn man in die *Altersphase der Hinfälligkeit und Gebrechlichkeit* eintritt, muss man die betont aufrechte Haltung leider wieder aufgeben, muss den Kopf beugen, um den Weg vor sich zu beobachten, und nimmt notgedrungen den kleinschrittigen, schlurfenden Gang eines alten Mannes an.

Das Herz – Zentrum von Leben und Liebe

Die Phantasien schreiben dem Herz eine zentrale Bedeutung zu. Es wurde zum Inbegriff des Lebens, denn das fühlbare Pulsieren im Sekundentakt lässt es als Motor wahrnehmen, vom dem das Leben abhängt. Wie groß die Angst ist, zeigt sich im Doppelsinn des Wortes »Herzschlag«, das einerseits Pulsschlag und andererseits Herzinfarkt und Schlaganfall bedeutet. Die Lage in der Mitte des Oberkörpers, die dort fühlbaren und mit den Händen greifbaren Emotionen, lassen das Herz zum Symbol für Liebe, Seele, Schmerz und Treue werden: *Etwas mit ganzem Herzen oder nur halbherzig tun, aus vollem Herzen, von Herz zu Herz, Herz und Schmerz, ein Herz und eine Seele, herzlos sein, es bricht einem das Herz*, die Reihe ist endlos.

Augen und Ohren – die Fenster zur Welt

Das Gesicht eines Mannes ist von den Augen beherrscht. Die Phantasie schreibt ihnen überlegene Fähigkeiten zu. Sie öffnen den Zugang zur Welt, zum Licht und zu den Farben, sind das Tor zur Liebe, der Spiegel der Seele und sie verraten den Charakter. Das Auge schafft den Kontakt zur Frau, Blicke tauchen ineinander, es gibt die Liebe auf den ersten Blick.

Der Augenmensch Goethe, der auch eine Farbenlehre entwarf, fand für alles bewegende Worte:

> *Ihr glücklichen Augen, was je ihr gesehn, es sei wie es wolle, es war doch so schön.*
> *Wär nicht das Auge sonnenhaft, die Sonne könnt es nie erblicken;*
> *Läg nicht in uns des Gottes eigne Kraft, wie könnt uns Göttliches entzücken.*
>
> Goethe, J. W.: Gedichte. Ausgabe letzter Hand, 1827, Zahme Xenien, Kap. 3.

Blind zu werden ist eine Urangst der Menschen. Liebe macht blind, wie die Göttin Titania, die sich in einen Esel verliebte (Shakespeare: *Sommernachtstraum*). Blindheit droht auch als Strafe für den Blick auf Verbotenes, z. B. den nackten weiblichen Körper. *Du darfst nicht hinschaun, sonst wirst du blind*, drohen Eltern ihren Kindern. In der Sage blendet Ödipus sich selbst, sticht sich die Augen aus als Strafe dafür, dass er seine Mutter begehrt und besessen hatte. Das Leben endet, wenn das Auge bricht. Noch mit seinen letzten Worten verlangte Goethe nach *mehr Licht*.

Als *drittes Auge* wird die Epiphyse (Zirbeldrüse) bezeichnet, ein pinienzapfenförmiger Anhang im Zwischenhirn über den Sehhügeln. Es ist der Rest eines früheren augenähnlichen Organs und wird auch

Zyklopenauge genannt. Seine besondere Leistung ist, hell und dunkel wahrzunehmen als Teil eines Organsystems, das den Tag-Nacht-Rhythmus des Körpers reguliert. Die Stimmungen und Befindlichkeiten sind sehr damit verbunden. *Morgens miserabel, mittags passabel, abends amabel* kennt jeder, wenn nicht von sich, dann von andern.

Der ewige Tag-Nacht-Rhythmus wird auch als Gleichnis des Lebensablaufs gesehen: Morgen, Mittag, Abend des Lebens und die Nacht der Ewigkeit.

Hören – die Sprache und die Welt der Klänge

Im Lauf der Evolution wurde es möglich, mit zwei Ohren zu hören und damit eine Tonquelle zu orten, Nahrung zu finden, eine Gefahr zu erkennen. Vögel grenzen durch ihren Gesang ihr Quartier ab und warnen vor Rivalen. Viele Tiere locken durch ihre Brunftrufe Weibchen an. Mit Rufen, Lauten und Melodien stimmen z.B. Wale ihre Jagdtechnik ab. Auch beim Menschen ist das Gehör das wichtigste Sinnesorgan für die Beziehung untereinander. Töne hören zu lassen und wahrzunehmen, emotionale Laute, Sprechen und Rufen sind die häufigsten Mittel der Kommunikation.

Das Gehör ist ein sehr empfindsames Organ. Wir hören sowohl wohlklingende aus mehreren Tönen bestehende *Klänge,* wie z.B. die Vokale a–e–i–o–u, aber auch die oft weniger angenehmen *Geräusche,* wie Zischen, Summen, Verkehrslärm. Das sind Frequenzmischungen, und auch die Konsonanten, die jedem Wort die Form geben, gehören dazu. Ob das Gehörte uns angenehm in den Ohren klingt, hängt vom Geräuschanteil ab: *Musik wird störend oft empfunden, weil stets sie mit Geräusch verbunden.* (Wilhelm Busch: *Dideldum! Der Maulwurf,* 1872)

Da die reinen Grundtöne von Obertönen überlagert werden, wird jeder Ton zum Klang und zu einem Schallereignis, das die Klangfarbe beeinflusst. Die harmonischen Obertöne sind ganzzahlige Vielfache der Grundfrequenz und bereichern und erhöhen das Klangspektrum enorm, denn theoretisch ist die Steigerung unendlich. Z.B. hat der Kammerton a 1, auf den sich die Musiker einstimmen, 440 Hz, doch schon sein 5. Oberton (cis 4) hat 2.200 Hz. In den oberen Frequenzbereichen öffnet sich so eine reichhaltige Klangwelt der Musik.

Ob die Höreindrücke erträglich sind oder nicht, hängt sehr von der *Lautstärke* ab, dem in Bel und Dezi-Bel gemessenen Druck, mit dem der Schall auf das Trommelfell trifft. **Während in der Natur die Lautstärke begrenzt und auf den Zweck bezogen ist, kann vom Menschen unerträglicher Lärm erzeugt werden.**

Angenehm für das menschliche Ohr sind nur Lautstärken (von 20 dB (Atemgeräusch, Flüstern) bis 50 dB (normales Gespräch).

Unbehaglich wird es bei Straßenverkehr und Motorrad mit 60-70 dB, Rasenmäher, Eisenbahn 80 dB, Presslufthammer, Kreissäge, Diskothek 90 dB.

Die Schmerzgrenze erreicht wird mit rund 120 dB von Düsenflugzeugen. Sylvester-Böller haben 150 dB, eine Ohrfeige direkt aufs Ohr 160 dB.

Hörschäden sind ab 80-85 dB möglich, je nach Dauer.

Das Gehör ist vor allem auf die *menschliche Stimme* eingestellt. Klang und Melodie der Sprache werden von Vokalen (a e i o u) und Umlauten (ä ö ü) getragen, die Gliederung der Worte wird jedoch von den Konsonanten (b, c, d, f, g usw.) bewirkt. Diese liegen leider im höheren Frequenzbereich bis 5.000 Hz, was bei der Schwerhörigkeit zum Verhängnis wird.

Beim *Singen* werden die Vokale verlängert, die Melodie betont und der Ton- und Klangbereich beträchtlich erweitert. Musik fügt eine Welt von Hörerlebnissen hinzu.

Ein Klavier hat sieben Oktaven und 88 Tasten. Die tiefste Taste hat 27 Hertz und die höchste 4.146 Hertz. Ein Klavierspieler hat seine linke Hand auf der kleinen und seine rechte Hand auf der ersten (eingestrichenen) Oktave. Diese zwei Oktaven sind im Wesentlichen der Bereich der *menschlichen Sprache,* der natürlichen Bruststimme. Beim Singen erweitert sich der Stimmumfang um zwei bis drei Oktaven. Ein männlicher Bass beginnt in der Großen Oktave, links von der kleinen, und reicht von den Tönen E bis f1, das sind 80 bis 340 Hz. Die Stimme eines Tenors geht vom kleinen c bis b1 (130 bis 450 Hz), die weltbesten Tenöre erreichen das hohe c2 (523 Hz) in der zweiten Oktave. Ein weiblicher Sopran geht bis a2 (880 Hz). Die höchsten Töne werden von Kastraten erreicht (f2 bis d3, 800 bis 1.200 Hz), in der dritten Oktave.

Das Beispiel vom Klavier soll anschaulich machen, dass die *männliche Stimme* den Tonumfang der 4 bis 5 mittleren Oktaven hat, die *Welt der Musik* aber über das ganze Klavier reicht und darüber hinausgeht (50 Hz bis 10 KHz), sodass man rechts ein weiteres Klavier anfügen müsste. Für unser *Hörvermögen* (20 Hz bis 20 KHz), wäre sogar eine Erweiterung um mehr als 3 weitere Klaviere nötig. Es soll damit deutlich gemacht werden, welche Reichweite und enorme Bedeutung das Sinnesorgan Gehör hat, und welche Sprach- und Klangwelten von der Altersschwerhörigkeit zerstört werden.

Der Rat ist, sofort mit der Pflege und Erhaltung des eigenen Hörvermögens zu beginnen.

Das dritte Ohr hört mehr

Die menschliche Phantasie schreibt dem Hören noch weitere Bedeutungen zu, z. B. »*gehören*« als zu eigen sein sowie »*gehorchen*« als abhängig sein und »*hörig*« als kritiklos verfallen sein. Das zeigt, welch großen Einfluss das Hören auf die Beziehungen von Menschen hat.

Das *dritte Ohr* ist nach Meinung des Philosophen Friedrich Nietzsche ein imaginäres Organ, mit dem man in einer tieferen Dimension wahrnehmen kann. Wenn man es nicht habe, blieben Klänge ohne Klang und Rhythmus ohne Tanz, könne man die Kunst eines guten Satzes nicht erraten, den Reiz eines Buches nicht fühlen, die Gegensätze des Stils und die Melodik nicht hören. Wenn einer dafür kein Ohr hat, sei die feinste Künstlerschaft wie vor Tauben verschwendet. Der antike Mensch habe im Gegensatz zu uns die raffinierten Bedürfnisse des Ohrs erstaunlich ausgebildet. Beim Lesen habe er mit lauter Stimme sich selbst den Text vorgelesen und so die vielfachen Reize des Rede- wie des Schriftstils wahrgenommen und genossen. Man müsse ein feines, geduldiges Ohr hinhalten, aber der Deutsche lese bloß mit den Augen und habe seine Ohren dabei ins Schubfach gelegt. Wir Modernen seien kurzatmig und hätten kein Recht mehr auf die große Periode von Sätzen, die von einem Atem zusammengefasst werde (Nietzsche: *Jenseits von Gut und Böse*).

»Hören mit dem dritten Ohr« bedeutet nach den Erfahrungen des Psychoanalytikers Reik auch in der Psychoanalyse zu hören, was Worte nicht sagen. Wichtiger sei es »zu erkennen, was das Sprechen verbirgt und was das Schweigen offenbart«. Zudem höre der Analytiker mit dem dritten Ohr nicht nur, »was der Patient spricht, sondern auch . . ., was aus seinen eigenen unbewussten Tiefen auftaucht« (Reik, Th., 1948: Hören mit dem dritten Ohr). Es ist das Besondere der analytischen Haltung, das nicht ausdrücklich Gesagte mitzuhören und den verborgenen Sinn zu erfassen. Das Gehörte in sich nachwirken zu lassen würde auch dem Mann in reiferen Jahren helfen, sich und andere besser zu verstehen.

Aus dem Sinnesorgan Gehör hat die menschliche Kreativität eine ganze Welt von Klang, Sprache, Singen und Musik geschaffen. Es sind viele Ausgestaltungen möglich und es entfaltet sich der ganze Reichtum der menschlichen Kultur und der emotionalen Kommunikation unter Menschen.

Geruch und Geschmack – auch politisch

Der **Geruchssinn** ist bei vielen Tieren bis zu den Vierfüßern die wichtigste Funktion. Sie schnüffeln am Boden, können Spuren verfolgen, bekommen viele Informationen. Hunde lesen durch Riechen gewissermaßen die Zeitung, Eisbären können Nahrung bis zu 30 km weit riechen.

Beim Menschen wurde mit dem aufrechten Gang der Geruchssinn weniger wichtig und durch das Sehen ersetzt, das Vorausschau und Überblick verschafft. Es scheint, als ob wir die Nase jetzt nur noch für den Wohlgeruch von Blumen, Speisen und Parfums brauchen oder um sie bei ekelerregendem Gestank zuzuhalten. Unbewusst aber werden Sympathie und Antipathie sehr davon bestimmt, ob man jemanden riechen kann oder nicht, und es hat Einfluss auf die Wahl von Partnern wie Feinden. Wie groß für einen Mann die sexuelle Attraktion des Geruchs einer Frau ist, wird in dem Roman *Das Parfüm. Die Geschichte eines Mörders* von Patrick Süskind dargestellt. Die Abneigung Jüngerer, mit Älteren zusammen zu sein, beruht auch darauf, dass ihnen deren Geruch von Harninkontinenz, Mundgeruch und muffigen Textilien zuwider ist. Von der Besichtigung eines Altenheims kam ich neulich voller Lob zurück, aber zuhause kam mir dann in Erinnerung, dass dort – wenn auch nur diskret – ein unangenehmer Geruch war, mit dem ich auf Dauer nicht würde leben wollen. Das ist aber nicht überall so und kann durch entsprechende Achtsamkeit, Körper- und Raumpflege vermieden werden.

Geschmackssinn: Zur Unterscheidung zwischen Nahrung und Gift ist das Schmecken beim Menschen nicht mehr nötig. Wohl aber dient es Älterwerdenden zum Ausgleich anderer verlorener Sinne. Essen ist der Sex des Alters, sagt der Volksmund, und die Mahlzeiten werden zunehmend wichtig.

Die Geschmacksorgane bestimmen nicht nur unseren kulinarischen, sondern auch unseren ideellen Geschmack. **Nach Ergebnissen der Evolutionsforschung sind unsere Glaubensbedürfnisse und Ideologien von Geschmacksknospen festgelegt.** Was jemandem »heilig« ist, was er für moralisch hält und wovon er politisch überzeugt ist, ist von daher vorgegeben und bestimmt sein Verhalten (Haidt, Jonathan: *The Righteous Mind*).

Die moralischen Antriebe Linksliberaler waren vor allem Solidarität mit Unterdrückten und Verlangen nach Gleichheit, und sie waren mutiger und offener für Neues.

Bei Konservativen waren es Sinn für Leistungsgerechtigkeit, Loyalität zur Gemeinschaft, Anerkennung von Autorität und heilige Unantastbarkeit, z. B. von Ehe, Fahne, Kruzifix, und sie waren empfindlicher für Gefahren und ängstlicher.

Beide Haltungen sind für eine ausgewogene Politik wichtig. Bei dem Experiment, Linksliberale wie Konservative sollten sich in die Positionen des Anderen einfühlen und dann auf bestimmte Fragestellungen antworten wie die Anderen, kam es durchaus zu Annäherungen. Wenn man die moralischen Antriebe des Anderen anerkennt, statt ihn für schlecht oder moralisch unterentwickelt zu erklären, werden Kommunikation und Verständnis möglich.

Die Parteilichkeit liegt also in der Natur unseres Denkens und ist nicht verhandelbar. *De gustibus non est disputandum – Über Geschmack kann man nicht streiten* – ergibt unter diesem Aspekt einen neuen Sinn. Diese Erkenntnisse der Evolutionsforschung könnten helfen, die politische Kultur zu verbessern (Steinkopf, Leander: Die anderen haben niemals recht. *FAS*, 20. Jan. 2019, Nr. 3. S. 42).

Die Zähmung der Bestie – Kindheit und Erziehung

Mit der Geburt ist der Embryo zum Säugling geworden. Er muss unter der Fürsorge der Mutter Stufe für Stufe die Entwicklung vom Tier zum Menschen nachvollziehen, muss in den ersten drei Jahren die spezifisch menschlichen Fähigkeiten von Reinlichkeit, Sprache und aufrechtem Gang erwerben. Nachh drei Jahre erfolgt »die psychische Geburt« (Margaret Mahler) zum Kinde.

Danach soll er von der Stufe des Urmenschen, der seinen Trieben und Reflexen folgt, zum zivilisierten Mann erzogen werden, der sittliche Reife erlangt, seine Pflichten in Familie und Gesellschaft erfüllen kann und arbeits- und genussfähig ist. Die Zähmung der Bestie erfolgt nicht nur durch die Erziehung von außen her, sondern auch durch Reifungsvorgänge, die von der langen Vorgeschichte her in jedem gespeichert sind und sich nach Plan entfalten. Wesentliche Entwicklungsschritte sind z. B.: vom primären Narzissmus zum Altruismus, vom konkreten Denken zum symbolischen, von nur triebhaftem Handeln und Sofortbefriedigung zu Triebaufschub und Sublimierung, von ungezügelter Aggression und Affektausbrüchen zu Disziplin und Besonnenheit. *»Edel sei der Mensch, hilfreich und gut.« (Friedrich Schiller)*

Für den Mann bedeutet das, von einem natürlichen, stolzen, wilden Macho zu einem modernen, gesitteten Mann zu werden. Das ist oft des *Widerspenstigen Zähmung* und geht nicht ohne Widerstände und Trotzphasen ab. Nicht alle Ziele der Erziehung eines Mannes werden erreicht, und sie können auch schnell wieder aufgegeben werden.

Das Kind im Manne

Der *Mann als erwachsene Person* ist nicht nur der, den man von außen wahrnimmt, sondern die Personen, die er in vergangenen Zeiten seiner persönlichen Lebensgeschichte einmal war, sind wie die Puppe in der Puppe unbewusst in ihm gespeichert und können immer aktiviert werden. Das Kind im Manne findet immer Wege, mal wieder mit seiner Eisenbahn oder dem Handy zu spielen, sich als Held zu fühlen, als David, der die Goliaths dieser Welt besiegt oder als junger Ödipus, der sich an die Stelle der Eltern setzt.

Auf einer tieferen Stufe sind es die Triebe des *wilden Ur- und Vormenschen*, die latent immer wirksam und bereit sind, im Alltagsverhalten durchzubrechen. Es ist eine Grundannahme der Psychoanalyse, dass lebenslang ein *Unbehagen in der Kultur* (Freud, 1930a) bleibt und dass der Konflikt zwischen der wilden Triebnatur und dem durch Kultur gezähmten Menschen alltäglich wirksam ist. In der Natur jeden Mannes liegt eine Sehnsucht nach dem ungezähmten Urmenschen, nach der Wildheit in ihm. Das zeigt sich im Alltagsverhalten in Fehlleistungen, nachts in Träumen und kann im Verhalten offen durchbrechen, z. B. bei Verbrechen oder im Krieg. Das möchte man nicht wahrhaben, aber ohne dieses Wissen über seine Vorstufen sieht man nur eine Hülle und nicht den lebendigen modernen Mann. Erst aus ganzheitlicher Sicht kann man die Fülle und Tiefe seines Erlebens und seiner Leiden verstehen.

Wie ein Ganzes funktioniert

Im Körper des Mannes werden die *biologischen Grundfunktionen* auf vegetativer Stufe nach dem Muster von Pflanzen erfüllt.

Die Triebbedürfnisse werden auf der Stufe von Tieren über einen Instinktkreis reflexhaft befriedigt. Die Handlungsabläufe werden durch Stimmungen und Affekte zweckmäßig gesteuert.

Alle Körperfunktionen werden durch Arbeitsteilung und Hierarchie der Organe miteinander in Einklang gebracht. Sie fließen ineinander, erfüllen ihre Aufgaben für das Ganze und folgen einer vorgegebenen Choreografie. Diese sieht leider auch vor, dass der Körper nach einem unabänderlichen Zeitplan der Biologie altern und sterben muss.

Das Biologische und Animalische wird von der *Stufe des Menschlichen* überlagert. Die Evolution hat einen Sprung zu neuen Fähigkeiten, wie Bewusstsein, Sprache, symbolischem Denken und Kreativität, vollzogen. Das überformt die Körperstufe, stört die reflexhaften Abläufe und führt zu Spannungen und Konflikten, und es kann dabei zu körperlichen, scheinbar körperlichen oder rein psychischen Störungen kommen.

Die menschliche Phantasie deutet die Körpervorgänge so, dass sie mit den Erfordernissen der Zivilisation und der menschlichen Kultur und Gesellschaft kompatibel werden. Im Leben eines Mannes sind die verschiedenen Ebenen gleichzeitig notwendig und aktiv, und alles fließt zu einer geregelten Ganzheit zusammen.

Nur dem Menschen ist es möglich, solche Zusammenhänge, zu erkennen, und nur der Mensch ist zu lebenslangem Lernen und zunehmender Erfahrung und Reifung fähig. Das Buch möchte Rat geben, wie man die sich daraus ergebenden Chancen für die Lebensphasen des Alters nutzen und den Problemen der reiferen Jahre besser begegnen kann.

Heilung ganzheitlich

Die ganzheitliche Betrachtungsweise unter Einbeziehung der Vorgeschichte führt zu einem umfassenderen Verständnis der Leiden und Probleme im Alter. Nach moderner wissenschaftlicher Auffassung sind alle höheren Lebewesen Multiorgangeschöpfe, der Tod wird üblicherweise als Multiorganversagen definiert. Da die meisten älteren Menschen an mehreren Krankheiten leiden (Multimorbidität) und da die Fachärzte auf jeweils ein Organ (z. B. Herz, Lungen, Magen/Darm, Harnwege, Haut, Nerven) spezialisiert sind, muss man oft von mehreren gleichzeitig behandelt werden. Goethes Warnung – »*Dann habt ihr die Teile in der Hand, fehlt leider nur das geistige Band*« – ist da nicht immer unberechtigt, denn kein Facharzt kann ein ebenso hochwertiges Wissen wie in seinem auch in allen anderen Fachgebieten haben. So kann das allerbeste Medikament für ein Organ nach dem speziellen Wissen eines anderen Faches für andere Organe schädlich sein, z. B. ein Herzmittel könnte evtl. Diabetes verstärken. Man braucht deshalb einen Hausarzt des Vertrauens, der die Empfehlungen der Fachärzte abwägt und ganzheitlich aufeinander abstimmt. Es sind auch schon ganzheitliche Konzepte einer fachübergreifenden gemeinsamen Therapie, z. B. von Chirurgen und Geriatern, entstanden, die z. B. bei den häufigen Altersfrakturen nach Stürzen zu deutlich besseren Ergebnissen führen.

Kapitel 2
Der Mann im Spannungsfeld des Zeitgeistes

Die Krone der Schöpfung – ein Bild von einem Mann

Das Idealbild von Mann ist der jugendliche Athlet nach dem Beispiel der Statue des David von Michelangelo in Florenz, mit markantem Kopf und vollem Haar, mit Muskelpaketen an Brust und Armen, Waschbrettbauch, knackigem Hinterteil, starken Beinen mit prallen Waden und dem Genitale als Hingucker – ja, das ist das Bild von einem Mann, das sich jeder wünscht.

Nach der *Schöpfungsgeschichte* ist der Mann die Krone der Schöpfung, das Höchste und Wertvollste. Er, Adam, sei zuerst und als Ganzes durch den Atem Gottes direkt erschaffen worden, während die Frau, Eva, erst nachträglich und aus einem untergeordneten Teil des männlichen Körpers, einer von 24 Rippen, entstanden sei. Diese Idealvorstellung vom Mann bildet die Grundlage seines Selbstgefühls und wird ihm von den meisten Vätern, Müttern und anderen Verehrerinnen vermittelt und laufend bestätigt. Aber auch in der Evolutionslehre und dem allgemeinen Sprachgebrauch legt die Bezeichnung »der« Mensch nahe, sich jeden Menschen als männlich vorzustellen.

Phallokratie und die Angst vor der Frau

Der Kampf der Geschlechter um die Macht sorgte immer für Spannungen und nicht immer gewannen die Männer. Im Laufe der *Evolution* entstanden auch Tierarten, bei denen die Weibchen dominieren. Bekannt ist, dass bei bestimmten Spinnenarten die Weibchen ihre Männer nach dem Begattungsakt töten, und es gibt Legenden von mächtigen Frauen, die mit ihren Liebhabern ebenso verfahren haben sollen. Die Königin von Saba soll die erste gewesen sein, die ihre kriegsgefangenen Gegner kastrieren ließ. Noch in geschichtlicher Zeit gab es Völker, bei denen die Frauen dominierten wie die kriegerischen Amazonen und andere. Es entwickelten sich sowohl Formen gesellschaftlicher Organisation, die von Männern bestimmt wurden (Patriarchate), wie auch solche, bei denen die Frauen regierten (Matriarchate). Manche sehen das Matriarchat als höhere soziale Entwicklungsform an.

Meist jedoch werden die Männer von vornherein als überlegen angesehen. Die Schöpfungslehre der Bibel und die Tradition der christlichen Kirche begründeten das Vorurteil von der Überlegenheit des Mannes, das in der Kultur des Abendlandes seit über 2.000 Jahren die vorherrschende öffentliche Meinung bestimmt. Von den maßgeblichen Kirchenlehrern wird die Frau als hoffnungslos dem Mann unterlegenes Mängelwesen beschrieben:

> *Das Weib ist ein minderwertiges Wesen, das von Gott nicht nach seinem Ebenbilde geschaffen wurde. Es entspricht der natürlichen Ordnung, dass die Frauen den Männern dienen.*
>
> »Kirchenvater« Augustinus, 354–430

> *Die Frau ist ein Missgriff der Natur (...) mit ihrem Feuchtigkeits-*Überschuss *und ihrer Untertemperatur körperlich und geistig minderwertiger (...) eine Art verstümmelter, verfehlter, misslungener Mann (...)* **die volle Verwirklichung der menschlichen Art ist nur der Mann**. *(...) Das Weib ist dem Mann untertan wegen der Schwäche ihrer Natur und wegen der Kraft des Geistes und des Körpers im Mann.* Thomas von Aquin, Kirchenlehrer, 1225–1274

Aus dieser Sicht ergab sich selbstverständlich, dass in ihrer Familie und in der Politik nur den Männern die Herrschaft zustünde. Das hatte die Konsequenz, dass seit Tausenden von Jahren das Patriarchat besteht, die Herrschaft der Väter, bezeichnenderweise auch eine Phallokratie, die Herrschaft der Phallusbesitzer, genannt. Die sozialen Normen, Werte und Verhaltensmuster werden von Männern bestimmt. Könige und Kaiser regieren mit absoluter Macht, mit gottgegebener Autorität. Absolutismus ist die bevorzugte Staatsform. Sinnbild dafür ist der Sonnenkönig Ludwig XIV. Im Patriarchat gibt es Sklaventum und Leibeigenschaft. Alle gesellschaftlichen Gruppen sind hierarchisch strukturiert, Frauen und Abhängige müssen sich mit den ihnen zugewiesenen Rollen abfinden.

Theweleit fand für das Patriarchat die Erklärung, männliche Gewalt und Unterdrückung der Frau sei als *Abwehr der Angst vor dem Weiblichen* im Mann selbst notwendig. Er untersuchte die faschistischen Männlichkeits- und Gewaltphantasien der Soldateska von Freikorps-Kämpfern nach dem Ersten Weltkrieg. Sie kannten als Frauentypen sogenannte »heilige hohe Frauen«, wie die Mutter, die Krankenschwester, die Ehefrauen und keuschen Gräfinnen, und andererseits die bekämpfte sogenannte »proletarische Flut der kommunistischen Huren«, die man zu blutigem Brei zusammenschießen müsse. Der Zusammenschluss in Männerbünden, männliche Gewalt und Terror gegen die Frau werde von den Männern als gerechte Notwehr erlebt. Der befreiende Schuss oder Hieb sei als Abwehrphantasie gegen bedrohlich zu nahe kommende, verschlingende weibliche Sexualität gemeint.

In Wirklichkeit gehe es jedoch um die Angst vor den weiblichen, weichen, emotionalen und erotischen Anteilen *in den Männern selbst*, um ihre frei fließenden Gefühle, die sie meinten abtöten zu müssen. Die Furcht vor dem Weiblichen sei Furcht vor der Ich-Auflösung, der durch Abhärtung und männliche Gewaltakte und Machtdemonstration begegnet werden müsse. Der Faschismus habe die Erfüllung dieser jahrhundertealten Wünsche erlaubt, und Gewalthandlungen im Krieg seien vermutlich auch mit unbewussten Phantasien verbunden, damit die Furcht vor dem Weiblichen zu besiegen (vgl. Theweleit, 1978: *Männerphantasien, zwei Bände*).

Es waren jedoch ausschließlich Phantasien von Soldaten, und diese entstanden in der besonderen Situation des Ersten Weltkriegs, der – wie auch der Zweite – mit großer allgemeiner Begeisterung und unter großem ideologischen Gruppenzwang begonnen hatte. Es sind menschlich unreife archaische Phantasien und Ängste auf der Stufe der Bestialität und sie sind für nicht von Kriegen geprägte Männer nicht repräsentativ. Sie sind jedoch als Erbe der Vorzeit in jedem Mann tief unbewusst gespeichert und werden in besonderen Situationen aktiviert.

Aufklärung und moralische Vorurteile

Auf der Suche nach einem anderen Erklärungsmodell als die Schöpfungsgeschichte der Bibel kamen auch moderne Forscher, wie z. B. Johann Jakob Bachofen im 19. Jahrhundert, noch zu der Auffassung, der

Übergang von einem ursprünglichen *Mutterrecht* zum *Vaterrecht* sei ein Durchbruch des geistig-männlichen Prinzips, mit dem das höchste Ziel menschlicher Entwicklung erreicht sei *(Das Mutterrecht:* Wikipedia. Aufruf 31.7.2019). Damit wäre das »Ärgernis« einer Frauenherrschaft beseitigt und das Patriarchat auch aus Sicht der Aufklärung scheinbar legitimiert.

Auch moralische Vorurteile haben die Überwindung des Patriarchats behindert. Als Linné 1729 im Zuge der Aufklärung seine Systematik von Pflanzen und Tieren und deren Fortpflanzungsverhalten beschrieb, sahen einige Kritiker das nur als moralisches Ärgernis und befürchteten schlimme Folgen für menschliches Sexualverhalten. Eine erste Kritik zu Linnés Sexualsystem der Pflanzen schrieb Johann Georg Siegesbeck 1737 in einer Anlage zu seiner Schrift *Botanosophiae*: »*[Wenn] acht, neun, zehn, zwölf oder gar zwanzig und mehr Männer in demselben Bett mit einer Frau gefunden werden [oder wenn] dort, wo die Betten der wirklichen Verheirateten einen Kreis bilden, auch die Betten der Dirnen einen Kreis beschließen, so dass die von verheirateten Männern begattet werden [...] Wer möchte glauben, dass von Gott solche verabscheuungswürdige Unzucht im Reiche der Pflanzen eingerichtet worden ist?*«

Selbst Johann Wolfgang von Goethe, der Linnés Werk anerkannte, urteilte: »*Wenn unschuldige Seelen, um durch eigenes Studium weiter zu kommen, botanische Lehrbücher in die Hand nehmen, können sie nicht verbergen, dass ihr sittliches Gefühl beleidigt sei; die ewigen Hochzeiten, die man nicht los wird, wobei die Monogamie, auf welche Sitte, Gesetz und Religion gegründet sind, ganz in vage Lüsternheit sich auflöst, bleibt dem reinen Menschensinn unerträglich. (Linné: Wikipedia 31.7. 2019)*

Der Kampf der Aufklärung gegen moralische und ideologische Überzeugungen ist nie zu Ende, die Verdammung findet moderne Varianten. So sollte 2016 das Straßenschild der *Carl-von-Linné-Straße* mit dem Zusatz »*Vordenker einer biologistisch begründeten Geschlechterhierarchie und Rassenlehre*« versehen werden.

Der Untergang des Patriarchats

Mit der Französischen Revolution, mit Aufklärung und Menschenrechten begann ein Kampf der Frauen um ihre Anerkennung und Gleichberechtigung. Auch bei der Revolution von 1848 in Deutschland war das ein Thema. Seit Beginn des 20. Jahrhunderts setzte sich eine Veränderung des Zeitgeists unaufhaltsam durch. Vor 100 Jahren, am 19. Januar 1919, durften Frauen in Deutschland erstmals wählen, nachdem das Wahlgesetz von 1918 ihnen das aktive Frauenwahlrecht (zu wählen) und das passive (zu kandidieren) zugestanden hatte. Das war ein erster wirksamer Schritt zur Gleichstellung der Frau in der Politik und der Beginn einer grundlegenden Einschränkung der traditionellen Vorrechte der Männer.

Es entstanden zunehmend emanzipatorische und feministische Bewegungen, die aus philosophischen, sozialen und menschenrechtlichen Motiven den als fällig und notwendig erklärten Untergang des Patriarchats einleiteten. So bedauerte Friedrich Engels das – von Bachofen begrüßte – Ende des Mutterrechts als die »*weltgeschichtliche Niederlage des weiblichen Geschlechts*«. Fromm, Reich, Horkheimer schuldigten aus psychoanalytischer und marxistischer Sicht die patriarchalische bürgerliche Familie an, ihre Kinder zu autoritärem Charakter zu erziehen, der eine Ursache des Faschismus sei. Die 68er Revolution wie auch Teile der modernen Frauenbewegung gingen davon aus.

In der Nachkriegszeit wurden unter feministischem Einfluss die Unreife der mit einem soldatischen Selbst identifizierten Männer, die soldatische Härte gegenüber sich und anderen, die männliche Gefühlskälte und das anmaßende Beschützer- und Allversorgerverhalten gegenüber Frauen zunehmend zu Themen der Diskurse.

Die zweite Frauenbewegung – 1968

Eine *Zweite Frauenbewegung* formierte sich im Umfeld der 68er Studentenbewegung. Ein Kriegs- und ein Nachkriegskind (Sellschopp/Schrader, 2019) haben über deren Entstehungsmotive berichtet. Die Schicksale von Frauen in unserer Zeit sind bestürzend: In der Nazizeit waren die Frauen zu gebärfreudigen Soldatenmüttern und zu Wehrmachtshelferinnen erniedrigt worden. Im Krieg wurden dann zwei Millionen Frauen vergewaltigt. 1948 wurden im *Grundgesetz der BRD* Männer und Frauen als gleichberechtigt erklärt. Das wurde aber nur zögernd umgesetzt, weil die Männer das nicht wollten und die Frauen Politik als Männersache betrachteten. Ein 1880 eingeführtes Eheverbot

(Zölibat) für Lehrerinnen war noch bis in die 1950er Jahre gültig! Noch 1953 wurden vom Bundesgerichtshof die Vormachtstellung des Mannes und sein Letztentscheidungsrecht mit der »göttlichen Schöpfungsordnung« begründet. In den 1960er Jahren wurden dann die patriarchalischen Strukturen relativiert. Seit 1966 ermöglicht »die Pille« den Frauen, über eine Schwangerschaft selbst zu entscheiden. Erst 1976 wurde endlich ein neues Familienrecht gültig, das den patriarchalischen Befehlshaushalt »durch gegenseitiges Einvernehmen« ablöste (Sellschopp/Schrader, 2019 S. 305).

Die Zweite Frauenbewegung kann jetzt auf 50 Jahre zurückblicken!

Der »Urknall« erfolgte 1968 durch eine legendäre Rede von Helke Sander beim Sozialistischen Deutschen Studentenbund. Sie forderte, dass Frauen sich nicht in Hausfrauenehen und Privatheit binden lassen, sondern alle weiblichen Probleme im politischen Raum austragen sollten. Das Erweckungserlebnis war, dass »Frauen gemeinsam beschließen, einen Missstand zu beheben, ohne vorher einen Mann um Rat gefragt zu haben« (a. a. O., S. 312). Das war drei Jahre, bevor Alice Schwarzer 1971 die Diskussion über Abtreibung und den Protest gegen den § 218, wonach Abtreibung mit Gefängnis bestraft wird, in Gang brachte.

Die Begründerinnen der Zweiten Frauenbewegung wollten nicht so werden wie ihre z. T. noch von nationalsozialistischen Erziehungsgrundsätzen geprägten Mütter, und sie wollten sich nicht von den patriarchalischen Vätern unterwerfen lassen, sondern ihre Würde bewahren und über ihre Angelegenheiten politisch selbst bestimmen. Auch die Wut über die frauenverächtliche Seite der 68er Genossen trug zur neuen Bewegung bei.

Nach dem Krieg mussten die Töchter das Fehlen der Männer zusammen mit den Müttern verarbeiten, diesen beistehen, inzwischen können sie sich von den Männern unabhängig machen, auf ihre eigenen Kräfte besinnen und sind damit stark. Sie haben große Erfolge errungen und beeindruckende Veränderungen in der Politik und im öffentlichen Bewusstsein in Gang gebracht. Die modernen Frauenbewegungen haben historisch erstmalige Befreiungen erreicht und die berechtigte und längst überfällige Forderung, von allem auch die spezifisch weiblichen Aspekte zu sehen und ihnen politisch Geltung zu verschaffen, in die Welt gebracht. Das wird weitere Erfolge bringen. Insbesondere für die um bis zu 20 Jahren verlängerte Lebensphase des hohen Alters sind Hilfen bei Berentung, Altersarmut, Wohnen und Betreuung nötig, die neugewonnene Phase bietet vor allem aber neue Chancen für die Entfaltung weiblicher Fähigkeiten und weiblicher Kreativität (vgl. Sellschopp / Schrader, 2019).

Tatsächlich ist inzwischen das Patriarchat in vielen Bereichen nicht mehr erkennbar. Der Umschwung zur Gleichberechtigung der Frau ist in vollem Gange und in vielem schon erreicht. In der öffentlichen Meinung und von den meisten Männern wird das weitgehend als notwendiger Ausgleich angesehen.

Fast alle Frauen sind beruflich tätig, wollen Karriere machen, sorgen für sich selbst. Der Zugang zu höherer Bildung steht ihnen offen. Viele studieren an Universitäten. Praktisch alle Berufe sind für Frauen zugänglich, auch bisherige Männerdomänen wie Ingenieur, Mechaniker, Soldat, Pilot, Dirigent.

Sogar im Sport hat sich eine revolutionäre Wandlung vollzogen. *Noch vor wenigen Jahren stand vor dem Haus eines Sportclubs in Südafrika ein Schild NO DOGS NO LADIES, und nur ich durfte eintreten und wurde bedient, während meine Frau draußen warten musste.*

Heute sind Frauen im Sport weitgehend gleichberechtigt, sogar im klassischen Männersport Fußball. Frauenfußball ist zu einer attraktiven im TV gern gesehenen Sportart geworden. Politisch sind viele Frauen aktiv, sind Parteimitglieder, bilden Frauenverbände, werden Parteivorsitzende, Ministerinnen oder Kanzlerin. Die heutige Rolle und Anerkennung der Frau in der westlichen Welt ist umso überzeugender, je mehr man den Kontrast zu anderen politischen Systemen und Kulturen berücksichtigt, wo Frauen noch rechtlos und verachtet leben müssen.

Die vollständiger Parität ist bis heute (2019) jedoch auch bei uns noch nicht erreicht. Es gibt noch viele nicht einfach zu lösende Aufgaben und starke Gegenkräfte, z. B. in Bezug auf die Verfügung über den eigenen Körper, Gleichberechtigung im Beruf und Gewalt gegen Frauen. Die Zahl der Frauenhäuser für die Opfer häuslicher Gewalt muss aktuell erhöht werden. Für manche Frauen ist ihr Kinderwunsch nicht mit den beruflichen Bedingungen vereinbar. Schwangerschaft ist oft ein Hindernis. In vielen Berufen wird den Frauen für die gleiche Arbeit ein geringerer Lohn gezahlt. In der Wirtschaft haben noch deutlich mehr Männer die Führungspositionen inne und Frauen werden durch eine »gläserne Decke« am Aufstieg gehindert. Zudem haben absolut patriarchalisch strukturierte andere Kulturen gehorsame Anhänger auch in unserem Land.

Der Identitätswandel des modernen Mannes

Der heutige Mann ist aus der Sicht von Aufklärung und Wissenschaft eine anatomisch, funktional und hormonell besondere Variante der Gattung Mensch. Er ist aber nur die Hälfte einer Ganzheit und er bedarf der Ergänzung durch die weibliche Variante des Menschen, um sich fortpflanzen und die Gattung Mensch zu erhalten und um ein geordnetes und befriedigendes Leben führen zu können. In langen Zeiten der Evolution hatte sich beim Mann ein männlicher Körper ausgeformt, der für spezielle Aufgaben geeignet ist, und es haben sich daraus genderspezifische Rollen, wie Wächter, Jäger und Krieger, ergeben. Der starke muskulöse Körper des Mannes ist zur Anwendung von Gewalt prädestiniert, und diese wurde von ihm zur Erfüllung seiner Aufgaben und als Machtmittel verwendet. Das gab ihm vermutlich ein Überlegenheitsgefühl über die Frauen.

Die Identität des Mannes hat sich grundlegend gewandelt. Die Rollenverteilung ist bei einem Mann von heute nicht mehr geschlechtsspezifisch zwingend festgelegt. In den Familien übernehmen Männer jetzt fast selbstverständlich bzw. hoffentlich Arbeiten in Küche und Haushalt. Der Umgang ist menschlicher geworden. Männer sind bei Geburten zugegen, haben keine Scheu mehr Windeln zu wechseln, nehmen gern Vaterschaftsurlaub, beschäftigen sich mit Aufzucht und Pflege ihrer Kinder.

Der Mann setzt zwar auch heute noch manche genderspezifischen Rollen fort, aber im Licht der Aufklärung hat er keinen Grund mehr, sich für höherwertig und der Frau übergeordnet zu halten. Wertunterschiede sind heute nicht mehr vertretbar, Mann und Frau sind gleichwertig. Das gemeinsame Ziel ist der Mann, der seine weiblichen Seiten, und die Frau, die ihre männlichen Anteile zulassen und leben kann.

Die herkömmliche Identität des Mannes wird von der *Me-too-Bewegung* der letzten Jahre grundsätzlich in Frage gestellt. *Me-too* benennt endlich offen die männlichen Übergriffe und schafft die Basis dafür, dass belästigte Frauen sich rechtlich zur Wehr setzen können. Es ist kein Zweifel, dass es noch viele Formen männlicher Willkür und Gewalt, wie Prostitution, Nötigungen, häusliche Gewalt, Vergewaltigungen, und viele andere Anlässe gibt, gegen die Frauen sich zur Wehr setzen müssen.

Andererseits gibt es, auch von Frauen, den Hinweis, dass die Grenzen zum normalen Flirt fließend sind. *Flirten besteht in allen Kulturen im*

Hinschauen, Wegschauen, wieder Hinschauen. Es gehört zur normalen Werbung um eine Frau, dass der Mann sich nähern, sie auch anfassen und berühren muss. Das Signal ist ein Test, ob sie entgegenkommen möchte oder nicht, dient also ihrem Schutz. Es wäre nicht sinnvoll, das reizvolle und verzaubernde Spiel des Flirtens in seinen erotischen Formen von vornherein als Zudringlichkeit zu interpretieren. Das »Nein« der Frau ist die Grenze! Das hat Mann zu respektieren und einzuhalten, die Frustration zu ertragen! So ist das Macho-Argument, sie habe es doch eigentlich gewollt, vergewaltigte Frauen seien immer mitschuldig, absolut zu verurteilen und zurückzuweisen, ebenso wie jede männliche Gewalt und Ausnutzung von Machtpositionen.

Gleichberechtigung sollte die einzig mögliche Voraussetzung beim Flirten und beim Sex sein, nicht nur die Männer sollten zum Tanz auffordern, aus den triebhaften Reflexen sollte ein reizvolles Spiel werden. Was in der Beziehung erlaubt und erwünscht ist und was nicht, sollten die Betroffenen unter sich ausmachen.

In der Lebenszeit von nur zwei Generationen ist ein Umsturz zu damals noch undenkbaren Veränderungen erfolgt mit tiefgreifenden Folgen für die Identität und das soziale Rollenverständnis der Männer. Jede feministisch korrekte Errungenschaft der Frauen wird bewusst in der öffentlicher Meinung von allen freudig begrüßt und als längst überfälliger Fortschritt anerkannt. Die meisten jüngeren Männer akzeptieren die Situation und können besser ihre weiblichen Seiten zulassen, Frauen ihre männlichen.

Ambivalenzen und Anti-Feminismus

Die in Jahrtausenden eingeprägten Gender-Rollen und Verhaltensklischees wirken jedoch unbewusst noch weiter und führen bei vielen Männern zu Ambivalenzen im Denken und Verhalten. Für konservativ geprägte Männer ist jeder Gewinn der Frauen ein Verlust oder sogar eine Bedrohung. Besonders ältere Männer kämpfen darum, die Vorteile des Patriarchats nicht aufzugeben, argumentieren gegen die Wandlung oder möchten sie ignorieren. Einige fühlen sich bedroht von Frauen, die sich mit männlicher Dominanz identifizieren, radikale Umkehr anstreben, sich aggressiv verhalten. Im Alltag gibt es unverändert Vorurteile, Witzeleien und Neckereien als doch recht unverhohlene Aggression: »*ist halt nur eine Frau, kann nicht einparken, kocht das 3-Minuten-Ei nach Gefühl, blondes Dummchen«* usw. Parlamentarier wurden dabei erwischt, wie sie abfällige Bemerkungen ins Mikrofon murmelten: *stupid woman, dumme Kuh.*

Theweleit, der Verfasser der *Männerphantasien* meinte vor Kurzem sogar, in der Politik ein neues Muster von Antifeminismus entdeckt zu haben: Männliche Politiker, die versagt haben, rufen Frauen zu Hilfe und bringen sie in politische Spitzenpositionen, um sie dann nach einer Weile verächtlich zu machen, für weiblich inkompetent zu erklären und sie genüsslich wieder abzuschießen. Regierungschefinnen, Kanzlerinnen, Parteivorsitzende verlieren ihre Ämter, wobei auch das Vorurteil, sie seien als Frauen dafür weniger kompetent, herangezogen wird. Der moderne männlichkeitsdominierte Antifeminismus sehe nach Theweleit eine Bedrohung der Familie, Entmännlichung der Gesellschaft, Männerdiskriminierung und Staatsfeminismus. Denn die »*hierarchisch konstruierte Körperlichkeit*« des Mannes ist eine Vorbedingung für Sexismus und Rassismus, und die Forderung nach Unterordnung von Frau und Kind. Auch heute gehe es wieder und immer noch um die Abwehr der Ängste des Mannes, wie in den *Männerphantasien* beschrieben (Theweleit, 2019).

Die Gender-Debatte ist entsprechend spannungsreich und ambivalent. Neben extremem Pro oder Kontra gibt es viele ratlose Kommentare. Bei Umfragen überwiegt die Meinung, das Gender-Denken und die genderkorrekten Schreibweisen seien sicher begründet, aber es gibt auch Bedenken und die Alltagssprache ändert sich langsamer als von vielen gewünscht.

Kapitel 3
Der Mann ab 60 im Wandel der Zeiten – das 3. Alter

Die heute lebenden Männer ab 60 gehören sehr unterschiedlichen »Generationen« an. (Die korrekte Bezeichnung für Angehörige gleicher Jahrgänge wäre »Alterskohorte«, während »Generation« eigentlich nur Blutsverwandte meint. Wir folgen dem allgemeinen Sprachgebrauch, der als »Generation« alle Gleichaltrigen bezeichnet.) In diesem Buch geht es um fünf Generationen, die alle von 1919 bis 1959 geboren wurden und jetzt 60 bis 100 Jahre alt sind. Jede dieser »Generationen« hat in ihrer vom jeweiligen politisch-ideologischen Zeitgeist beherrschten Zeit gelebt und wurde davon dementsprechend unterschiedlich geprägt. Ein einfaches Schema (im Jahr 2020) soll einen Überblick geben:

- Jetzt 100, geb. 1919: Ende der Monarchie und der Kaisertreue
- Jetzt 90, geb. 1929: Nazizeit und Kriegsteilnehmer – »vae victis« (lat.: »Wehe den Besiegten!«)
- Jetzt 80, geb. 1939: Kriegskinder
- Jetzt 70, geb. 1949: Wirtschaftswunder und 68er Revolution
- Jetzt 60, geb. 1959: Frieden und Wohlstand.

Die hier untersuchten Altersgruppen von Männern leben im Spannungsfeld einer historischen Übergangszeit. Die Lebensumstände und der Zeitgeist haben sich in dieser Zeitspanne so radikal verändert, wie vermutlich nie zuvor, seit es Menschen gibt. Die Verschiebung vom Dorf zur Stadt, die Auflösung des Familienzusammenhalts, die Verlängerung der Lebensdauer um 20 Jahre, die unbeschränkte weltweite Mobilität, das digitale Handeln und die globale Kommunikation durch das Internet haben weitreichende Auswirkungen. Wie die einzelnen Altersgruppen darauf reagieren, hängt sehr davon ab, in welcher der extrem widersprüchlichen Perioden der Zeitgeschichte ihr Denken und Verhalten geprägt wurde. Das zu sehen soll helfen, das Befinden und das Verhalten des älteren Mannes in unserer Zeit besser zu verstehen.

Auf der Höhe des Lebens

Und dann der Richter
Im runden Bauche, mit Kapaun gestopft,
Mit strengem Blick und regelrechtem Bart,
Voll weiser Sprüch und Allerweltssentenzen
Spielt seine Rolle so.

Shakespeare: Wie es euch gefällt, II, 7 (Jaques)

Männer von 60 bis 75/80 Jahren sind nach der Definition der WHO zwar alte Menschen, fühlen sich aber noch nicht so und sind es in unserer Gesellschaft nicht mehr bzw. auch nicht wirklich. Sie werden zutreffend als junge Alte, Jungsenioren, *best agers* usw. bezeichnet.

Ein Mann von 60 hat schon Vieles erlebt. Nach den Lebensphasen von Kindheit und Jugend war er vier Jahrzehnte lang Erwachsener. In der Regel hat er einen Beruf ausgeübt, eine Familie gegründet und Kinder und Enkel bekommen. In der Lebensperiode der Midlife-Crisis vor etwa zehn Jahren hat er vielleicht einen Neuanfang versucht, alles in Frage gestellt, endlich selbstbestimmt gehandelt, sich Wünsche erfüllt und einiges nachgeholt, was er versäumt hatte.

Mit 60 hat er dann den Zenit seines Lebens erreicht. Die meisten leben in stabilen Familienverhältnissen. Die Eltern sind versorgt oder sie leben nicht mehr. Die Kinder sind erwachsen und meist schon aus dem Haus, andere sind noch im Hotel Mama verblieben. Auch Enkel sind schon da. Die Ehe ist beständig geworden oder man lebt jetzt mit neuen Partnern, die man bewusster gewählt hat. Im Beruf sind die Aufstiegskämpfe vorbei, man hat seine Position, seinen Status und seine Rolle in der Gesellschaft gefunden. Die finanziellen Verhältnisse sind in den Mittelschichten meist geordnet. Man lebt in einem festen Beziehungskreis von Kollegen und Freunden aus Studium und Beruf und in Vereinen. Die meisten haben das erreicht, was sie werden wollten, können ihren Lebensstil leben und fühlen sich in ihrer Identität sicher. Das Lebensgefühl ist das, auf der Höhe ihrer männlichen Existenz zu sein und über die Fülle des Lebens zu verfügen. Das heißt nicht, dass es nicht »noch höher« gehen soll, denn alles erscheint machbar. Man ist schon auf halber Höhe des Lebensbergs und kann Rückschau auf die erste Hälfte halten, aber die zweite Hälfte oder einen Teil davon hat man noch vor sich. Die meisten Männer können ihr Glück genießen, aber es bleiben immer noch Wünsche offen.

Das Zeitgefühl ist noch das von Endlosigkeit und Unvergänglichkeit, es könnte immer so weitergehen. Die Grundphantasie ist, wie im Reiseflug oder auf einem Hochplateau zu sein. Die kindlichen, primärnarzisstischen (= basalen) Überzeugungen, unverwundbar und unsterblich zu sein, sind als tragende Basis unbewusst noch vorhanden. Ein Mann von 60 fühlt sich in keiner Weise alt. Ich selbst merkte erst mit 70, dass ich seit zehn Jahren zu den Alten gehörte, und ich war als Klinikleiter blind dafür gewesen, dass unter meinen Mitarbeitern und unter den Patienten viele schon alte Menschen waren. Die Verleugnung des Alters und der Vergänglichkeit ist eine natürliche Abwehr, eine Illusion, mit deren Hilfe wir unser Wohlbefinden sichern. Aus dem gleichen Grund ist es auch ganz normal, wenn man bei anderen bemerkt, wie erschreckend alt sie geworden sind, aber nicht auf die Idee kommt, dass die anderen das Gleiche bei einem selber natürlich genauso feststellen.

Tatsächlich leben wir aufgrund der gewaltigen demographischen Verschiebung zur Langlebigkeit jetzt etwa 20 Jahre länger als unsere Vorfahren und die Tendenz ist (noch) steigend. Ein Mann von 60 hat heute (2020) noch eine Lebenserwartung von durchschnittlich über 20 Jahren vor sich. Und er kann durchaus noch 40 oder 50 Jahre leben und hat damit ganz andere Zukunftsperspektiven als früher. Die körperliche und geistige Fitness bleibt viel länger erhalten. Der Mann mit 60 bemerkt noch keine oder wenige Einschränkungen und sein Ehrgeiz kann sich in Beruf, Sport, Hobbies immer noch höhere Ziele setzen, noch ist (scheint) alles machbar und alles erreichbar.

Wie man sich fit macht: leistungsbezogen

Die meisten Männer *fühlen* sich mit 60 bis 80 noch nicht alt, sondern fit und leistungsfähig. Ihr Körper gehört und gehorcht ihnen noch ganz selbstverständlich und sie möchten ihn üben, um ihn zu stärken und seine Leistung gar noch zu steigern oder zu erhalten. Die Bewegungslust ist ein natürliches Bedürfnis und jeder treibt Sport, und zwar nach dem Leistungsprinzip und dem 1. Olympischen Motto: *schneller, höher, weiter*. Das hilft dem Wohlbefinden und es kommt zu ausgeprägten Befriedigungs- und Glückserlebnissen. Sportvereine sind Zentren familiärer Geselligkeit. Sportveranstaltungen, Fußball, Leichtathletik, Radrennen, Marathon sind gesellschaftliche Ereignisse. Aktiver Lebensstil und hohe körperliche Fitness sind »in« und tragen wesentlich dazu bei, diese Lebensperiode des Mannes zu einer lebenswerten Zeit zu machen.

Das erworbene Glück genießen

Das Glück, das aus Leistung und Erfolg kommt, ist ein voller und verdienter Genuss. Es ist von der Natur vorgesehen, dass wir glücklich sein sollen, denn es gibt die Glücks- und Belohnungshormone, das sind im eigenen Körper erzeugte Anregungsmittel und Opioide, die uns motivieren und für Leistungen belohnen. Sie sorgen dafür, dass sich beim Joggen, beim Marathon, beim Fasten, bei jeder anstrengenden Leistung ein Hochgefühl einstellt. Die Hauptquellen des Glücks von Jungsenioren sind die dem Ablauf des Reflexkreises folgenden Triebbefriedigungen wie Essen, Trinken und Sex. Die meisten Männer sind fähig, bis etwa 75 bis 80 Jahren, einige auch noch darüber hinaus, alles mitzumachen und ihr Glück zu genießen.

Die Ahnung vom Abstieg

Erste Verluste und Menetekel

Auf der Höhe des Lebens ist insgeheim auch schon der Gedanke an Abbau und Vergänglichkeit da. Das 60. Jahr ist ja nur das erste eines Lebensabschnitts von zwei Jahrzehnten, in denen sich vieles grundlegend verändern wird. Es beginnt sich abzuzeichnen, dass der Familienzusammenhalt sich lockert und die Kinder und Enkel sich entfremden werden. In der Herkunftsfamilie gibt es bei Eltern und Geschwistern Alterung und Todesfälle. Von den Kindern haben einige schon ihre eigenen Familien gegründet und leben nicht mehr daheim unter einem Dach, sondern aufgrund der heutigen unbegrenzten Mobilität oft weit entfernt oder im Ausland. Sie sind auf ihre neue Umwelt, ihre eigenen Partner und deren Familien zentriert und leben ihr eigenes Leben. Jede Generation empfindet sich als eigene Nation mit eigenen Idealen, Sprache und Gewohnheiten. Die emotionalen Bindungen an die Herkunftsfamilie nehmen entsprechend ab. Für die Eltern bedeutet das Entfremdung und Verlassenwerden. Sie sind auf der Verliererseite. Weitere Einschränkungen des gewohnten Beziehungskreises erfolgen bei Kollegen und Freunden.

Todesfälle und schwerwiegende Verluste kann man anfangs noch für Ausnahmen halten, aber früher oder später werden sie als *Schock der Vergänglichkeit* erlebt. Das bekannte literarische Beispiel ist *Jedermann*, ein Schauspiel von Hugo von Hofmannsthal, das alljährlich bei den Festspielen in Salzburg aufgeführt wird. Der Mann *Jedermann* erkennt plötzlich, dass er sterben wird und nichts und niemand – weder sein Mammon, noch seine Buhlschaft, noch Freunde – das verhindern kann. Bei Jedem, der diesen Schock erlebt, löst das eine *narzisstische Lebenskrise* aus. Die unbewusst noch selbstverständliche Überzeugung von der eigenen Unverwelkbarkeit und Unsterblichkeit ist vorbei, man weiß, dass man sterblich ist, reift und verändert sich. Die Erkenntnis der Endlichkeit des Lebens wird zum Organisator der Planung für die verbleibende Lebenszeit und bewirkt, dass man sich darauf einstellt, den zu erwartenden Problemen angemessen zu begegnen.

Vorwarnungen im inneren Kalender

Es ist dabei sehr hilfreich, seinen »unbewussten Kalender« (Stekel, 1912) zu beachten. Das sind Identifizierungen mit Großeltern, Eltern, Partnern/innen oder anderen Personen, die uns im positiven oder negativen Sinn Vorbild waren und unbewusst noch sind. Ihre Todes- und andere wichtige Daten sind in unserem inneren Kalender eingetragen und werden an Gedenktagen aktiviert, was Lebenskrisen und Krankheiten auslösen kann (Anniversaries).

> *Ein junger Arzt wurde aus scheinbar heiterem Himmel schwer depressiv und meinte zu sterben, ohne dass sich ein bewusster Anlass fand. Erst später erkannte er, dass die Depression am Jahrestag der Nachricht vom Soldatentod des Vaters ausgebrochen war, m. a. W. dass er in seiner Phantasie am Todestag seines Vaters auch sterben wollte.*
>
> *Ein junger Vater hatte unerklärliche Scheidungsabsichten. Im Erstinterview ergab sich als unbewusste Ursache, dass seine Eltern sich hatten scheiden lassen, als er so alt war, wie sein Sohn gerade geworden war.* (Argelander, 1999, S. 13)

Unser eigenes Schicksal ist viel mehr, als wir wissen und wahrhaben wollen, mit den Schicksalen unserer Vorfahren verbunden. Das *geheime Band zu Ahnen, Familie, Verstorbenen* ist oft viel stärker als uns bekannt. Leidenszustände und sogar der Zeitpunkt des eigenen Todes können von der Lebensdauer eines Vorbilds bestimmt werden. Die Zusammenhänge bleiben den Betroffenen meist verborgen und werden erst beim Nachdenken auf reiferer Stufe oder beim gemeinsamen Erkunden in einer Psychotherapie erkennbar.

Söhne dürfen oft nicht älter werden als ihre *Väter* und sterben statistisch gehäuft im Umkreis dieses Zeitpunkts.

Die Lebensdauer und der Todestag der *Mutter* haben bei fast allen Menschen, nicht nur bei den Töchtern, spürbare Auswirkungen.

Bei einem 75-jährigen Mann, der unter einer sehr schweren und therapieresistenten Depression litt, ergab sich erst nach längerer Behandlung, dass das Leiden begann, als er in das Todesjahr seiner Mutter eintrat.

Die im inneren Kalender verzeichneten Gefahren – Lebenskrisen, Depressionen psychosomatische Syndrome und tödliche Krankheiten – hängen wie ein Damoklesschwert über dem älterwerdenden Mann, und es ist viel sinnvoller, über die Beziehungen zu seinen Vorfahren nachzudenken und im inneren Kalender nachzusehen, als etwa Horoskope zu befragen.

Alles fließt – Wandlungen von Beziehung und Identität

Das Beziehungsnetz, in dem ein Mann ab 60 lebt, gestaltet sich neu.

Er lebt evtl. mit einer *neuen Partnerin*, die er bewusster gewählt hat und mit der er die früheren Fehler vermeiden möchte. Das gelingt dann, wenn er seinen eigenen Anteil dabei erkennen konnte. Wenn er aber einem unbewussten Wiederholungszwang folgt und den gleichen Typ wie früher (z.B. nach dem Vorbild der Mutter) wählt, läuft er Gefahr, das gleiche Fiasko wie mit der ersten Frau nochmal zu erleben. Manchen Männern geschieht das mehrfach. Ebenso unbewusst sind Männer dieses Alters oft noch vom Auftrag der Evolution getrieben, sich so viel wie möglich fortzupflanzen, und gehen mehrere Beziehungen ein, was auf Triebebene sehr befriedigend sein kann , aber auf menschlicher Ebene die Grundlagen einer stabilen Bindung zerstört.

Seine Identität scheint dem Mann ab 60 noch sicher. Sein Charakter ist ausgeformt, sein Selbstbewusstsein stabil. Es ist jedoch vorauszusehen, dass für die Zeit nach der Berufsaufgabe eine Neuorientierung nötig wird und dass das Altern einsetzen wird. Ein Mann ab 60 hat Lebenserfahrung und weniger Illusionen, ist fähig geworden, seine Chancen realistischer einzuschätzen, und kann für seine Zukunft und sein *Werde, der du bist* bessere Lösungen finden Die Perspektive verändert sich und es entsteht das Bedürfnis nach Lebensrückschau und Suche nach der eigentlichen Identität.

Die Beziehung zur *Ehefrau oder Partnerin* ist von Veränderungen bedroht und nimmt ohne die Kinder eine andere Qualität an. Das kann verjüngend und belebend sein, wenn z. B. Erinnerungen aus der Zeit der Zweierbeziehung der jungen Ehe oder der Ungebundenheit des Junggesellendaseins wiederbelebt und gemeinsam wahrgenommen werden.

Konflikte aus ungleichem Altern

Konflikte und Entfremdungen entstehen, wenn sich bei einem selbst und/oder der Partnerin die Identität, das Lebensgefühl und die Interessen so verändern, dass sie in unterschiedliche Richtungen fließen. Viele Männer kämpfen dann weiter um ihre Vorherrschaft und verteidigen ihre phallozentrischen Privilegien. Oder sie ziehen sich in schweigende Verachtung zurück.

Eine häufige Störung des ehelichen Dialogs entsteht, wenn z. B. der Mann schon ausgeprägt schwerhörig ist und die noch gut hörende Frau das nicht wahrhaben will. Sie spricht dann zu ihm wie gewohnt, ohne sich zu vergewissern, ob er verstanden hat, und unterstellt ihm, er wolle nur nicht hören.

Er kann sie aber nicht verstehen, weil er nur einen Sprachbrei aus einigen Vokalen hört.

Die Situation ist typisch und nur mit Humor zu entschärfen.

Jeder Mann ahnt und fürchtet, dass er selbst alt werden, seine Autonomie verlieren und von seiner Frau abhängig werden wird. *Wenn man merkt, dass man zum Pflegefall wird, muss man heiraten,* sagt der Volksmund sarkastisch. Tatsächlich werden die Frauen im Durchschnitt fünf Jahre älter als die Männer.

Auf archaisch-triebhafter Stufe ändert sich für den Mann die Rolle der Frau im Lauf des Lebens von der ursprünglichen Mutter zur Geliebten als ihrem Ebenbild, und zu Beginn des Alterns wird sie vorausgeahnt als die Mutter Erde, die ihn wieder aufnehmen wird (vgl. Freud, 1913f.: Das Motiv der Kästchenwahl). Seine archaischen Gefühle wandeln sich von ursprünglicher Abhängigkeit zu Macht und Überlegenheit über die Frau wieder zu Verbundenheit und Abhängigkeit und schließlich zur Sehnsucht, bei ihr geborgen zu sein.

Auf menschlicher Ebene sollte ein Mann fühlen, dass man zunehmend mehr aufeinander angewiesen ist, sollte seiner Partnerin entgegenkommen, versuchen, sich in sie einzufühlen und sie zu verstehen, statt ihr Vorwürfe zu machen und ihr alles übel zu nehmen. Es wird dann möglich, auf reiferer Beziehungsstufe noch manches miteinander erleben und nachholen zu können.

Abschied vom Beruf

Mit 67 Jahren beginnt das normale Rentenalter, für Schwerbehinderte und andere bereits mit 65. Einige scheiden schon vorher aus ihren Berufen aus, werden Frührentner. Es kommt einem wie Befreiung – vor und für viele ist es das auch. Sie freuen sich auf die Freiheit, über ihre Zeit selbst verfügen zu können, über den Wegfall von Abhängigkeit und Zwängen. Manche fühlen sich direkt als ein nach langer Fron endlich freigelassener Sklave, der jetzt ein freier Mann ist.

Für die meisten führt das Berufsende jedoch in eine Lebenskrise, und für manche wird es bedrohlich. Jeder Dritte »fällt in ein Loch«, wird innerhalb eines halben Jahres körperlich krank oder stirbt, z. B. an Herz- und Kreislaufleiden oder Krebs oder leidet unter psychosomatischen Symptomen oder psychischen, z. B. Depression oder Verarmungswahn.

Die Lebenssituation der Aufgabe von Macht und Führung ist stark biologisch-archaisch unterlegt. Bei Herdentieren wird die Stärke des Leittiers in Ausscheidungskämpfen von den Jüngeren getestet und der Unterlegene abgelöst. Bei Primaten wird der soziale Status des Silberrückens von jüngeren Männchen ständig überprüft. Er wird provoziert und getestet und wenn er genug Schwächen zeigt, verletzt, krank oder zu alt geworden ist, wird er gnadenlos vertrieben.

Auf frühmenschlich-archaischer Ebene dreht sich ebenso **das ewige Karussell** der Abfolge der Generationen mit dem Ablauf der Zeit immer weiter. Väter werden älter und Söhne geraten automatisch in die Rolle des jungen Ödipus, der die Vorrechte der Eltern sofort und mit Vehemenz oder gar sanfter oder manifester Gewalt für sich beansprucht. Das Ende von Macht und sozialer Position ist also ursprünglich gleichbedeutend mit dem Lebensende.

Für den Mann, der seinen Beruf aufgeben soll, werden die möglichen Nachfolger nicht nur begrüßt, sondern aus diesen verborgenen, aber wirksamen Motiven instinktiv auch als bedrohliche Feinde erlebt. Es wird von daher verständlich, dass mancher Mann ebenso reflexhaft begründet, solange wie möglich an seinem Sessel klebt, angeblich keinen guten Nachfolger findet, sein Revier behaupten, sein Büro behalten und seinen Einfluss noch geltend machen will.

Für manchen Mann im Ruhestand bedeutet der Verlust von Macht und Autorität eine schwere Kränkung und Verunsicherung der Identität. Manche versuchen dann, im Privatleben an ihren Berufsrollen festzuhalten, was zu grotesken Ergebnissen führen kann, wie z. B. im Film *Pappa ante portas* von Loriot gezeigt wird.

Probleme und Krisen im Ruhestand ergeben sich auch daraus, dass innere Leere und Beziehungsprobleme mit Hilfe der Berufsrolle kompensiert wurden und danach als Mängel erkennbar werden (vgl. Stauder, 1955: Über den Pensionierungsbankrott).

Männer in gehobener Position versuchen manchmal, in der Phantasie ihre Macht und Bedeutung unverändert zu erhalten, um damit das unerträgliche Gefühl, jetzt ein *Nobody* oder ein *Has been* zu sein, abzuwehren. Sie erwarten, dass alles unverändert so weitergeführt werden soll, wie sie es gemacht haben. Sie entwerten alles, was die Nachfolger anders machen, sind verbittert, erklären die Nachfolger für inkompetent und streiten mit ihnen.

Ein häufiger Grund dafür, dass Männer in ein Loch fallen, ist, dass sie im Beruf durch Arbeitsteilung nur für hochspezialisierte Leitungsfunktionen zuständig waren, die praktische Arbeit aber von Sekretärinnen erledigt und an Mitarbeiter delegiert wurde. Für die Vielfalt der Alltagsarbeiten, die einen Zuhause erwarten, fehlt dann die praktische Kompetenz, man muss alles erst lernen. »Das ist wie ein Abstieg vom Chef zum Haus- und Küchensklaven«, kommentierte einer sarkastisch.

Weitere Gründe können sein, dass man im Beruf Ansehen und vielfache Bestätigungen des Selbstgefühls genoss und von einem weiten Beziehungsnetz getragen wurde. Zuhause kann das schmerzlich fehlen und Gefühle von Verlassen- und Alleingelassenen-Sein hervorrufen. Das ist dann wie nach dem Tod einer Partnerin und kann zur Depression führen. Es braucht Zeit und es ist Trauerarbeit nötig, um sich mit dem Verlust abzufinden und sich auf die veränderte Lebenssituation einzustellen.

Zur Vorbereitung auf den Ruhestand sollte ein Mann die Kunst des rechtzeitigen Loslassens und der rechtzeitigen Abdankung üben. Der erlösende Reifungsschritt ist, einzusehen, dass im Berufsleben seine Zeit vorbei ist, ihm aber eine neue und sehr verlockende Lebensphase bevorsteht. Er sollte die Generation der Söhne und Töchter anerkennen und sie gewähren lassen. Die eigenen Nachfolger sollte man nur noch beraten, wenn sie das erbeten und man wirklich noch gebraucht wird. Sinnvoll und ratsam ist eine Fortführung der beruflichen Tätigkeit nur in begrenztem Umfang, vertretungsweise oder als Anwendung beruflicher Kompetenz, als erwünschter Berater oder ehrenamtlich.

Man muss eine neue Lebensbasis und eine neue, zunächst bescheidenere Identität finden und lernen, sich damit einzurichten. Wesentlich ist, sich auf Partnerin, Kinder und besonders auf Enkel einzustellen, denn in ihnen lebt die eigene Identität weiter. Wenn die blutsverwandte Familie ihr eigenes Leben oder zu weit entfernt lebt, ist es gut, das Beziehungsnetz durch Wahlverwandte, mit denen man sich verbunden und wohl fühlt, zu erweitern. Das geschieht über gemeinsame Hobbies, wie Chorsingen, Musik oder Schach oder sportliche Aktivitäten, Wandern, Tennis oder Fußball, wofür sich viele Vereine anbieten. Das ist mit geselligem Clubleben verbunden, man findet neue Freunde und ist nicht mehr so allein. Viele Männer finden nach der Berufsaufgabe eine neue Lebensbasis mit dem Gefühl, jetzt ihre eigentliche Identität leben zu können, und sie entwickeln neue Interessen und kreative Fähigkeiten.

Licht und Schatten der Zeitgeschichte

Ein heute (2020) 60-jähriger Mann ist 1959 geboren. Der Zweite Weltkrieg war 14 Jahre zuvor, 1945, zu Ende gegangen, die schwere Nachkriegszeit war überstanden. Die D-Mark (ab 1948) und das Wirtschaftswunder in den 1950er Jahren hatten offenbar wieder Hoffnungen auf gute Zukunftsperspektiven aufkommen lassen, denn die Zahl der Geburten stieg wieder an. Der Mann mit heute 60 gehört zu den Babyboomern. Wenn sie in den nächsten Jahren aus ihren Berufen ausscheiden werden, sind einige Probleme für die Gesellschaft zu erwarten: Es muss wesentlich mehr Rente gezahlt werden, und mehr Männer werden in die typischen Übergangskrisen geraten. Der jetzt 70-jährige Mann ist 1949 geboren. Die D-Mark war gerade erst eingeführt, und es gab erste Anzeichen von Beruhigung und beginnendem Wohlstand. Nach vielen verlorenen Schlachten in zwei Weltkriegen konnten die Deutschen beim Fußballwunder von Bern 1954 über den Favoriten Ungarn endlich wieder einen Sieg bejubeln, die demütigende vae-victis-Stimmung einmal durchbrechen. Die Grundstimmung war jedoch noch die von Ohnmacht, Kriegsgefahr und Bedrohung. Zwischen den Siegermächten herrschte der Kalte Krieg. Das Denken und die Ängste waren noch weitgehend vom Krieg geprägt. Man befürchtete täglich, die Russen könnten kommen oder Atombomben auf uns fallen. Tatsächlich drohte 1962 mit der Kubakrise der Ausbruch eines Atomkriegs.

Die 68er – Anstöße und Nachwirkungen

Die jetzt etwa 70-jährigen Männer wurden zu einer Generation von historischer Bedeutung. Sie waren die Träger der *68er Revolution*, die eine grundlegende Auseinandersetzung mit Naziideologie, Krieg, autoritären Herrschaftsformen, erstarrten Traditionen (der Muff von tausend Jahren) zustande gebracht hat. Sie hat eine Stimmung von Aufbruch und Neuanfang erzeugt, Entwicklungen angestoßen, wie die sexuelle Revolution und den Feminismus, und eine nachhaltige Veränderung des politischen Klimas, der Bewusstseinslage und des Lebensstils bewirkt. Eine begeisternde Bewegung für Frieden und alternative Kultur mit Hippies, Musik und Blumenkindern lief um die Welt.

Die Beurteilung der 68er-Bewegung war allerdings nie einheitlich. Es ist kein Zweifel, dass Denken und Handeln seitdem freier geworden sind. Manche sehen aber in der Schwächung autoritärer Institutionen wie der Kirche oder in der größeren Freiheit auch Nachteile, besonders für die Älteren, die Orientierung und Halt an Traditionen suchen.

Die meisten Männer von 60 bis 80 sind von den Ereignissen der Zeitgeschichte und insbesondere den Folgen der beiden Weltkriege vermutlich mehr betroffen und geprägt, als ihnen bewusst ist. Zwar haben nur die ältesten fünf Jahrgänge (die 74- bis 79-Jährigen im Jahr 2020) den

Zweiten Weltkrieg miterlebt, der 1945 endete (Näheres in Kap. 5: Das 4. Alter). Auch die ab 1946 *in Friedenszeiten Geborenen* haben den Krieg durch den Kontakt mit Betroffenen und Kriegsheimkehrern oder als Vertriebene noch emotional dicht erlebt.

Alle Späteren kennen den Krieg und die Schicksale ihrer Vorfahren nur vom Hörensagen, aber die Erinnerungen an zwei verlorene Kriege sind bei den meisten lebenden Deutschen auch über die Generationenweitergabe noch lebendig, verbinden sich mit Phantasien darüber und werden aus eigenen Motiven umgestaltet. Das bewusste Motiv ist oft die Identifizierung mit einem geliebten Vater oder Großvater und der Drang zur Erforschung der Familiengeschichte. Emotionsgeladene Erinnerungen und deren Auswirkungen gibt es noch in vielen Familien.

- *Geschwister, Kinder und Enkel suchen die Gräber ihrer im Krieg gefallenen Brüder, Väter und Großväter auf, reisen zu den Orten, wo diese als Soldaten waren, schreiben Berichte und Bücher darüber.*
- *Erinnerungsstücke wie das Geschoss und die Münze, auf die es aufprallte und damit dem Großvater im Ersten Weltkrieg das Leben rettete, werden noch heute als Familienreliquie aufbewahrt.*
- *Der Sohn eines in einer Strafkompanie umgekommenen Kommunisten kämpft leidenschaftlich für die damals aktuellen Ideale seines Vaters, möchte diese heute unverändert politisch durchsetzen und ruft unbeirrbar zu Klassenhass und gewaltsamem Klassenkampf auf.*

Die meisten der heutigen Nachkommen können die damalige militaristische Massenbegeisterung nicht mehr nachvollziehen und sehen das aus Sicht der heutigen politischen und moralischen Maßstäbe. Sie sind aber oft in einem Konflikt, weil sie ihre Ahnen nicht nur als Teil eines politischen verbrecherischen Systems und als Täter sehen, sondern auch als private Menschen und als Opfer, an die sie ein gutes Andenken bewahren möchten. Traditionelle und archaische Motive wie Familienehre und Heldenverehrung spielen dabei eine oft unbewusste Rolle. Die soldatischen Ideale waren über Jahrhunderte in Deutschland jedem Kind z. B. durch Spielen mit Bleisoldaten, Heldengedichte, Soldatenlieder und mündliche Berichte vermittelt worden. Ruhm und Ehre, Vaterlandstreue, Orden und Heldentod waren nicht hinterfragte heilige Werte.

Die Nazi-Ideologie mit ihren offensichtlichen Verbrechen wie dem Holocaust war etwas anderes. Deshalb ist für die Nachkommen ausgesprochener Nazis ein Ausgleich des Konflikts zwischen ehrendem Andenken und der gebotenen Verurteilung noch schwieriger. Die Dunkelziffer erstaunlich kritikloser Verleugnung ist unbekannt.

Eine Ende 80-Jährige, ohne sonstige Anzeichen von Demenz, stimmt in Gesellschaft gerne Nazilieder an, ist dabei glücklich, und kann nicht begreifen, dass man etwas dagegen hat.

Tradierung über mehrere Generationen

Bei den Holocaust-Opfern ist erforscht worden, dass die Traumen über zwei bis drei Generationen hinweg unbewusst tradiert werden und Reaktionen bewirken. Das ist bei allen Gewaltopfern und bei den Kriegsopfern ebenso. Die Last zweier Weltkriege lässt sich nicht einfach abwerfen. 17 Millionen Tote im Ersten und 55 Millionen im Zweiten haben eine sehr große Zahl von Hinterbliebenen in mehreren Generationen hinterlassen. Jede Familie hat ihre Kriegsopfer. Die Traumatisierungen sind tief eingeprägt und noch lange nicht vergessen und verarbeitet.

Die Kriegsteilnehmer, jetzt 90, haben Kinder, jetzt etwa 60 und Enkel, jetzt etwa 30 Jahre alt. Deren Drang zur Verarbeitung und Tradierung der Familiengeschichte kann dazu führen, dass sie den Bruder, Vater oder Großvater rechtfertigen oder auch rächen möchten. Die Identifizierungen mit deren Schicksalen können politisch brisant werden und zum Anschluss an radikale Gruppen führen. Bei der damaligen bundesdeutschen Rote Armee Fraktion (RAF) zeigte sich deutlich, wie eine anfangs vertretbare Ideologie sich radikalisierte und dann mit militärischen Aktionen, die im Krieg Heldentaten gewesen wären, durchgesetzt werden sollten. Unbewusste Identifizierungen mit den bewusst verachteten und verurteilten Kriegshelden und Vorfahren könnten dabei durchaus beteiligt gewesen sein.

Ähnliches könnte man bei neonazistischen und rechtsradikalen Gruppierungen vermuten.

Der Mann ab 60 sollte sich unserer Geschichte bewusst sein und seine Verantwortung für unsere Zukunft übernehmen. Die Tradierung der Familiengeschichte mit den Kriegserfahrungen und den sich daraus ergebenden Konsequenzen an die jüngere Generation ist dringend nötig, da die Neigung zu Feindseligkeit und Gewalt erschreckend zunimmt. Ideologien sind oft blind oder einäugig und blenden das aus, was der gegensätzlichen Ideologie als heilig gilt. Die anderen können und dürfen nie recht haben.

Abwägende Beurteilungen, die auch gegenteilige Meinungen respektieren, tun not. Feindbilder müssen entschärft werden. Der Irrglaube, die Gesellschaft könne nur besser werden, wenn eine bestimmte Gruppe beseitigt sei, beruht auf projektivem Denken und hat in der Geschichte immer zu weiteren Feindseligkeiten und Kriegen geführt. Verschwörungstheorien erschöpfen sich darin, einen Sündenbock zu finden, der weggejagt werden muss. Wer bei anderen etwas ändern möchte, sollte erst einmal bei sich selbst anfangen.

Lebensplanung für das 3. Alter

Eine kluge Vorausplanung für den Lebensabschnitt von 60 bis 75/80 sollte Folgendes bedenken:

Finanzplanung
– für die 20 gewonnenen Jahre entsprechend mehr Geld bereitstellen
– rechtzeitig ausreichenden Rentenanspruch schaffen
– **Berufsplanung**
– evtl. länger arbeiten, auch um die Ruhestandskrise zu vermeiden
– als Rentner sinnvolle Aufgaben suchen
– **Beziehungsplanung**
– Ahnenforschung treiben – den inneren Kalender beachten
– sich nach passenden Wahlverwandten umsehen
– das Beziehungsnetz pflegen
– den Kontakt zu Personen, die guttun, suchen, die anderen meiden.

Neue Wege zu Glück und Zufriedenheit

Beim Mann im 3. Alter herrschen noch lange die auf Befriedigung von Trieben beruhenden Formen des Glücks vor. Mit den zunehmenden Erfahrungen von Einschränkungen und Verlusten sowie den unvermeidlichen Leiden und Behinderungen des Körpers verändert sich das allmählich. Denken und Fühlen werden reifer und es entwickeln sich über das Reflexglück hinausgehende psychische und spirituelle Motivationen.

Man findet in diesem Lebensabschnitt **üblicherweise viele Quellen des Glücks:** Reisen, Schwimmen, (Kranken)-Gymnastik, Meditation, Entspannungsübungen, Feldenkrais, Yoga. Man interessiert sich für Philosophie, besucht Sprachkurse, singt im Chor, spielt ein Instrument. Beim Singen und bei Konzerten erlebt man die vom Kuschelhormon Oxytocin **vermittelten Gemeinschafts- und Verbundenheitsgefühle.** Trotz aller Behinderungen stellt der Lebensabschnitt der jungen Alten von 60 bis 80 die meisten noch ausreichend zufrieden, und es kann noch lange dauern, bis das wirkliche Alter eintritt.

Kapitel 4
Der Körper im 3. Alter – vom Mann zum Greis

Das sechste Alter macht den besockten hagern Pantalon,
Brill' auf der Nase, Beutel an der Seite, die jugendliche Hose
wohl geschont, 'ne Welt zu weit für die verschrumpften Lenden,
die tiefe Männerstimme, umgewandelt zum kindischen Diskante,
pfeift und quäkt in seinem Ton.

Shakespeare: Wie es Euch gefällt II, 7. (Jaques)

Die Evolution hat den Körper des Menschen auf Verfall programmiert. Nach Erfüllen des Fortpflanzungsauftrages werden notwendige Reparaturen nicht mehr ausgeführt, die Organe nutzen sich ab, verschleißen, lassen in ihrer Funktion nach und neigen zu Störungen. Die Immunität wird schwächer, sodass Infektionen nicht mehr gut abgewehrt werden können. Die vor Krebs schützenden Abwehrkräfte lassen nach, sodass Krebszellen häufiger aktiv werden. Ungesunde Verhaltensweisen bereiten das vorzeitige Altern und viele Krankheiten vor, z. B. Rauchen, Alkohol- und Medikamenten-Missbrauch, Übergewicht und zu wenig Bewegung.

Vom Bild zum Horrorbild – die Angst vor dem Altern

Zu Beginn der Lebensperiode zwischen 60 und 80 Jahren kann man sich noch nicht vorstellen, was auf einem zukommen wird. Im Lebensabschnitt bis 80 entwickeln sich immer typischerweise erst einzelne, dann immer mehr Störungen und Krankheiten und man hat immer mehr Diagnosen gleichzeitig (Multimorbidität). Das ist anfangs kaum bemerkbar, aber je früher man darauf achtet, desto leichter ist es, vorzubeugen und zu behandeln. Zuerst sieht man nur bei anderen, dass sie alt werden, man selbst aber nicht – glaubt man. Natürlich denken die anderen dasselbe. Auf Dauer ist es nicht zu übersehen, dass Alterung, Krankheiten und Todesfälle vorkommen. Die Ahnungen und Befürchtungen werden zunehmend zur Realität. Es wird schwerer, das Selbstbild eines stolzen, starken Mannes, der über allem steht (David), aufrechtzuerhalten. Insgeheim werden die Ängste, ein alter Mann zu werden, ein Pantalon, wie Shakespeare ihn als typisch für das 6. Lebensalter dargestellt hat, immer stärker. Pantalon ist das beklagenswerte Zerrbild eines eindeutig alten Mannes mit Fistelstimme, geschrumpftem Körper, vertrottelt und lächerlich. So will man auf keinen Fall sein.

Männer tun viel, um diesen Eindruck nicht aufkommen zu lassen und die Anzeichen der körperlichen Alterung so lange wie möglich zu vertuschen. Die Angst davor (»Pantalophobie« könnte man salopp sagen) bringt viele Männer dazu, sich in Outfit und Haartracht betont jugendlich zu geben, aufputschende und potenzsteigernde Mittel zu nehmen. Das Tragen von Brillen wird noch als normal angesehen, die Schwerhörigkeit wird oft gar nicht bemerkt oder verdrängt, Hörgeräte sind verpönt. Das erhält für eine Weile das wunderbare Lebensgefühl, man sei noch jung und es könne einem nichts passieren.

Die Illusion von ewiger Jugend

Die dichterische Phantasie des Oscar Wilde hat eine wunderbare Methode gefunden, wie ein alternder Mann sein Selbstgefühl und den Stolz auf seinen Körper erhalten kann. Er schuf den Dorian Gray, der wie David ewig jung und jugendfrisch bleibt. Die grausame Wahrheit von der Tiernatur des Menschen und dem Welken seiner Schönheit und Verfall seiner Moral delegierte er an sein Bildnis, ein Porträt, das versteckt in einer Dachkammer stand. Ab und zu betrachtete er es und konnte fröhlich weiterleben, aber zum Schluss war der Anblick so unerträglich geworden, dass er das Bild und damit sich selbst umbrachte (vgl. Oscar Wilde, 1890).

Im wirklichen Leben treten in dieser Lebensphase leider immer mehr Beschwerden und Organstörungen auf. Die Einschläge kommen näher. Der Körper altert unausweichlich, aber wenn man weiß, was auf einen zukommt, kann man den lauernden Gefahren rechtzeitig begegnen.

Die in diesem Buch gemachten Angaben über Krankheiten, Vorsorge und Behandlung beruhen auf wissenschaftlichen Erkenntnissen. Da die intensive Forschung aber ständig voranschreitet und Wissen und Empfehlungen sich rasch ändern, *beschränken wir uns auf Faustregeln*, die sich leicht merken lassen und die das über einen längeren Zeitraum Bewährte enthalten.

Es wird ein Überblick über die in dieser Altersgruppe häufig vorkommenden Störungen gegeben, mit dem Ziel, statt Phantasien, Panik und Verleugnung sachliches Grundwissen zu vermitteln. Die Auswahl der Krankheiten beruht auf den Erfahrungen des Autors. Sie ist nicht vollzählig und ihre Beschreibung nicht erschöpfend, denn bei Interesse kann jedes Detail im Internet und anderen Quellen abgerufen werden und jedermann kann sich über die Leitlinien der betreffenden Fachgebiete informieren.

Auf korrekte Zahlenangaben und perfekte Anrt-Ageing-Anleitungen wird verzichtet, da Ältere sich davon meist überfordert fühlen und entsprechende Apps und Programme erfahrungsgemäß bald wieder aufgeben.

Da aus ganzheitlicher Sicht die individuellen Faktoren bedacht und abgewogen werden müssen, sollte immer der Hausarzt aufgesucht werden und nur in Abstimmung mit ihm sollten Entscheidungen über Vorsorge, Untersuchungen und ggf. eine Therapie getroffen werden.

Sehschwäche und Augenleiden

Das Nachlassen von Sehen und Hören sind die frühesten Anzeichen von Älterwerden. An Altersweitsichtigkeit (Presbyopie), grauem und grünem Star leidet fast jeder. Der *graue Star* ist eine zunehmende Trübung der Augenlinse. Ihre Ersetzung durch eine künstliche Linse ist eine ambulante Operation und führt zu manchmal frappierenden Sehverbesserungen, die z. B. das Autofahren wieder möglich machen. Auch der erhöhte Augendruck kann sich dabei verbessern. *Grüner Star* ist erhöhter Augeninnendruck, der ohne Behandlung zu Erblindung führen kann. Ebenso gefährlich ist die *feuchte Makuladegeneration*, für die es erst in letzter Zeit eine wirksame Behandlung durch Injektionen in das Auge gibt.

Um der Sehschwäche und der Altersblindheit vorzubeugen sind mindestens jährliche Untersuchungen beim Augenarzt notwendig. Den Ursachen der Altersblindheit, z. B. Rauchen und Diabetes sollte man frühzeitig begegnen.

Der Umgang mit Licht und Sonne bedarf besonderer Achtsamkeit. Früher nützliche Auswirkungen des Lichts werden im Alter schädlich, und man sollte die Augen vor zu viel Licht schützen.

Ein drittes Auge ist die Zirbeldrüse (Epiphyse), durch die ein inneres Sehen, die Wahrnehmung von hell und dunkel, erfolgt, und die die biologischen Grundbedürfnisse nach Aktivität oder Ruhe sowie die Stimmungslagen steuert. Unser Tag-Nacht-Rhythmus entsteht aus der Umdrehung der Erde um sich selbst, und unser Chrono-Biorhythmus ist kosmisch tief verankert, mit Morgentief und abendlicher Hochstimmung vieler Männer. Wir sind Eulen oder Lerchen, und wenn wir Eulen, sind haben wir abends unsere beste Zeit und sollten nach Möglichkeit in Spätschicht arbeiten. Die Zirbeldrüse produziert das Hormon Melatonin, das unseren Tag-Nacht- Rhythmus reguliert. Es ist ein natürlicher Stoff, der als Medikament zur Behebung von Schlafstörungen oft besser geeignet ist als die üblichen Schlafmittel, die die Schlafstruktur stören.

Die Steuerung der Stimmungslagen geschieht im Rhythmus der hellen und dunklen Jahreszeiten, die sich aus dem Umlauf der Erde um die Sonne ergeben. Die Lebensgewohnheiten mussten sich bei den Vorläufern des Menschen den kosmischen Abläufen anpassen. Auf archaischer Stufe erfolgte bei den Höhlenbewohnern im Winter der Rückzug in die Höhle, und erst im Frühjahr lockte die Sonne dann wieder ins Freie. Das lebt im modernen Menschen weiter, denn viele Ältere werden in den dunklen und kalten Monaten von trüber Stimmung (Winterdepression), Erschöpfung und starkem Ruhebedürfnis überkommen (Winterschlaf der Tiere, Höhlensyndrom der Urmenschen), fühlen sich alt und ohne Hoffnung und werden erst im Frühjahr durch Sonne und Wärme wieder jünger und vitaler. Bei Bewohnern nördlicher Regionen, die einen langen Winter im Dunklen verbringen und im kurzen Sommer in den Süden reisen, tritt oft ein extremer Stimmungswandel ein.

Lichttherapie, Aufenthalt im Freien und Hellen, Skilaufen auf alpinen Sonnenterassen, Reisen in den Süden oder auf die andere Erdhälfte südlich des Äquators machen einen langen Winter erträglicher.

Altersschwerhörigkeit

Die Altersschwerhörigkeit *(Presbyakusis)* entsteht durch altersbedingten Schwund der Sinneszellen im Innenohr. Die Haarzellen, die durch Schallwellen in Schwingung versetzt werden, schwinden ebenso wie Kopfhaare oder knicken bei großer Lautstärke leicht ab und erholen sich nicht mehr. Das Hören wird schlechter.

Da anfangs vor allem die hohen Frequenzen betroffen sind, lässt zuerst das *Sprachverständnis* nach, man meint, dass die anderen nuscheln, kann bei Umgebungsgeräuschen Sprache nicht mehr verstehen, überhört Telefon- und Türklingeln, nimmt Vogelgezwitscher nicht mehr wahr. Leider sind die Konsonanten, die die menschliche Sprache strukturieren, im oberen Frequenzbereich, sodass ein Schwerhöriger keine Konsonanten, sondern nur noch Vokale hören kann, z. B. »i – e«, und nicht mehr unterscheiden kann, ob jemand *Liebe, Hiebe, Triebe, Diebe oder Siebe* gesagt hat. Der Sinn eines Satzes wird dann unverständlich und muss erraten werden.

Die Arbeit des erratenden Sprachverstehens wird von einem Sprachzentrum im Gehirn geleistet. Wenn dort statt »Liebe« nur »ie«, statt »nicht« nur »ich«, statt »Haus« nur »aus«, ankommt, muss das Gehirn überlegen, was wohl gemeint sein könnte. Es sucht dann – wie der PC mit dem Kontextmenü – das Wahrscheinlichste aus und schlägt es vor.

Das Richtige zu suchen braucht aber Zeit, wie ein typischer Witz es treffend beschreibt: *Die Ostfriesen (und die Schwerhörigen) lachen über einen Witz dreimal, zuerst, wenn er erzählt wird, dann, wenn er ihnen erklärt wird und schließlich – aber das dauert –, wenn sie ihn endlich verstanden haben*. Inzwischen ist das Gespräch schon längst weitergegangen und der Schwerhörige hat den Anschluss verloren.

Oft hat er auch das Wort falsch verstanden und es ergibt sich dann das groteske Aneinander-Vorbeireden, wie es in Schwerhörigen-Witzen verspottet wird.

Weitere Witze belegen, dass man auch die Hörprobleme lieber bei anderen als bei sich selbst bemerkt, und welche Missverständnisse sich daraus ergeben nach dem Motto: *Ich bin doch nicht schwerhörig.*

Ab 50 sind erst Einzelne von Schwerhörigkeit betroffen, um 60 schon jeder 5., ab 70 jeder 3., und es werden dann immer mehr. Das bedeutet, dass die Schwerhörigkeit in wachsendem Ausmaß die Verständigung verhindert. Zwar kann durch moderne Hörgeräte ein Ausgleich oder eine Verbesserung erfolgen, aber die meisten der jetzt Älteren gehören noch den Vorcomputer-Generationen an, kommen mit technischen Geräten nicht zurecht, lehnen sie ab und benutzen sie oft gar nicht. Da die Zahl der Alten anhaltend wächst, haben die Hörbehinderungen beträchtliche Auswirkungen auf die Kontakte mit Partnerinnen und auf die ohnehin von Missverständnissen bedrohten Beziehungen unter den

Generationen, sind also für die zukünftige Entwicklung der Gesellschaft ein Faktor mit politischer Tragweite.

Ausgeprägte Schwerhörigkeit kann das Leben eines Mannes wesentlich verändern. Vor allem im Beruf. Er kann Vorträgen nicht mehr folgen, an Konferenzen eigentlich nicht mehr teilnehmen, sich in Diskussionen nicht mehr einbringen, Gespräche nur noch in stillen Räumen führen. Bei den Versuchen, das zu vertuschen, kommt es zu ärgerlichen Missverständnissen und Peinlichkeiten. Um dem zu entgehen bleibt manchen nur der Rückzug aus den beruflichen und gesellschaftlichen Funktionen, und es drohen soziale Isolation und Vereinsamung.

Bei älteren Paaren ist die Schwerhörigkeit eines Partners ein häufiges Problem – eigentlich aus Liebe, denn der Normalhörige möchte den anderen und die Beziehung zu ihm so erhalten, wie es vorher war, will dessen Schwerhörigkeit und Altern nicht wahr haben, wirft ihm vor, er wolle nur nicht hören und will ihn erziehen, doch bitte wieder normal zu sein. *Typisch ist die Frau, die, bevor sie Einkaufen geht, ihre Befehle absetzt, ohne rückzufragen, ob der Mann es verstanden hat, und ihn dann beschimpft, weil er ihre Aufträge nicht ausgeführt hat.* Ebenso typisch ist die zornige und trotzige Antwort des Mannes, der dann sein Hörgerät abnimmt und lieber schwerhörig ist, als sich zu ärgern. »*Der hört nicht gern gut*«, lautet ein umgangssprachlicher Slogan.

Kreatives Hören

Da das Sprachverstehen eine kreative Leistung des Gehirns ist, haben psychosomatische Faktoren auf das Hören großen Einfluss.

Bei einem 90-Jährigen sank nach dem Tod seiner Frau das durch Audiogramm gemessene Hörvermögen von 70% auf 40% ab. Ebenso trat eine drastische objektive Sehverschlechterung in gleichem Ausmaß ein. Er wollte nichts mehr sehen und nichts mehr hören, und es gab noch weitere deutliche Zeichen, dass er am liebsten mit seiner Frau mitsterben wollte. Er konnte das nach angemessener Zeit verstehen, ließ sich ein modernes Hörgerät anpassen und übte intensiv sein *Sprachverstehen mit dem Erfolg, dass nach einem Jahr das Hörvermögen wieder 70% betrug.*
Ein Kollege mit einem Hörvermögen von 90% und Sprachverständnis von 65% machte bei einem Kongress die Erfahrung, dass er nur einem Vortra-

genden, der die gleiche Bass-Stimmlage wie er hatte, inhaltlich gut folgen konnte. Höhere Stimmlagen passten nicht in sein Frequenzfenster, klangen verzerrt und metallisch und er verstand wenig. Andere Vortragende sprachen zu schnell und wollten in ihre Rede zu viel hineinpacken, sodass der Schwerhörige über den Sinn ständig grübeln musste, die nächsten Sätze verpasste und den Faden verlor.

Mit dem, der mit seiner Stimme sprach, konnte er sich am besten identifizieren. Auf einer Wellenlänge zu sein hilft wohl nicht nur im übertragenen Sinn sich zu verstehen. Die gleiche Stimmlage, in der man miteinander singen könnte, bewirkt wohl auch, dass man die gleiche Sprache hört und intuitiv versteht. Ebenso wird durch Sympathie, einfühlsames Hörenwollen, und achtsames Hören mit dem Dritten Ohr das Sprachverstehen gefördert. *Man hört nur mit dem Herzen gut*, kann man in Abwandlung des bekannten Zitats von St. Exupéry – *man sieht nur mit dem Herzen gut* – sagen.

Weiter kommen Fehlhören und Falschverstehen als Freud'sche Fehlleistungen, die unbewusste Wünsche sinnvoll zum Ausdruck bringen, erfahrungsgemäß sehr häufig vor.

Einem 70-Jährigen wurde vor einer Veranstaltung gesagt, es sei nur noch eine Viertelstunde Zeit. Er hatte aber den Wunsch, sich noch etwas zu besorgen, verhörte sich deshalb: statt »noch eine Viertelstunde« »noch eine Stunde Zeit« und ging weg, sodass er dringlich gesucht werden musste.

Hörstress macht vorzeitig alt

Zu den Tönen und Klängen der Natur, für die sich unser Gehör seit Millionen von Jahren entwickelt hat, ist in der Neuzeit der vom Menschen verursachte technische Lärm hinzugekommen. Eisenbahn, Autos und Flugzeuge haben eine ständig lärmende Geräuschkulisse in die Welt gebracht. Elektronische Geräte haben das nochmals enorm verstärkt, weil sie Sprache und Musik beliebig laut wiedergeben können. Die Verführung dazu ist groß, jeder kann es leicht tun, man muss kein Musiker oder Sänger sein, sondern braucht nur beim Keyboard oder Lautsprecher an einem Knopf zu drehen. Da man sich von jugendlicher Freude an Krach und Krawall gern anstecken lässt, besonders bei Massenveranstaltungen, ist das Maß für die dem Menschen zuträgliche Lautstärke darüber leider verloren gegangen. Wir haben uns an überlaute Musik und Werbung gewöhnt, und mancher lässt selbst zuhause Radio oder TV ständig laut laufen, auch wenn Sportereignisse in lautem Stakkato kommentiert werden, Sprache mit Musik unterlegt ist oder ständig davon unterbrochen wird. Musik hat weitgehend an Melodik verloren und wird von stampfenden Rhythmen und überlaut aufgedrehten Subwoofern dominiert. Viele moderne Theateraufführungen sind zur Schrei-Bühne geworden, die Texte werden dann nur noch gebrüllt. Der ungewohnte Hörstress überfordert unser Gehör und bringt Aggressivität in unser Leben. Kriegsteilnehmer fühlen sich an den brüllenden Kommandoton und die laute Propaganda von damals erinnert und wie sehr man sich danach nach Ruhe sehnte. Jetzt machen wir uns die Geräuschfolter freiwillig selbst. Manche bemerken gar nicht mehr, dass Lärm invasiv in den inneren Raum der Person eindringt, belästigt und verletzt.

Der von Menschen erzeugte Lärm hat längst schädliches Ausmaß angenommen. Die Lärmschwerhörigkeit nimmt auf alarmierende Weise zu und kann schnell irreversibel werden. Schon ab 85 dB treten an lauten Arbeitsplätzen bei Dauer Hörschäden ein, ab 120 dB schon nach kurzer Einwirkung. Eine Rockband hat 120 dB, die Schmerzgrenze liegt bei 125 dB. Bei Rockkonzerten kann es sofort zu Hörsturz und zu Lärmtraumen mit bleibender Schwerhörigkeit kommen. Nach medizinischen Berichten führt ständiger Lärm von Autos, Flugzeugen und Zügen nicht nur zu Belästigungsreaktionen und Schlafstörungen, sondern erhöht auch das Risiko von Herz-Kreislaufleiden, Hochdruck, Herzinfarkten, Schlaganfällen, Übergewicht und Asthma-Anfällen, trägt also zum vorzeitigen Altern bei. Es müsse dringend etwas gegen den Lärm getan werden (vgl. Dtsch. Ärzteblatt, April 2019). Die WHO sieht die Hälfte der 12- bis 35-jährigen jungen Menschen gefährdet, wegen der ständigen und überlauten Beschallung durch elektronische Geräte Hörschäden zu erleiden, und empfiehlt eine Begrenzung auf 75 Dezibel.

Lob der Stille und der leisen Töne

Wenn man im Alter gut hören will, muss man schon in der Jugend sein kostbares Gehör vor Lärm schützen. Eine der wichtigsten Weichenstellungen im Leben ist es, die Stille und die leisen Töne wieder hören zu lernen. Wenn Sie Radio und Fernseher laut anstellen, werden Sie von deren lärmenden Geräuschen im ganzen Raum verfolgt und Sie können nichts anderes denken und tun. Schalten Sie aber den Ton aus und die Untertitel, die es für fast alle Programme gibt, ein, sehen und verstehen Sie viel mehr. Der Breitwand-TV ist dann nur noch ein schönes Bild an der Wand, das Sie betrachten können, aber nicht mehr müssen. Sie können sich auch mit etwas anderem beschäftigen und schalten den Ton erst dann wieder ein, wenn Sie sich einer Sendung ganz zuwenden möchten. In der Musik gibt es Bestrebungen, sich wieder auf die natürlichen Klänge zu besinnen, z. B. wenn im stillen Konzertsaal die Fenster für die Außen-Geräusche geöffnet werden (Musique concrète, John Cage u.a.).

In Japan hat sich mit dem Zen-Buddhismus eine ganze Kultur der Stille entwickelt. Man sollte rechtzeitig beginnen, wieder zu spüren, wie wohltuend die Stille und die leisen Töne auf uns wirken. Moderne HiFi-Technik macht es möglich, Musik in der angenehmsten Lautstärke und auch ganz leise zu genießen. Es gibt Klaviere, die man dimmen kann, und Kopfhörer, die sogar den Schall in Stille umwandeln und die z. B. für lange Flugreisen empfohlen werden. Gegen beruflichen Lärm werden Schallschutzsysteme angeboten, man muss sie nur benutzen. Bei Lärmquellen im Straßenverkehr gibt es gesetzliche Regelungen, dass bei Auslösewerten von 64dB(A) tags und 54dB(A) nachts Schallschutzwände gebaut werden müssen, auch gegen Fluglärm gibt es einschränkende Maßnahmen. Das sind hoffnungsvolle Anfänge, aber das Wichtigste muss man selber tun.

Ob man etwas als Lärm empfindet oder nicht, ist allerdings sehr subjektiv. Was den einen sehr stört, nimmt ein anderer gar nicht wahr. Der Hund des Nachbarn bellt empörend laut, der eigene Hund natürlich nur angenehm leise. Das Flugzeug, das vorbeifliegt, bringt einem in Rage, das, in dem man sitzt, nicht. Sehr viel hängt von der Entfernung zur Lärmquelle ab. Bei einem Rockkonzert sucht man sich besser einen Platz entfernt von der Band und mit Abstand zu den Lautsprechern, nimmt notfalls das Hörgerät heraus und hält sich, wenn die Schmerzgrenze erreicht wird, besser auch mal die Ohren zu. Es gibt inzwischen Apps, mit denen man auf dem Handy die Lautstärke in jeder Situation messen und sich darauf einstellen kann.

Das Glück der reifen Jahre kommt aus der Stille und den leiseren und melodischen Tönen. Meditation, Yoga, Singen im Chor, Musik und

Hausmusik finden bei Männern ab 60 zunehmend Interesse. *Sing dich gesund*, ist ein gutes Motto. Beim Singen und bei Konzerten wird das Glückshormon Oxytocin ausgeschüttet, das Kuschelhormon, das Gefühle von Verbundenheit und wohltuender menschlicher Nähe schafft.

Eine der wichtigsten Aussagen der Psychoanalyse lobt die Kraft, die aus der Stille kommt: »*Die Stimme des Intellekts ist leise, aber sie ruht nicht, bis sie sich Gehör verschafft hat.*« (Sigmund Freud 1927)

Hörgeräte halten im Beziehungsnetz

Früh die Weichen zu stellen, um sein Gehör zu erhalten, ist ganz entscheidend dafür, beruflich und sozial sich nicht unnötig zu isolieren und der Vereinsamung im Alter vorzubeugen. Dazu gehören mindestens jährliche Untersuchungen beim Ohrenarzt, Audiogramme und bei Schwerhörigkeit die rechtzeitige Anpassung von Hörgeräten.

Die Altersschwerhörigkeit ist ein Alterungsprozess, der in den meisten Fällen durch die modernen Hörhilfen weitgehend ausgeglichen werden kann, das *Sprachverstehen* jedoch ist eine kreative Leistung des Gehirns und muss aktiv trainiert werden, sonst baut es ab, wie alles, was nicht geübt wird. Beides ist voneinander unabhängig. Ein hochgradig schwerhöriger Mann kann noch 100% Sprachverstehen haben, ein gering Schwerhöriger nur noch 10%.

Das Gehör ist das Medium, das den Zugang zur Welt der Klänge der Natur und der menschlichen Sprache und Musik verschafft. Ein lohnendes Ziel ist, den künstlichen technischen Hörstress zurückzufahren und wieder das naturgemäße Hören zu üben. Zwar klingt bei Schwerhörigkeit durch den Ausfall der höheren Frequenzen die Musik in der rechten Hälfte des Klaviers verzerrt, aber da die Welt der Klänge durch Obertöne gut ausgestaltet ist, kann Musik durch moderne Hörgeräte noch recht gut anhörbar gemacht werden. Das ist ein großer Fortschritt gegenüber der Zeit Beethovens, der statt Musik nur noch Lärm hörte. Selbst zu musizieren und zu singen, und dem nachzuhören, ist der beste Weg, sein Gehör und damit die Verbindung im Beziehungsnetz zu erhalten.

Geruch und Geschmack

Geruch- und Geschmacksvermögen lasen im Alter meistens nach. Es stumpft ab, sodass manchen keine Speise mehr schmeckt oder dass sie bei Inkontinenz den Geruch ihrer Ausscheidungen nicht mehr bemerken.

Andererseits können ausgeprägte Fähigkeiten auch erhalten bleiben. Die Nase eines Weingenießers kann sich noch verfeinern. Der Duft von Frauen kann zur Obsession werden, wie es in dem Roman *Das Parfüm* (Patrick Süskind, 1985, über die Geschichte eines Mörders) literarisch dargestellt wird. Oder der Geschmack eines Teegebäcks kann bei der Erforschung der Lebensgeschichte das Vergessene wieder in Erinnerung bringt (Marcel Proust: *Auf der Suche nach der verlorenen Zeit*).

Noch bei fortgeschrittener Demenz können Sinneseindrücke Erinnerungen wachrufen.

Auf ideeller Ebene ist nach Ergebnissen der Evolutionsforschung der Geschmack die biologische Grundlage für Glaubensbedürfnisse und politische Ideologien, für alles, was einem heilig und unverhandelbar ist: *De gustibus non est disputandum* (über Geschmack lässt sich nicht streiten). Das kann sich im Alter verhärten, sodass besonderes Verständnis und Sensibilität nötig sind.

Das stolpernde Herz und der stockende Fluss des Lebens

Der Mann braucht ein starkes Herz und elastische Arterien, um das Blut in seine kraftvollen Muskeln und vor allem in sein alles überblickendes und planendes Gehirn zu bringen. Er hat den Evolutionsvorsprung von sogar zwei Herzkammern, die den Sauerstoff bis in die entferntesten Organe pumpen und das venöse Blut in der Lunge wieder mit Sauerstoff aufladen.

Mit 60 und mehr droht der elastische und weitverzweigte Fluss des Lebens jedoch ins Stocken zu kommen. Die Arterien des ganzen Körpers sind starr und eng geworden, verbogen oder abgeknickt und innen durch Einlagerungen in den Wänden und Auflagerungen (Plaques) verstopft. Die Arterienverhärtung (*Arteriosklerose)* ist eine sehr langsame, aber stetige Veränderung, die lange unbemerkt bleibt, wie eine Schraube, die sich unmerklich immer mehr zudreht, bis etwas passiert – oder wie die Kontinentalplatten, die sich jedes Jahr nur um Zentimeter verschieben, bis sich dann plötzlich ein Erdbeben oder ein Vulkanausbruch ereignet. Das Blut kann nicht mehr frei und leicht fließen, sondern trifft auf Engstellen und Stauungen, sein Druck ist erhöht, die Wand kann platzen oder die feinen Endstrecken können sich zusetzen.

Das Herz beginnt durch Schmerzen oder Stolpern auf sich aufmerksam zu machen. Bei der *koronaren Herzkrankheit* (KHK) sind die Koronararterien, die das Herz wie eine Krone umfangen und es durchbluten, durch Arteriosklerose so abgeknickt und verengt, dass sie nicht mehr genügend Sauerstoff transportieren können und evtl. schwere Schmerzanfälle mit Herzenge (Angina pectoris) auftreten. Man wird besonders beim Bergaufgehen kurzatmig und muss immer wieder stehenbleiben, um den Schmerz zu vermeiden.

Wenn Teile des Herzmuskels kein Blut mehr erhalten, kommt es zum *Herzinfarkt.* Bei Minderdurchblutung von empfindlichen Teilen des Gehirns kann ein *Schlaganfall* eintreten, oft mit der Folge der Lähmung einer Körperhälfte. Es kann auch eine Ablagerung in den Arterien abreißen und an anderer Stelle den Fluss verstopfen (Embolie, Lungenembolie). Die Arteriosklerose und ihre Folgen werden durch Bluthochdruck (Hypertonie), Übergewicht und Bewegungsmangel sowie durch Cholesterin und schädliche Blutfette verschlimmert.

Die *Herzmuskelschwäche (Herzinsuffizienz)* beruht auf einem Leistungsabfall des Herzmuskels, dessen Pumpkraft nachlässt. Koronarerkrankung, Hochdruck oder Diabetes können die Ursache sein. Bei *Rechtsherzinsuffizienz* kann die rechte Herzhälfte nicht mehr genug Blut aus dem Körper aufnehmen und in die Lunge pumpen, sodass an den Beinen Ödeme (die Schuhe passen nicht mehr) oder eine Leberstauung entstehen und nachts häufiger Harndrang auftritt. Die Wasseransammlung im Körper ist an rascher Gewichtzunahme zu erkennen. Bei der *Linksherzinsuffizienz* kann der linke Herzmuskel das in der Lunge mit Sauerstoff angereicherte Blut nicht mehr kräftig im Körper verteilen, sondern es staut sich in die Lunge zurück, sodass Atemnot, Herzhusten und Wasseransammlung in der Lunge (Lungenödem) mit Erstickungsgefühl auftreten kann. Alle Organe im ganzen Körper lassen ebenfalls nach, da sie bei verminderter Herzleistung weniger Sauerstoff bekommen.

Der *Bluthochdruck (arterielle Hypertonie)* ist eine sehr häufige Krankheit. Er zählt zu den heimlichen Killern, weil man ihn gar nicht bemerkt, er aber später zu schweren Krankheiten wie Herzinfarkt,

Schlaganfall und Nierenversagen führt. Ab 50 erhöht ein unbehandelter Hochdruck auch das Demenzrisiko deutlich.

Die komplexe Herztätigkeit wird vom *elektrischen Reizleitungssystem* in Gang gehalten. Bei Männern ab 60 liegen oft unbemerkte Störungen wie Rechts- oder Linksschenkelblock vor. Am häufigsten ist das *Vorhofflimmern (VHF),* das mit 2 Millionen Erkrankten in Deutschland als Volkskrankheit bezeichnet wird. Die Symptome Herzstolpern und Herzrasen bleiben meist unbemerkt oder werden verdrängt. Das VHF kann Schlaganfälle auslösen und gilt, wenn unbehandelt, nach Krebs und Herzerkrankungen als dritthäufigste Todesursache, verläuft meist aber harmlos. Weiter kann es zu altersbedingten *Funktionsstörungen der Herzklappen*, die den komplizierten Strömungsfluss im Herzen lenken, kommen.

Das Risiko für alle Herzleiden wird am meisten durch Rauchen erhöht, danach durch Übergewicht und Diabetes. Herzanfälle treten oft nach üppigen Mahlzeiten auf. Relikte aus der Vorzeit spielen eine große Rolle. Beim Eintauchen in kaltes Wasser kann durch einen archaischen Kältereflex ein Herzstillstand eintreten.

Zur Vorbeugung und Behandlung kann man selbst beitragen, indem man täglich seinen Blutdruck und die Pulsfrequenz misst. Auch durch Smartwatches und iPhones kann man Puls, Blutdruck, Sauerstoffsättigung und evtl. sogar sein EKG kontrollieren, aber bisher nur orientierend und nicht medizinisch korrekt. Die Gefahren durch Herzleiden werden von Männern im mittleren Lebensalter noch oft verdrängt, so macht z. B. nur die Hälfte Gebrauch von den von den gesetzlichen Krankenkassen bezahlten Check-up-Untersuchungen.

Das Herz – Motor und Symbol

Die menschliche Phantasie schreibt dem Herz eine zentrale Bedeutung zu. Es wurde zum Inbegriff des Lebens, denn das fühlbare Pulsieren im Sekundentakt lässt es als Motor des Lebens wahrnehmen, vom dem alles abhängt. Die Angst vor Herzinfakt und Herzschlag ist groß. Der Sitz in der Brust, der Beletage des Körpers, und die dort spürbaren Emotionen machen das Herz geeignet, ihm symbolische Bedeutung zuzuschreiben und Symptome zu bilden.

Herzinfarkt und Herzensleid

Ein Organ, das in den Phantasien so sehr als Zentrum von Liebe und Leben empfunden wird, ist selbstverständlich auch das geeignete Ausdrucksorgan von Gefühlen und Affekten. So können Herzschmerzen und andere Symptome entweder rein körperlich, z. B. durch den Verschluss einer Koronararterie, oder ebenso rein seelisch, z. B. durch panische Angst zu sterben, bedingt sein. Bei vielen Krankheiten sind sowohl biologisch-körperliche wie auch menschlich-psychische Faktoren beteiligt. Sie müssen ganzheitlich gesehen und erwogen werden.

Da beim Mann ab 60 die Arterien durch Arteriosklerose brüchig und die Durchblutung des Herzens schlechter geworden sind, sind damit die Voraussetzungen gegeben (*somatisches Entgegenkommen*), dass auch geringe Anlässe zu Blutungen, Verschlüssen, Herzversagen und anderem Organversagen führen können. Psychische Einflüsse wie Stress, Aufregungen, Enttäuschungen und starke Affekte reichen manchmal schon aus, um schwere und sogar tödliche Herzleiden auszulösen. Bei Männern sind vor allem Liebesenttäuschungen, und bei Vätern oft Auseinandersetzungen mit Söhnen die Anlässe, bei denen ihnen das Herz bricht.

Beim *Herzinfarkt* handelt es sich um eine lebensbedrohliche Erkrankung des Herzmuskels, die sofortige klinische Behandlung notwendig macht. Paradoxerweise neigen die Betroffenen aber oft dazu, ihr Leiden zu bagatellisieren, sich für nicht krank und nicht behandlungsbedürftig zu halten und sich damit in Gefahr zu bringen. Der verborgene Grund ist, dass zu ihrer unbewussten psychischen Disposition eine Tendenz zur Verleugnung und zur Selbstschädigung gehört. Ihr Persönlichkeitsmuster enthält Züge von Ehrgeiz und Dominanzstreben und von Unterdrückung von Gefühlen. Männer vom Verhaltenstyp A mit hektischem Lebensstil, Reizbarkeit und Aggressivität, die sich ständig unter Zeitdruck setzen, gelten als besonders infarktgefährdet. Ein Streben nach Anerkennung durch Personen, von denen sie sich abhängig fühlen, ist die Ursache für das gesteigerte Leistungsstreben. Sie dekompensieren, wenn die gesetzten Zeitlimits nicht mehr einzuhalten sind, was die Angst hervorruft, die Anerkennung zu verlieren. Ein Typ B neigt nicht zu Aggressionen, nimmt sich nur eine Sache vor, bleibt immer ruhig und kommt nicht in Infarktgefahr (vgl. von Uexküll, 1996, S. 782f.). Eine ganzheitliche Behandlungsstrategie bezieht selbstverständlich die unbewussten Zusammenhänge mit ein.

Im Gegensatz zum Infarkt sind die *Herzneurosen* Leiden auf psychischer Ebene. Die Klinikaufnahme erfolgt oft als Notfall, weil der Patient panische Angst hat zu sterben, die Untersuchungen aber ergeben, dass das Herz gesund ist. Das einzig Sinnvolle ist dann psychotherapeutische Hilfe zu suchen, um die Probleme, die die Angst hervorrufen, zu lösen.

Beim *Broken-heart-Syndrom* (von Uexküll, 1969, S. 776) sind schmerzliche Verluste die Ereignisse, die einem das Herz brechen lassen. Es kommt dabei zu einer Erweiterung der linken Herzkammer, Atemnot und Herzschmerzen. Beim *Happy-heart-Syndrom* (Internet, Wissenschaft aktuell, Aufruf, 8. Nov. 2019) sind es überraschende freudige Ereignisse mit so starken Glücksgefühlen, dass einem das Herz zerspringt.

Nicht selten ist, dass man bei sich selbst die gleichen Symptome feststellt, die ein Nahestehender wegen einer Organkrankheit hatte (*Symptomidentifizierung)*. Besonders bei schwerkranken Ehefrauen oder nach deren Tod haben ältere Männer die gleichen Symptome, als ob sie das Leiden mittragen oder übernehmen möchten. Beim Tod eines lieben Freundes kann das ebenso eintreten.

Ein Mann bekam heftige Herzschmerzen, Atemnot und Lähmungserscheinungen und fürchtete, an Herzinfarkt zu sterben. Der Ehefrau fiel auf, dass er wörtlich die gleichen Symptome aufzählte, an denen sein Freund am Tag zuvor verstorben war.

Rhythmusstörungen, wie Vorhofflimmern, sind im Alter häufig. Emotionale Erlebnisse, wie Aufregung, Ärger oder starke Angst, können zu Arrhythmien führen. Nach den Forschungsergebnissen der psychoanalytischen Psychosomatik können sie unbewusst durch Angst vor Trennung und Alleingelassen-Sein ausgelöst werden. *Ein Mann bekam jedes Mal eine Arrhythmie, wenn seine Frau nach dem Besuch im Krankenhaus von ihm wieder wegging (vgl. Uexküll, 1996, S. 778).* Tiere sind durch Verbleiben in vertrauter Umgebung vor Arrhythmien geschützt. Angstträume im REM-Schlaf können Kammerflimmern auslösen, plötzlicher Herztod tritt oft in den frühen Morgenstunden ein.

Männer über 60 sind auch dann erhöht gefährdet, an Herzinfarkten zu sterben, wenn sie wie junge Männer erscheinen möchten, betont Sex suchen, Anregungsmittel nehmen und damit sich und ihr Herz überfordern. Alter Mann und junge Frau weckt beim Arzt sofort die Assoziation

»Infarkt«. Ein Bonmot in Afrika besagt: »Zwei Brüste Ärger, vier Brüste viel Ärger, noch mehr Brüste Herzinfarkt«. Die durch Inzestverbot geschützte Beziehung zu Töchtern ist deshalb sehr viel wohltuender. Glücklich der ältere Mann, der von seiner Tochter begleitet und umsorgt wird wie der alte, blinde Ödipus von seiner Antigone. Es sind auch heute noch überwiegend die Töchter, die ihre alten Eltern pflegen.

Wie sehr man selbst und die eigene Einstimmung Körpervorgänge beeinflusst, zeigt sich beim *Blutdruckmessen*. Wenn man in ängstlicher Erwartung auf die Zahlen starrt, kann man den Blutdruck beliebig hochtreiben und kommt zu falschen Werten und falscher Behandlung. Wenn man aber ruhig und entspannt bleibt, zeigt die Messung den korrekten Wert. Es ist wichtig, den Blutdruck in Ruhe zu messen, denn evtl. ist dann eine niedrigere Dosis oder Weglassen eines Medikaments möglich. Durch Meditation, Yoga oder Achtsamkeit kann man sein seelisches Gleichgewicht auf zufriedene Stimmung ohne Angst und Stress einregulieren, und der Blutdruck sinkt dann von 180/100 oder 150/90 auf 120/80.

Die Bauchorgane – Ernährung und Lebensmitte

Die Bauchorgane dienen als Körper-Organe der Verdauung. Auf menschlicher Ebene wird die Leibesmitte als Zentrum von Gefühlen empfunden. Dem Bauchgefühl kann man oft mehr vertrauen als dem Verstand. Das Sonnengeflecht ist ein vegetatives Zentrum im Unterbauch, das beim Autogenen Training eine Rolle spielt. Die gleiche Region wird im Zen-Buddhismus als Zentrum kosmischer und sexueller Energie angesehen (Hara).

Alle Organe des **Verdauungssystems** können auf körperlicher Stufe an Entzündungen, Geschwüren und Krebs erkranken. Eine psychosomatische Entstehung oder Mitbeteiligung ist bei einigen Leiden nachgewiesen, bei anderen zu vermuten. Die medizinische Forschung auf allen Stufen bringt laufend neue ganzheitliche Erkenntnisse und Erfolge.

Magen und Speiseröhre

Die Magenschleimhaut prüft, was in den Körper aufgenommen werden kann, und ist mit dem, was wir ihr heute zumuten, oft überfordert. Rauchen, zu heiße, zu kalte oder zu scharfe Nahrung, zu viel Alkohol und viele Medikamente, z.B. Schmerzmittel, führen zu Magenreizungen und *Gastritis*. Durch achtsameren Umgang mit seinem Magen und sorgfältige Auswahl, was man ihm zuführt, kann man ihn beruhigen.

Geschwüre im Magen und Zwölffingerdarm müssen behandelt und evtl. operiert werden. Es war durch psychosomatische Forschung zwar schon lange bekannt, dass bestimmte psychische Zusammenhänge oft Geschwüre auslösen, inzwischen wurde aber entdeckt, dass das Bakterium *Helikobacter pylori* ebenso ein Glied in der Ursachenkette ist und seine Eliminierung durch ein Medikament meist die Heilung bringt.

Bei Älteren häufig ist das sehr unangenehme saure Aufstoßen (*Refluxösophagitis*), weil der Ringmuskel die Speiseröhre nicht mehr dicht abschließt und ätzende Magensäure in diese überfließt. Säureblocker helfen, dürfen aber nur gelegentlich und unter ärztlicher Kontrolle genommen werden.

Der *Magenkrebs* befällt Männer häufiger als Frauen und gehört zu den häufigen Todesursachen, weil er oft zu spät erkannt wird. Zu den Symptomen gehören unklare Oberbauchbeschwerden und eine plötzliche Abneigung gegen Fleisch. Als Ursachen sind Rauchen, zu viel gesalzenes, gegrilltes und geräuchertes Fleisch und zu wenig Gemüse und Obst beteiligt. Seine Häufigkeit ist in den letzten Jahren mit der Umstellung der Ernährung auf fleischarme mediterrane Kost tatsächlich zurückgegangen.

Der Darm und sein Gehirn

Ernährung und Verdauung sind Funktionen, die auf Lebensdauer und Lebensqualität großen Einfluss haben. Da enge Verbindungen zum Gehirn bestehen und sogar ein eigenes Darmhirn angenommen wird, haben Phantasien und Emotionen großen Einfluss auf die Darmfunktionen und die meisten der im Darm entstehenden Krankheiten.

Das *Reizdarmsyndrom* z.B. wird als Volkskrankheit bezeichnet, denn 10-20% der Deutschen sind davon betroffen. Die *Zöliakie*, die Unverträglichkeit des Weizenklebstoffs Gluten, macht ähnliche Symptome, betrifft aber nur 1% (nicht 20% wie manche irrtümlich glauben) der Bevölkerung. Die »Gluten-Unverträglichkeit« war beim Darm des Urmenschen normal. Die Fähigkeit, Mehl und Mehlprodukte in größeren Mengen verdauen zu können, entwickelte sich erst vor 10.000 Jahren, weil unsere Vorfahren vom Jagen und Sammeln zum Ackerbau mit Getreide übergingen. Auch beim Einzelnen entsteht diese Fähigkeit erst in einem gewissen Alter, die Zöliakie wird deshalb auch *intestinaler Infantilismus* genannt. Glutenfreie Ernährung ist nur nötig wenn die Diagnose sicher ist.

Darmkrebs gilt als typische Krankheit von Männern über 70. Sie ist bis 50 selten und wird mit zunehmendem Alter immer häufiger. Der Krebs entwickelt sich aus Polypen in der Darmschleimhaut. Zu den Frühsymptomen gehören Blutungen, bei Vorsorgeuntersuchungen sollte deshalb der Stuhl auf Blut untersucht werden. Am wichtigsten und wirksamsten ist die *Darmspiegelung* (Kolposkopie), weil bei der Untersuchung die befallenen Polypen gleich entfernt werden können. Es ist ein medizinischer Glücksfall, dass die Diagnosemaßnahme auch die sofortige Heilung möglich macht. Man sollte ab 40 alle 10 Jahre eine Darmspiegelung vornehmen lassen, nach Rat des Arztes.

Die Leber ist das größte Bauchorgan und dient vor allem der Entgiftung toxischer Stoffe. Sie hat sehr große Regenerationskraft, und wenn man ihre Störungen früh erkennt, sind sie gut behandelbar. Häufig sind durch Viren hervorgerufene Entzündungen (*Hepatitis*). Die *Fettleber* tritt oft mit dem Übergewicht auf und verschwindet wieder, wenn man weniger wiegt. Zu fett essen, Medikamente und vor allem viel Alkohol gehören zu den Ursachen. Die Sauerstoffversorgung reicht dann für die Entgiftungsfunktionen nicht mehr aus, die Leberzellen schwinden, es drohen *Leberzirrhose* und Leberkrebs.

Die *Bauchspeicheldrüse*, das Pankreas, gibt Verdauungssäfte in den Zwölffingerdarm ab und bildet auch Hormone wie Insulin und Glucagon, die den Blutzuckerspiegel regeln. Eine sehr schmerzhafte Entzündung (*Pankreatitis*) entsteht meist durch zu viel Alkohol. Das *Pankreaskopfkarzinom* gehört zu den bösartigsten Krebsarten, weil es lange ohne Symptome bleibt und es dann für eine Behandlung oft zu spät ist.

Diabetes – eine Zeitbombe

Das in der Bauchspeicheldrüse produzierte Hormon *Insulin* hat sehr großen Einfluss auf die spätere Lebensqualität. Man kann sich Insulin als ein Kapital vorstellen, von dem wir durch jeden Zuckergenuss etwas entnehmen, und wenn es aufgezehrt ist, kann der Zucker nicht mehr abgebaut werden und es kommt zum Anstieg des Blutzuckers, d. h. zur Krankheit Diabetes.

Diabetes ist ein typischer heimlicher Killer, denn er macht lange Zeit keine Symptome, zerstört aber in aller Stille eine Reihe wichtiger Organe. Die Arterien werden von dem überzuckerten Blut wie von Sirup verklebt und die Endarterien in den Organen setzen sich zu. Das geht immer weiter, bleibt aber unbemerkt, bis es zu spät ist.

Nach 10 oder mehr Jahren sind dann die *Diabetes-Spätfolgen* da, mit Herzversagen, Erblindung, Nierenversagen, Diabetes-Fuß, Absterben der Beine und Demenz. Das Sterberisiko ist wesentlich erhöht.

Dabei ist der Diabetes II, der Altersdiabetes, im stummen Stadium sehr gut zu behandeln, oft mit nur einer Tablette oder Insulinspritze pro Tag. Die Spätfolgen bleiben dann aus.

Vorbeugend sollte man mit seinem *Insulin-Kapital* sparsamer umgehen, d. h. weniger Zucker zu sich zu nehmen (WHO-Empfehlung: statt der üblichen 150 g nur 25 g, das sind 6 Teelöffel / Tag) und sich mehr zu bewegen. An zuckerfreie Getränke wie Kaffee oder Tee hat man sich schnell gewöhnt und findet den Geschmack sogar besser. Man muss bei Vorsorge- und Kontrolluntersuchen immer den Blutzucker bestimmen. Sehr nützlich ist auch der HbA1c Wert, der die Durchschnitts-Blutspiegel der letzten 8 Wochen anzeigt und rechtzeitig schon bei Vorstadien warnt.

Faustregel: Um keinen Diabetes zu bekommen, lebt ein kluger Mann ab 60 so als hätte er ihn schon.

Auf menschlicher Ebene sind prägende Erlebnisse bei der Entstehung des Diabetes II und beim Umgang mit der Krankheit mitbeteiligt. Diabetiker sind ihr Leben hindurch auf Essen fixiert, oft als Kompensation für frühkindlichen Mangel an Liebe und Fürsorge. Die Traurigkeit soll durch zu viel Essen und Fettsucht ausgeglichen werden. Sie fühlen sich auf mütterliche Personen angewiesen, die Angst, diese zu verlieren, ist groß. Verluste oder Liebesentzug mit Einsamkeit, Traurigkeit und Nicht-verstanden-Sein sind emotional Wiederholungen der Traumen in der Kindheit und gehen oft dem Manifest-Werden der Krankheit voraus. Bei Kriegskindern kamen Trennungen von den Müttern und Nahrungsmangel häufig vor. »Nie wieder Hunger« war das spürbare Motiv für die übervollen Teller.

Behandlungsprobleme ergeben sich daraus, dass Diabetiker oft ihre Abhängigkeit durch betonte Eigenständigkeit überkompensieren möchten. Sie reagieren auf Vorschriften mit Opposition bis Eigensinn, halten keine Diät ein, essen am liebsten das Verbotene. Dafür ein Beispiel aus der Literatur:

> *Dem Senator Möllendorpf waren »die Selbsterhaltungstriebe so sehr abhanden gekommen, dass er ... mehr und mehr einer Leidenschaft für Kuchen und Torten unterlegen war«. Der Hausarzt und die besorgte Familie hatte ihm alles Gebäck entzogen. Er mietete sich daraufhin ein Zimmer, »wohin er sich heimlich geschlichen hatte, um Kuchen zu essen – und dort fand man auch den Entseelten, den Mund noch voll Kuchens ... Ein tödlicher Schlaganfall war der langsamen Auszehrung zuvorgekommen«*
>
> (Thomas Mann: Buddenbrooks, zit. nach von Uexküll, 1996, S. 920f.)

Essen – nicht zu viel und nicht zu oft

Wir leben im Schlaraffenland, wo uns alles so oft und so viel, wie wir wollen, ohne Mühe von selbst in den Mund wächst, und haben vergessen, dass unsere Körperorgane nicht darauf, sondern auf einen Wechsel zwischen Sättigung erst nach Anstrengung und oft langen Hungerperioden eingestellt sind. Als Jäger und Sammler mussten wir uns sehr mühen, bis wir eine Mahlzeit beisammen hatten, mussten stunden- und tagelang die Beute jagen, bis sie erlegt war, oder tagelang durch die Savanne laufen, um Beeren, Früchte, Wurzeln und Pilze zu sammeln. Seit wir Ackerbau und Viehzucht betreiben, sind wir sesshaft geworden, haben alles vor der Haustür, sitzen bequem zuhause und essen beliebig viele und möglichst große Mahlzeiten. Das ist aber erst seit etwa zehn- bis zwanzigtausend Jahren so, seit dem Beginn der Jungsteinzeit, und unser Stoffwechsel ist noch auf die Lebensweise der Urmenschen in den rund zwei Millionen Jahren zuvor eingestellt.

Das Ziel ist, obwohl wir so viel weniger Kalorien verbrauchen, auf ein gutes Körpergewicht zu kommen und es zu halten. Es muss nicht das an Magersucht grenzende Idealgewicht sein, aber der BMI (Body Mass Index) sollte möglichst in die Nähe von 24 bis 25 kommen. Quantitativ gesehen ist das ein Bilanzproblem: Man darf nur so viel an Energien (Kalorien) aufnehmen, wie man durch Bewegung verbraucht. Um ein Übergewicht abzubauen, muss man also zuerst einmal sich mehr bewegen, mehr laufen und mehr Sport treiben.

Das Problem ist, dass unser natürliches Essverhalten weitgehend durch menschliches Erleben gestört wird. Überernährung ist *Selbstmord mit Messer und Gabel.* Das ist jedem bekannt. Essen, Kochen, Nahrungszubereitung ist heute ein Hauptthema in allen Medien, Nicht-Essen, Abnehmen, Diäten ebenso. Wir leben im Schlaraffenland, aber die persönlichen Probleme, z. B. Erinnerungen an die Not- und Mangelerfahrungen der Kriegszeit, wirken bei vielen noch nach und wirken sich auf das Essverhalten aus.

Diäten haben den Vorteil, dass man klare Vorschriften hat und der Erfolg sicher eintritt, wenn man sich konsequent daran hält. Aber die Moden wechseln auch bei den Diäten, die ja meist in Frauenzeitschriften veröffentlicht werden. Außerdem sind alle Diäten einseitig und können entsprechende Nebenwirkungen haben.

Vor Jahrzehnten wurde medizinisch empfohlen, viele kleine Mahlzeiten am Tag zu essen, um den Insulinverbrauch klein zu halten. Das weckte wohl den Sammlertrieb des Urmenschen in mir, denn ich lief auf der Suche nach kleinen Mahlzeiten rund um die Uhr durchs Haus und fand dabei jede Menge an Naschereien, sodass ich stetig an Gewicht zunahm.

Später versuchte ich es mit einer damals hoch gepriesenen reinen Eiweiß-Diät, die ich abrupt beenden musste, weil sie mir die einzigen und sehr schmerzhaften Gichtanfälle in meinem Leben einbrachte.

Eine gemischte mediterrane Kost mit wenig Fleisch, mehr Fisch (wir kommen ja aus dem Meer) und viel Gemüse und Obst ist eine vernünftige Ernährungsweise.

Faustregel: 3 Handvoll Gemüse und 2 Handvoll Obst am Tag, jedoch wegen des hohen Gehalts an Fruchtzucker auch nicht mehr.

Hungern und Fasten

Das Thema aller Diäten ist, was man essen soll, aber Gewicht verliert man leider nur durch das, *was man nicht isst.* Hungern ist unverzichtbar. Unsere Urahnen fanden nicht immer etwas zu jagen und waren in den Eiszeiten und im Winter oft langen Hungerperioden ausgesetzt. Unser Stoffwechsel ist daran gewöhnt und darauf eingestellt. Zeitweise hungern ist also eine von der Natur vorgegebene Methode, und sie wird vom Körper auch belohnt, denn beim Fasten werden Glückshormone ausgeschüttet. Jeder ernsthaft Fastende kennt das Glücksgefühl und die Leichtigkeit, die sich schnell einstellen. Außerdem bildet unser vorausschauendes Stoffwechselsystem dabei Hungergene, die die Langlebigkeit fördern. Fasten bringt auch meditative und spirituelle Stimmungen, die nachhaltig wirken. Alle Religionen rufen zu längeren Fastenzeiten auf. Der Ramadan der Moslems und die Fastenzeit von Aschermittwoch bis Ostern bei den Christen sind bekannte Beispiele.

Einmal im Jahr für 1 oder 2 Wochen in einer Fastenklinik unter ärztlicher Kontrolle bringt vielen nachhaltig das gewünschte Gewicht und ist mit vielen guten Anregungen verbunden. Hungergefühl kommt dabei meist gar nicht auf. Der Erfolg ist nachhaltig, wenn man dann im Alltag nicht wieder hemmungslos zuschlägt, sondern sich etwas vernünftiger ernährt. In jüngster Zeit ist das Zeitfasten oder Intervallfasten bekannt geworden, als Kurzfasten von 6 Stunden oder über Nacht von 15 Stunden. Das kann jeder leicht machen und es ist gut und wohltuend.

Abnehmen ist nicht einfach. Auch bei korrekter Diät oder Fasten kann der Erfolg ausbleiben oder der gefürchtete Jo-Jo-Effekt eintreten, dass bald danach das vorige Gewicht schnell wieder da ist.

Eine Erklärung dafür ist, dass der Energieverbrauch (*Grundumsatz)* zu niedrig ist, weil eine *Unterfunktion der Schilddrüse* vorliegt. Das ist vom Arzt leicht zu beheben.

Eine weitere Regel besagt, dass man auch nicht unter seinem Grundumsatz essen soll, weil nach den im Körpergedächtnis gespeicherten urzeitlichen Notwendigkeiten bei Nahrungsmangel der Körper auf einen *Energie-Sparmodus* umschaltet und jede Kalorie festhält. Über Signale ans Gehirn werden die Fettdepots dann konstant gehalten (*lipostatische Theorie),* und man kann trotz Fasten nicht weiter abnehmen. Das hat den paradoxen Rat zur Folge, dass man wieder mehr essen muss, um an Gewicht zu verlieren.

Geistige Trägheit, Bequemlichkeit und das Fehlen von gesundem Stress verhindern das Abnehmen ebenso wie körperlicher Bewegungsmangel, denn Energien werden nicht nur durch die körperliche Bewegung verbraucht, sondern ebenso auch durch geistige Beweglichkeit.

Es besteht leider kein Zweifel, dass Übergewicht ein heimlicher Killer ist, eine der häufigsten tickenden Zeitbomben. Die Gefahr liegt im Bauchfett und der Bauchregion, in dem es sich ansetzt. Die Fettdepots an Bauch und Hüften, die Wölbung in der Körpermitte sind der Ursprung vieler gesundheitlicher Probleme.

Daraus ergibt sich eine ganz einfache **Faustregel,** die aber den Kern der Sache trifft: Man muss den Gürtel enger schnallen. Der mit einem Bandmaß etwa in Nabelhöhe gemessene **Bauchumfang darf nicht mehr als 100 cm betragen**, ideal beim Mann ist ein Bauchumfang vom 94 cm.

Das Gegenteil der Fettsucht ist die krankhafte *Magersucht,* die jedoch in der Lebensphase eines Mannes ab 60 nur in der Beziehung zu Kindern oder Enkeln eine Rolle spielt. Sie ist eine schwere, oft tödlich verlaufende Krankheit von meist weiblichen Teenagern. Sie kann genetische, somatische Ursachen haben, ist aber meist ein Ausdruck noch nicht lösbarer Konflikte mit der inneren Abtrennung von der Familie, Erlangen von Autonomie, Selbstwert und Identität und der Annahme des eigenen Körpers und der Geschlechtsrolle. Gesellschaftliche Zwänge, wie das Vorbild überschlanker Models, haben großen Einfluss.

Die Mahlzeiten des Menschen – kultiviert und festlich

Um Bauchumfang, Gewicht und Befinden in Einklang zu bringen, ist eine neue Lebenseinstellung nötig mit mehr Achtsamkeit für das kostbare Gut Nahrung.

Fastfood ist im Berufsleben vielleicht unvermeidlich. Essen im Vorübergehen, nebenbei, Naschen nach Belieben, ist verständlich, aber leider schädlich. Geregelte Mahlzeiten zu festen Zeiten, wenn möglich mit anderen und mit besonderer Vorfreude sind besser. Eine Steigerung sind gelegentliche Restaurantbesuche. Es sind Festmahle in besonderer Stimmung, bei denen auch Anklänge an das spirituell überhöhte Liebesmahl und Abendmahl wachwerden.

Es kommt darauf an, die Nahrungsaufnahme von der bloßen Triebbefriedigung wegzubringen, die im gierigen Hinunterschlingen bis zur totalen Sättigung besteht. Das ist bei den üblichen Festen und in entsprechender Gesellschaft angebracht und sehr lustvoll. Für ältere Männer kann es aber sehr gefährlich werden.

Ein an Koronarsklerose erkrankter Mann erkannte, er habe seine Herzanfälle jedes Mal durch Überfressen ausgelöst und sich dabei gefühlt wie eine Boa, die an zu großer Beute erstickt.

Besser als das animalische Fressen ist die menschliche Art, die Nahrung erst einmal zu betrachten, die Dekoration, das Ambiente mit den Augen zu genießen, dann zu riechen, zu kosten und zu schmecken, vorsichtig achtsam jeden Bissen zu genießen. Das geschieht vorne auf der Zunge, während das Hinunterschlingen hinten im Rachen erfolgt. Es sollten nur kleine Mengen sein, der Körper sagt einem genau, wann es genug ist. Der Teller muss heute nicht mehr leergegessen werden, wie man es uns als Kindern beibrachte, und er sollte auch gar nicht mehr so gefüllt werden, auch wenn beim Büfett die Versuchung dazu sehr groß ist. Ältere brauchen und vertragen deutlich weniger, und Seniorenteller sind da eine gute Hilfe.

Das Prinzip Fasten kann jeder im Alltag nach Belieben verwenden: eine Mahlzeit auslassen, die Intervalle zwischen den Mahlzeiten betont groß halten, ab 17.00 Uhr nichts mehr essen oder ein- oder zweimal in der Woche einen Tag lang nur Flüssiges zu sich nehmen. Daran kann man sich gut gewöhnen und fühlt sich dann deutlich wohler.

Die Nieren – den Fluss des Lebens regulieren und reinigen

Die Niere ist ein ganzheitliches Organ und steht mit dem Gesamtorganismus in Wechselwirkung. Durch eine Arterie werden ihr täglich 1.500 bis 1.800 Liter (10 Badewannen) Blut beschleunigt in ein Kapillarnetz hineingepresst, das auf kleinstem Raum eine große Filtrationsfläche bietet. Im Blut gelöste Stoffe, die einen Schwellenwert überschreiten, werden in den Kapillarknäueln (Glomeruli) entgiftet und ausgesiebt. In den kilometerlangen feinen Nierenkanälchen (Tubuli) werden dann nützliche Eiweiße und Elektrolyte wieder ins Blut geleitet und Schadstoffe und überschüssiges Wasser als Urin ausgeschieden.

Aus ganzheitlicher Sicht geht die überragende Bedeutung der Niere darauf zurück, dass unsere Vorfahren aus der Tierreihe lange Zeiten im Meer gelebt haben. Sie kamen erst im Devon, vor 400 Millionen Jahren, an Land, wurden aber nur zu etwa einem Drittel Landbewohner, die den Sauerstoff der Luft mit Lungen atmen. Bis zu zwei Dritteln entspricht unser Körper noch der von Meeresbewohnern.

Die Vorstellung von einem festen menschlichen Körper aus hartem Stoff ist eine Illusion. Der Säugling besteht zu 75% aus Wasser, der Erwachsene zu mindestens 50%, der Greis etwas weniger. Es wird lebensgefährlich, wenn alte Menschen zu wenig trinken oder in Hitzeperioden weiter austrocknen (Exsikkose).

Alle Organe befinden sich in fließender Veränderung. In jeder Sekunde sterben Tausende von Zellen, müssen weggespült und durch neue ersetzt werden, jedes Organ ist nach Wochen bis Monaten ein völlig neues, auch das Skelett. Nur der Bauplan, das in den Genen festgelegte Programm, bleibt gleich.

Unser Blut hat noch deutliche Merkmale des Meerwassers, enthält die gleichen 84 Elemente, darunter Natrium, Kalzium, Brom, Schwefel, Phosphor. Nur der Salzgehalt wird von bis zu 3% auf lebensgünstigere 0,9% herunter reguliert.

Das alles macht die heutige menschliche Niere und hält damit unser Leben in Fluss. Von ihr reguliert werden der Wasserhaushalt, der Salzgehalt des Körpers, das Säure/Basen-Gleichgewicht, der Blutdruck, der Zuckerstoffwechsel, die stickstoffhaltigen Substanzen, Eiweiße, Mineralien, die Bildung der roten Blutkörperchen und über Vitamin D die Knochenbildung. Die Niere hat also Einfluss auf überlebenswichtige Funktionen und verhindert viele Krankheiten. Die Steuerung der komplexen humoralen Vorgänge des Gesamtorganismus erfolgt im Zwischenhirn und wird über das vegetative Nervensystem übermittelt.

Das Nierengewebe ist anfällig und empfindlich, und es kommt leicht zu Entzündungen (*Glomerulonephritis*) durch Streptokokken und andere Erreger im Blut oder aus Entzündungsherden, z. B. an den Zähnen. Häufig sind die von der Blase, über Harnwege und Nierenbecken aufsteigenden Entzündungen, die man sich durch Kälte und durch Sitzen auf kalten Unterlagen holt. Das Filtrationssystem wird leicht zerstört, das gesunde Gewebe vernarbt und schrumpft (*Schrumpfniere*).

Die *Diagnose aus dem Urin* hatte schon in Zeiten vor der Labormedizin große Bedeutung. Tatsächlich lassen sich aus Menge, Farbe,

Trübung, Geruch und Geschmack Krankheiten erkennen. Für uns heute ist eine wichtige **Faustregel**, darauf zu achten, dass der **Urin klar und wasserhell** bis leicht gelblich ist als Zeichen, dass man genug Flüssigkeit aufgenommen hat; wird er dunkel oder braun, muss man mehr trinken und ihn evtl. auch auf andere Ursachen untersuchen lassen.

Nierenleiden sind echte heimliche Killer, weil die Zerstörungen oft unbemerkt bleiben und nicht rückgängig zu machen sind. Die winzig kleinen, zarten Nierengefäße sind für Gefäßschäden am anfälligsten. Vor allem die hohen Blutzuckerkonzentrationen beim Diabetes führen zu Auflagerungen und zum Nierenversgen.

Eine besondere Achtsamkeit für die Niere sollte spätestens ab 60 beginnen, weil das Absterben des empfindlichen Nierengewebes für lange Zeit unbemerkt erfolgt und es nicht mehr ersetzt werden kann. Bei den Vorsorgeuntersuchungen sollte man auch die Nierenfunktion (u. a. Kreatinin) überprüfen lassen und mit dem Arzt absprechen, was man für die Niere tun kann.

Nierenschäden vorzubeugen heißt den Volkskrankheiten Hochdruck, Diabetes und Übergewicht vorzubeugen. Man muss das tun, was man für alle seine Gefäße tun muss: sich viel bewegen, sich fit und aktiv halten, den Blutdruck behandeln, den Blutzucker stabil einstellen, das Gewicht normalisieren und aufhören zu rauchen. Man muss Entzündungen vermeiden und sollte die Grippeschutzimpfungen, die Organ-Folgeschäden auch an der Niere verhindern, nicht versäumen. Frei verkäufliche Arzneimittel, insbesondere Schmerzmittel, darf man nicht längere Zeit nehmen.

Ich erinnere mich an eine junge und sonst gesunde Frau, die nicht davon abzubringen war, täglich Schmerzmittel in Überdosis zu nehmen, und nach kurzer Zeit an Nierenversagen starb.

Wichtig ist auch, nicht zu viel Salz zu essen. 6 g pro Tag sind normal. Viele Nahrungsmittel enthalten verstecktes Salz, z. B. sind in 250 g Brot ca. 4 g Salz.

Trinken ist lebensnotwendig

Während die Energieversorgung durch Essen Zeit hat und im Wechsel mit Hungerperioden erfolgt, ist Trinken absolut lebensnotwendig. Ohne

Flüssigkeitszufuhr verdurstet man in 3–6 Tagen. Die Niere kann nicht mehr entgiften und das Herz bleibt stehen. Wasser wird im Blut und in den Zellen gebraucht, um alles in Fluss zu halten und zur Temperaturregulierung. Wir sind amphibische Wesen und sind auf ständigen Flüssigkeitsaustausch angewiesen. Erwachsene brauchen 1½ bis 2 Liter Getränke pro Tag und nehmen mit der Nahrung nochmals einen Liter auf, d. h. dass man beim Fasten entsprechend viel trinken muss. Über Urin, Stuhl, Atmung und Transpiration wird das permanent wieder ausgeschieden.

Ältere Menschen trinken oft zu wenig, aber der Rat, möglichst viel zu trinken, darf bei Älteren nicht kritiklos gegeben werden, weil bei Herzschwäche zu viel Wasser nicht mehr ausgepumpt werden kann. Die Faustregel ist, dass beim Kneifen in den Unterarm keine Hautfalten stehen bleiben dürfen und der Urin hell und klar sein soll. Ist er dunkel oder trübe deutet das auf Wassermangel hin.

Das Kulturgeschenk Alkohol

Alkohol ist ein Genussmittel, das in festliche Stimmung versetzt.

Schon der Anblick eines Biers mit seiner Schaumkrone oder eines Glases Wein bei Kerzenschein erhöht die Stimmung. Genießen Sie das Aroma, den intensiven Geschmack, spüren Sie, wie alles leichter wird, Sie besser sprechen und sich zuwenden können und Sie alles in freundlicherem Licht sehen.

Es kommt jedoch absolut auf das richtige Maß an. Der Sorgenbrecher Alkohol kann schnell zum besorgniserregenden Gift werden. Die **Faustregel** heißt, dass Männer nicht mehr als einen halben Liter Bier oder Wein oder 5 Drinks an einem Tag trinken sollten, Frauen die Hälfte. 7,8 Millionen Deutsche trinken jedoch mehr, 1,7 Millionen sind körperlich oder psychisch alkoholabhängig, 74 Tausend pro Jahr sterben an den Folgen (lt. Deutsche Hauptstelle für Suchtgefahren). Die Deutschen trinken 11 Liter reinen Alkohol, andere Länder nur 9 Liter.

Die Verträglichkeit des Alkohols nimmt in der Lebensphase von 60 bis 80 deutlich ab. **Leber und Nieren entgiften langsamer**, schon etwas zu viel Alkohol ist am nächsten Morgen unangenehm spürbar. Der »Absacker«, der am Abend eine beliebte Einschlafhilfe ist, wird zum Aufwach- und Aufsteh-Verhinderer und zum Stimmungsverderber für den Tag danach. Was am Abend als Freund erlebt wurde, stellt sich am Morgen danach als falscher Freund heraus.

Alkohol war, wie alle Drogen, in alten Zeiten nur bei hohen Festen erlaubt, um Rausch, Ekstase und Verbindung zu höheren Mächten zu erlangen. Versuchen Sie, weg vom Gewohnheitstrinken zum anlassbezogenen Trinken und wieder zu einer Kultur des Trinkens zu kommen. Alles hat seine Zeit und die Zeit für den Alkohol sind die festlichen Anlässe, gemeinsamen Mahlzeiten und das Zusammenkommen mit Freunden. Das ist nicht jeden Tag. Machen Sie sich tägliches Trinken nicht zur Gewohnheit, trinken Sie möglichst nicht allein. Die Qualität des Weins bestimmt sich danach, mit wem man ihn trinkt, sagte Carl Zuckmayer.

Erleben Sie ebenso das wunderbare Gefühl, keinen Alkohol zu trinken, und entdecken Sie, wie köstlich Wasser schmeckt. Es gibt Sommeliers, die statt Weinproben verschiedene Wässer anbieten. An den meisten Tagen der Woche, mindestens jeden 2. Tag, sollten Sie das Ihrer Leber und sich selber gönnen. Sie werden besser schlafen und ohne Schwitzen, üblen Geschmack und Kopfschmerzen aufwachen. Umso mehr werden Sie dann beim nächsten festlichen Anlass die wunderbaren Wirkungen des Alkohols genießen können.

Um eine zuträgliche Menge herauszufinden, kann man zur Orientierung die Alkoholmenge in Gramm berechnen. Es kommt dann z. B. heraus, dass ein Glas Bier (330 ml) 12,7 g Alkohol hat, 100 ml Wein 8,8 g und 20 ml Tequila 6,1 g.

Praktisch wichtiger ist die Alkoholmenge in Promille, weil sie das Maß für die Fahrtüchtigkeit ist. Eine Faustregel heißt, dass das dritte Glas nicht mehr erlaubt ist. Weil jeder auf das Auto angewiesen ist, haben sich die Trinksitten in dem letzten Jahrzehnt angepasst. Während es früher ein Ritual in Männerbünden war, etwa beim Aprés-Sport, dass eine Runde Bier nach der anderen spendiert werden musste, trinken heute alle nur noch 1 Glas Bier oder Wein oder gleich völlig alkoholfrei.

Ein weiterer Grund, Alkohol nur in Maßen zu konsumieren, ist sein hoher Kaloriengehalt. 1 g reiner Alkohol (in Spirituosen) enthält 7 kca;, Zucker und Eiweiß nur 4 kcal, Fett 9 kcal. Das bedeutet, dass 2 cl Wodka 43 kal, Prosecco 80 kal, Kräuterlikör 100 kal, 0,5 l Bier 215 kal und 0,3 Caipirinha 322 kal enthalten. Bei Cocktails und Likören ist auch der Zuckeranteil oft hoch. Da Alkohol den Appetit anregt und den Fettabbau hemmt, ist es kein Wunder, dass man an Alkoholtagen nicht abnehmen kann.

Die umweltbedrohten Atmungsorgane

Unsere Ur-Vorfahren wollten unbedingt vom Wasser aufs Land und sich den damals noch sauberen Sauerstoff aus der Luft holen, wozu sie ihre Kiemen in Lungen umwandelten. Inzwischen sind in der Luft aber viele Bakterien, Viren, Allergene und Schadstoffe enthalten, auf die die Atemorgane empfindlich und mit Krankheiten reagieren.

Früher war die *Tuberkulose* weitverbreitet und oft unheilbar. Man konnte ihr nicht vorbeugen und ihr nicht entgehen, viele junge Menschen litten an ihr und starben vorzeitig. Ihre Schicksale wurden zu einem großen Thema der Literatur (Thomas Mann: *Der Zauberberg*). Sie ist allein durch die Entdeckungen der Medizin inzwischen behandelbar geworden und fast ausgerottet.

Lungenentzündung war früher ebenfalls eine sehr häufige Todesursache und konnte bei Älteren besonders im Winter aus jedem banalen Infekt entstehen. Das hatte sich durch Grippe-Impfungen und Antibiotika wesentlich gebessert, aber heute können die hochaltrig gewordenen Älteren, deren Immunsystem bereits geschwächt ist, wieder einer Lungenentzündung leicht erliegen. Etwa ein Drittel sind bakteriell durch Pneumokokken verursacht. Die Ständige Impfkommission empfiehlt daher den ab 60-Jährigen eine Pneumokokken-Impfung mit Auffrischung nach 6 Jahren.

Die wichtigsten Krankheiten des Atmungssystems sind heute die Bronchial- und Lungenkarzinome, deren Hauptursache das Zigarettenrauchen ist. Auch hier hat sich ein erstaunlicher Wandel vollzogen. Während noch vor 20 Jahren das Rauchen ein Symbol männlicher Coolness war, das leidenschaftlich verteidigt wurde, ist inzwischen der Zeitgeist gekippt. Früher durfte und musste überall geraucht werden, aber die Majorität der Raucher ist inzwischen zu einer eingeschüchterten und geächteten Minderheit geworden, die nur noch draußen vor der Tür verstohlen inhalieren darf.

Das *Lungenödem* mit Erstickungsanfällen ist ein Symptom von Herzschwäche. Das Herz hat nicht mehr die Kraft, das Wasser auszupumpen, sodass es sich im Bauch ansammelt (Aszites), in die Lunge hochsteigt und zur Erstickung führt, wenn nicht Entwässerung erfolgt.

Nächtliche Atemsperren (*obstruktives Schlafapnoesyndrom*) können u.a. durch Rhythmusstörungen des Reizleitungssystems des Herzens ausgelöst werden und zu Atemstillständen und Herzinfarkten führen. Eine Untersuchung im Schlaflabor klärt die Ursachen und macht eine Behandlung möglich.

Bei den *chronisch obstruktiven Lungenerkrankungen* sind die unteren Atemwege, Bronchien und Bronchiolen dauerhaft verengt und entzündet. Es sind viele Ursachen beteiligt. Bei der *Lungenfibrose* wird Lungengewebe irreversibel in Narbengewebe umgewandelt. Es sind ernste, oft nicht heilbare Krankheiten, die vielfältige Ursachen – vom Rauchen bis zu Entzündungen – haben. *Allergien* der Atemwege und Entzündungen (*Bronchitiden*) sind sehr häufig.

Frische Luft – Lebenselement und Symbolbedeutungen

Ohne frische Luft kann man nicht leben. Eine ständige. gleichbleibende und ausreichende Sauerstoffzufuhr ist lebensnotwendig. Sauerstoffmangel kann in kürzester Frist Bewusstlosigkeit, Schädigung von Gehirnzellen und Blockierung lebenswichtiger Funktionen bewirken. Ersticken ist eine qualvolle Todesart. Ganz ohne Sauerstoff kann schon nach wenigen vergeblichen Atemzügen der Tod eintreten.

Das regt die Phantasien an, dem Atmen symbolische Bedeutungen zu geben und die Atemvorgänge zur Darstellung seelischer Probleme zu nutzen. So entsteht die schnelle Überatmung (*Hyperventilation*) aus psychischen Problemen und ist ein wirkungsvoller Ausdruck und Ventil von Angst und Panik. Gleichzeitig führt sie aber auch zu ernsten körperlichen Auswirkungen wie tetanischen Muskelkrämpfen und Bewusstlosigkeit.

Eine Erkrankung der Atmungsorgane, deren psychosomatische Dynamik gut erforscht wurde, ist das *Asthma bronchiale*. Der Asthmaanfall mit dem klagenden Ton des Stridors wurde als »*unterdrückter Schrei nach der Mutter*« (Franz Alexander) gedeutet. Die Bronchien verengen sich und man kann nicht ausatmen, hat aber Angst, nicht einatmen zu können, keine Luft zu bekommen. Es drückt sich darin eine sehr frühe Störung der Beziehung zur Mutter aus, mit dem starken Wunsch nach

Nähe und – aus Angst vor Verschmelzung – mit dem ebenso starken Bestreben, sie auf Distanz zu halten. Dieser für Asthma typische Grundkonflikt könnte heute und in Zukunft vermehrt aktiviert werden, weil die Menschen immer älter werden und zunehmende regressive Bedürfnisse nach Halt und Hilfe durch mütterliche Personen haben. Das könnte bei entsprechender Disposition zur Auslösung oder Verschlimmerung von Asthmabeschwerden beitragen.

Von außen her auslösend wirken unangenehme Gerüche, angenehme jedoch sind nach Meinung des Schriftstellers Marcel Proust, der unter Asthma litt, befreiend.

Das Bewegungssystem – Verschleiß und Ersatz

Ein Mann ab 60 ist ständig in Bewegung, auf den Beinen, dem Fahrrad, dem Auto, im Flugzeug. Es ist ihm selbstverständlich, überallhin zu gelangen, und er legt großen Wert darauf, das auch zu tun. Die Bewegungsfreiheit ist eine Basis für das Lebensglück.

Leider wird im 3. Alter der Bewegungsdrang zunehmend gestört. Es kommt zu Schmerzen an Muskeln, Sehnen und Gelenken, zu Zerrungen und Verrenkungen. Die Knochen fangen an arthritisch zu werden, die Gelenke versteifen, die Knorpel und Gelenkbeläge werden dünner und federn nicht mehr ab, die Gelenkschmiere wird weniger, die Sehnen verlieren an Elastizität. Es treten plötzlich heftige Schmerzen im Knie- oder Hüftgelenk auf, sodass man erstarrt und sich nicht mehr bewegen kann. Gegen diese Anfälle von *aktivierter Arthritis.* wissen die Orthopäden Abhilfe: Eine Cortison-Spritze in das betroffene Gelenk kann sofort helfen, auch Schmerzmittel wie nicht-steroidale Analgetika (NSRA) oder Opioide. Die Schonzeit soll nicht zu lang sein, denn es muss alles geübt werden, um wieder zu funktionieren, evtl. durch Physiotherapie.

Wenn die Behandlung nicht mehr hilft, die Gehstrecke kurz wird, man mit dem Partner nicht mehr mithalten kann (»*Geh du nur, ich warte hier auf der Bank*«) und man Wandern, Joggen, Sport aufgeben muss, ist die Lebensqualität nachhaltig eingeschränkt und die Partnerschaft bedroht. Es ist dann an der Zeit, eine Operation zu erwägen. Man sollte vorher aber die Therapiemöglichkeiten ausgeschöpft haben und auch eine Zeitlang abwarten, denn Spontanbesserungen sind häufig. Eine Operation ist angezeigt, wenn die Schmerzen durch Knochen-Knochen-Kontakt in den Gelenken bedingt sind. Am häufigsten werden künstliche Hüft- und Kniegelenke eingesetzt. Man sollte sich dazu die Kliniken mit der größten Erfahrung aussuchen. Meist bringt das künstliche Gelenk eine nachhaltigen Verbesserung oder Beschwerdefreiheit, 80% sind zufrieden. Geduld und eigene Mitarbeit sind aber notwendig, und man braucht Physiotherapie vorher und nachher.

Auf psychischen Ebene spielen unbewusste Phantasien und Gefühle eine nicht unerhebliche Rolle beim Heilungsverlauf. Man empfindet unbewusst Trauer über den Verlust seines vertrauten Körperteils und muss sich ebenso mit dem neuen Gelenk erst befreunden, als ob es ein Kind wäre, das man erst adoptieren und sich zu eigen machen muss. Das braucht angemessene Zeit und nicht selten ist es die eines Trauerjahrs, bis man die neue Beweglichkeit voll genießen kann.

Die heißen Schmerzsyndrome, der akut einschießende Schmerz, die Arthritiden treten oft nur in der Altersstufe des 3. Alters auf und sind, gottseidank, danach meistens vorbei. Wahrscheinlich sind dann die meisten Gelenke teilversteift und reiben nicht mehr gegeneinander. Das Bewegungssystem kann dann, mit leicht eingeschränkten Funktionen, ein neues Gleichgewicht finden. Der Mann über 60 bewegt sich dann etwas gemächlicher und hat gelernt, die hektischen Bewegungen zu vermeiden. Er fängt an, wenn auch widerwillig, einen Stock zu benutzen und wird damit zu dem Wesen, das am Ende auf 3 Beinen geht, nach dem Rätsel der Sphinx, das Ödipus löst.

Einschränkungen der Bewegungsfreiheit kann und sollte ein Mann in diesem Alter jedoch nicht einfach hinnehmen. Wir sind Lauftiere, die die ständige Bewegung brauchen. Unser Bewegungssystem ist auf das schnelle Starten beim Angreifen und Jagen und auf das ausdauernde Rennen beim Verfolgen und Flüchten eingestellt.

Wir erfüllen diese Bedürfnisse beim Autofahren und haben beim schnellen Spurt und beim Linksüberholen die entsprechenden Gefühle, aber leider geschieht das, ohne dass wir unseren Körper anstrengen müssen, und bleibt deshalb ohne Übungs- und Konditionierungseffekt. Die Muskelkraft, die uns verlorengeht, weil wir sie nicht benutzen, möchten wir durch möglichst viele Pferdestärken unseres Autos ersetzen, aber das ist leider eine Wunschphantasie.

Wir sollten die Geschicklichkeit unserer Gelenke und die Kraft unserer Muskeln üben und nutzen, um auch weiterhin gut durchs Leben zu kommen, uns noch wehren, angreifen, schleudern, schlagen und treten zu können. Muskelspiele, kämpfen, konkurrieren sind für den Mann ab 60 immer noch wichtig, und für die folgenden 20 Jahre sollte er so lange wie möglich *alive and kicking* bleiben.

Eine weitere sehr schmerzhafte Erkrankung ist die *Gicht*, die sich in nächtlichen Schmerzanfällen vor allem im Großzehen-Grundgelenk äußert und deren Ursache ein erhöhter Harnsäurespiegel ist. Man muss die Harnsäure senken, nicht nur mit Medikamenten, sondern vor allem, indem man sich Purin arm ernährt, d.h. weniger Fleisch, Innereien und Meeresfrüchte isst und fettarme Milch bevorzugt. Es war früher die Krankheit der Könige und Adligen, die sich bei ihren Banketten überwiegend vom Fleisch ihrer Jagdtiere ernährten. Heute treten Gichtanfälle auch bei rein eiweißhaltigen Diäten auf.

Die *Osteoporose (Knochenschwund*) ist die häufigste Knochenerkrankung im Alter. Die Knochendichte nimmt ab und es kann zu Spontanfrakturen, z.B. von Wirbeln, Oberschenkelhals- oder Unterarmknochen, kommen. Die beste Vorsorgemaßnahme ist, sich beim Orthopäden die *Knochendichte* messen zu lassen. Ursächlich ist ein Vitamin-D-Mangel beteiligt, an dem 80% der Bevölkerung leiden. Vitamin D zur Vorbeugung muss vom Arzt verordnet werden (Tagesdosis ca. 800 IE), denn eine längere Überdosierung kann zu schweren Nierenschäden führen. Am wichtigsten und wirkungsvollsten ist, sich selbst genügend, aber nicht zu viel dem Sonnenlicht auszusetzen, um Vitamin D zu aktivieren.

In der Körpersprache können die Bewegungsorgane vielen Gefühlen und Impulsen Ausdruck geben: *Nackenschläge* des Schicksals oder Ereignisse, die man als »*Tritt ins Kreuz*« empfindet, können zu Schmerzen und gebeugter Haltung führen. Schulterschmerzen und ein dadurch »gelähmter« Arm können bedeuten, dass *man eigentlich jemandem eine runterhauen möchte, sich aber lieber zurückhält.* Bei Kreuzschmerzen spricht man vom *Hexenschuss,* und es gibt viele weitere phantasievoll ausgedachte Symptome. Wenn man fragt, wann die Beschwerden angefangen haben und was dem vorausgegangen ist, kann man oft durchschauen, was sie ausdrücken wollen.

Prostatakrebs – Bedrohung der Männlichkeit

Männlichkeit im Sinne von Imponiergehabe, Aggressionsbereitschaft und Begattungsdrang wird mit dem Testosteron-Spiegel gleichgesetzt. Einen machohaft denkenden Mann nennt man Testosteron gesteuert. Das männliche Klimakterium besagt, dass auch Männer beim Übergang ins Alter eine hormonbedingte Krise durchmachen können. Während bei Frauen um 40 die Sexualhormone oft total erlöschen und eine Lebenskrise bewirken, beginnen erst beim Mann ab 60 die Sexualhormone abzunehmen – und zwar langsam und über einen längeren Zeitraum. Die sexuelle Lust und Fähigkeit, die Kraft der Muskeln und die Dichte der Knochen (Osteoporose) lassen durch Testosteronmangel langsam nach, das Bauchfett nimmt zu, die Haut wird trocken und schlaff, die Haare fallen aus, die Vitalität verringert sich. Das alles über lange Zeit und in individuell sehr unterschiedlichem Ausmaß, bei manchen gar nicht. Der Verfall vom Bild des Mannes David zum Jammergreis Pantalon ist das Ergebnis der Abnahme des Hormons Testosteron.

Die Evolution hat bestimmt, dass die Abwehrkräfte gegen Krebs im Alter abnehmen, und man muss damit rechnen, vermehrt an Krebs zu erkranken. Aber die moderne Medizin hat gegen viele Krebsarten wirksame Behandlungen entwickelt. Ein Beispiel ist der *Prostatakrebs,* der eine typische Erkrankung älterer Männer und nach Lungen- und Darmkrebs die dritthäufigste tödliche Krebsart bei Männern ist. Nur Eunuchen sind davor sicher. Zur Vorbeugung sind ab 50 Vorsorgeuntersuchungen nötig, ab 45, wenn in der Familie Prostatakrebs vorkam. Man hat gute Chancen ihn zu überleben, denn er ist bei Vorsorgeuntersuchungen leicht zu erkennen. Meist ist ein Anstieg des PSA-Werts (prostataspezifisches Antigen) das erste Anzeichen. Die Diagnose muss durch rektalen Tastbefund und feingewebliche Untersuchung (Probeexzision) sichergestellt und der Grad der Bösartigkeit festgestellt werden.

Die Behandlung kann durch operative Entfernung der Prostata – auch mit Hilfe eines Roboters –, gezielte Bestrahlung oder Hormontherapie erfolgen. Die einem zusagende Methode muss mit dem persönlichen Arzt abgestimmt werden, auch im Hinblick auf evtl. Nebenwirkungen. Bei Zweifeln sollte man einen zweiten Rat bei einem anderen Arzt einholen. Bei rechtzeitiger Diagnose und unverzüglicher Behandlung sind die Heilungsaussichten sehr gut, vor allem solange er die Kapsel noch nicht durchbrochen hat. Man darf also keine Zeit verlieren.

Jede Verzögerung kann gefährlich werden. Aus Leichtsinn oder Vorurteilen werden Vorsorgeuntersuchungen unterlassen, die rektale Untersuchung abgelehnt, die Probeexzision verweigert, weil sie angeblich den Krebs erst auslöse, oder aus ideologischer Ablehnung der Schulmedizin die Behandlung verweigert und nach alternativen, leider illusorischen anderen Heilungswegen gesucht. Auch Ärzte vertreten das Vorurteil, man dürfe über 80 nicht mehr operieren – um es dann doch zu tun, wenn Organe befallen sind oder ein Anus praeter gelegt werden muss. Der Krebs, wenn nicht sofort behandelt, breitet sich oft explosionsartig aus, durchbricht die Kapsel, befällt Lymphknoten, Blase, Darm oder streut Metastasen in die Lunge oder – sehr schmerzhaft – in die Knochen aus.

Der Schock der Diagnose kann zu einer Depression führen mit lähmender Unschlüssigkeit und resignativer Selbstaufgabe. Wenn man dem nachgibt und die Depression nach Monaten wieder abklingt, ist es oft zu spät.

Mir sind einige tödliche Verläufe bei Freunden und Kollegen bekannt wegen unterlassener Vorsorge, wegen Zeitverzögerung bei Diagnostik oder Behandlungsbeginn, wegen Behandlungsverweigerung infolge Depression.

Bei den weitaus meisten war die Behandlung jedoch erfolgreich, und sie leben z. T. seit Jahrzehnten in voller Lebensqualität weiter. Regelmäßige Nachsorge ist absolut notwendig, weil Reste an Krebszellen lebenslang wieder aktiv werden können. Wirksam sind dann Behandlungen mit weiblichen Hormonen, die die krebserzeugenden männlichen Hormone unterdrücken.

Die Prostata ist das Organ, das zusammen mit den Hoden und dem Penis die Männlichkeit repräsentiert. In ihnen entstehen die Samenzellen, die zum Sperma aufbereitet die Zeugung von Nachkommen und die Weitergabe der Gene bewirken. Die Entfernung dieser Organe ist Kastration und wird von jedem Mann als das Ende seiner Männlichkeit empfunden. Das wurde in archaischen Zeiten auch ganz gezielt so verwendet. *Die Königin von Saba soll damit angefangen haben, alle Kriegsgefangenen zu kastrieren, um ihnen ihre aggressive Männlichkeit zu nehmen und sie zu braven Sklaven zu machen.*

Die Hormonbehandlung des Prostatakarzinoms durch weibliche Hormone wird als *hormonelle Kastration* bezeichnet. Der Verlust der Erektion, der Aufrichtung des männlichen Glieds ist mit aufrechter männlicher Haltung, mit Rückgrat und Potenz assoziiert. In einer Rehaklinik für Prostata-Operierte erlebte ich viele, die sich vom Bild eines Mannes zum Jammerbild eines Hänflings gemacht fühlten.

Real ist das aber gar nicht so. Rechtzeitige sorgfältige Operation schont die Nerven und Gefäße, die die Blutfüllung der Schwellkörper (Erektion) bewirken. Aber auch wenn das nicht mehr möglich ist oder auch unter Hormonbehandlung, können Libido und Potenz evtl. mit modernen Medikamenten und Hilfsmitteln soweit erhalten werden, dass befriedigendes sexuelles Erleben auch weiterhin möglich ist.

Hautkrebs: die Gefahren der Sonne

Ein sehr bösartiger Hautkrebs ist das *maligne Melanom*. Er nimmt an Zahl zu, weil die Hauptursache die Sonnenbrände sind, die man schon seit Kinderzeiten sich zuzog, und weil viele Männer heute sich viel mehr als früher in sonnenreichen Ländern aufhalten und sich hohen UV-Belastungen aussetzen. Das Konto der gesammelten Sonnenbrände wird nicht gelöscht und wenn es voll ist, bricht der Krebs aus. Man sollte sich regelmäßig vom Hautarzt untersuchen lassen und ihn bei verdächtigen dunklen Hautflecken unverzüglich aufsuchen. Sofortige Entfernung bietet die beste Heilungschance.

Der Umgang mit dem Sonnenlicht bedarf also spätestens mit Beginn des Alters besonderer Achtsamkeit. Nicht nur das empfindliche Sinnesorgan Auge, sondern auch die Haut müssen vor zu viel Licht geschützt werden, weil dadurch das erwähnte schwarze Melanom und ebenso der weiße bzw. helle Hautkrebs gefördert werden. Beide Hautkrebsarten nehmen zu und können sehr bösartig sein. Andererseits brauchen andere Organe ausreichend Licht, z. B. die Knochen, da bei zu wenig UVB-Licht nicht genug Cholesterol in Vitamin D umgewandelt wird.

***Die Faustregeln** heißen deshalb:*

- bei grellem Licht Sonnenbrillen mit UV-Schutz tragen;
- grundsätzlich nicht direkt in der Sonne baden, sondern sich im Schatten und Halbschatten aufhalten, wo man sogar noch besser bräunt.

***Die Grundregel** lautet also: Halte dich so viel wie möglich im Frei-*

en auf, aber vermeide unbedingt einen Sonnenbrand, da jeder Sonnenbrand das Krebskonto untilgbar belastet.

Da mit zunehmendem Alter die krebsabwehrenden Stoffe abnehmen, kann auch an mehreren Organen ein Krebs ausbrechen. *Ein Krebs kommt selten allein*, sagte ein erfahrener Hausarzt. Nach dem Erlöschen unserer Fortpflanzungsfähigkeit werden viele Körperfunktionen dem allmählichen Verfall überlassen und Reparaturen werden nicht mehr ausgeführt. Das ist unser von der Evolution so vorgesehenes Schicksal. Ein Mann ab 60 muss also auf der Hut sein, die Vorsorgeuntersuchungen wahrnehmen und auf Frühzeichen achten. Es gibt viele Krebsarten und die meisten sind heilbar, wenn sie früh genug erkannt werden.

Altern durch Immunschwäche und Entzündungen

Wie die Abwehr gegen Krebs nimmt im Alter auch der Schutz gegen Entzündungen ab. Die Immunzellen werden weniger und lassen an Wirksamkeit nach *(Immunoseneszenz)*. In den letzten Jahren hat man bemerkt, dass viel mehr als bisher bekannt unterschwellige chronische Entzündungen am Alterungsprozess und an alterstypischen Erkrankungen, wie Arteriosklerose, Diabetes, Arthritis und Alzheimer, mitwirken (*Inflamm-Aging*). Es werden dabei vermehrt aggressive Sauerstoffverbindungen (freie Radikale) gebildet, die jedes Gewebe schädigen (oxydativer Stress). Mediterrane Diät mit viel Obst und Gemüse (Antioxidantien) sollen dagegen wirksam sein. Die jährlichen Impfungen gegen Grippe werden damit noch wichtiger. Sie verhindern nicht jede Infektion, schützen aber vor den schädlichen Folgen für die Organe. Man sollte darauf achten, Entzündungen nicht zu verschleppen.

Bei der Virusinfektion *Herpes Zoster* ist das Immunsystem nicht mehr in der Lage, das Zoster-Virus zu deaktivieren. Ab 60 steigt deshalb das Risiko um das Acht- bis Zehnfache als bei Jüngeren; und mit 85 Jahren hat schon fast jeder Zweite eine Zoster-Erkrankung durchgemacht, die leider oft schlimme bleibende und therapieresistente Schmerzen hinterlässt. Abhilfe schaffen kann nur die rechtzeitige Zoster-Impfung.

Die *Ständige Impfkomission Deutschland (STIKO)* gibt laufend Empfehlungen für Impfungen. Jeder Mann ab 60 sollte seinen Impfstatus

überprüfen und nach Rücksprache mit seinem Arzt auffrischen. Für Ältere sind die folgenden Impfungen wichtig:
- Pneumokokken (Lungenentzündung)
- Tetanus (Wundstarrkrampf)
- Diphtherie
- Poliomyelitis (Kinderlähmung)
- Pertussis (Keuchhusten)
- Influenza (Virusgrippe)
- Pneumokokken (Lungenentzündung)
- Herpes Zoster.

Höchste Zeit für die aktive Vorsorge

Von den hier aufgezählten Störungen ist ein Mann mit 60 nur ausnahmsweise betroffen, die meisten sind ihm unbekannt und er will davon auch nichts wissen. Das ist normal und gesund. Er sollte sie aber zur Kenntnis nehmen, weil sie in den kommenden 20 Jahren mit zunehmender Wahrscheinlichkeit ihm und Personen seiner Umgebung zustoßen werden. Nur wenn er weiß, was auf ihn zukommen kann, hat er die Chance, vorzubeugen, zu erkennen und rechtzeitig der Gefahr zu begegnen. Die ganzheitliche Sichtweise regt dazu an, sowohl auf die körperlichen als auch auf die biologischen, menschlich-psychischen und sozialen Anzeichen zu achten. Das sind die Voraussetzungen, um ohne Verleugnung und ohne Panik zusammen mit dem Arzt den Altersleiden in diesem Lebensabschnitt begegnen zu können.

Es ist entscheidend für eine gesunde und angenehme zweite Lebenshälfte, dass man spätestens jetzt erkennt, dass es *höchste Zeit für die aktive Vorsorge* ist. Die meisten Männer stehen mit 60 noch voll im Saft und fühlen sich fit, doch die heimlichen Killer sind längst an der Arbeit und schaffen auf stille Weise Zerstörungen, von denen man noch nichts merkt. Erst sehr viel später, z. B. erst nach 10 oder 20 Jahren kommt es dann zum Ausbruch schwerer Krankheiten – oft zu spät für eine Hilfe. Eigentlich schon ab 30 bis 50 sollte man Weichen stellen, aber ab 60 wird es dringlich. Man hat keine Wahl mehr, leider, denn man muss liebgewordene Gewohnheiten ändern: nicht mehr Rauchen, weniger Alkohol trinken, weniger Zucker essen, Übergewicht abbauen, die Ernährung umstellen. Man muss die Risikofaktoren verringern, den zu hohen Blutdruck und die erhöhten Blutfette senken und man muss sich zu mehr Bewegung aufraffen.

Es geht vor allem darum, den freien Fluss im Körper zu erhalten, der Nährstoffe und Sauerstoff zu den Zellen bis in die vom Herzen entferntesten Winkel transportiert. Mit dem Älterwerden werden die blutführenden Gefäße starrer und verstopfen, innen lagern sich Plaques an, sodass in den Arterien Engstellen und Strömungshindernisse entstehen. Die kleinen Endgefäße in den Organen werden schließlich so eng, dass kein Blut, d. h. kein Sauerstoff, mehr in die Organzellen gelangt und diese absterben. Unsere übliche Lebensweise mit Überernährung, zu viel Fetten, Genussgiften, Bequemlichkeit und Bewegungsmangel bewirkt, dass der natürliche Lebensfluss im Körper ins Stocken kommt und dass sich in den Gefäßwänden Auflagerungen bilden, die verstopfen und auch abreißen können.

Ein kluger Mann ab 60, der diese Fakten und Anzeichen von Abbau und Vergänglichkeit erkannt hat, beginnt zu überlegen, wie er das vermeiden kann. Noch ist Zeit. Er stellt seine Fitnessplanung so um, dass sie nicht mehr nur leistungsfördernd, sondern vor allem *gesundheits- und vorsorgebezogen* wird.

Durch kräftige Bewegung werden Kraft und Ausdauer der Muskeln gestärkt, und durch Dehnung werden Muskeln und Faszien geschmeidig. Es gibt detaillierte Empfehlungen, wie Krafttraining durch Klimmzüge 3x / Woche je 10 min und Ausdauertraining 3x / Woche je 20 min.

Jedenfalls hält Laufen alles im Fluss. Schon Hippokrates erkannte die Wirkung körperlicher Aktivität auf die psychische Gesundheit:

Wenn Sie in schlechter Stimmung sind, machen Sie einen Spaziergang. Wenn Sie dann noch in schlechter Stimmung sind, machen Sie noch einen.

Heute hat sich eine Vielzahl an Studien dieses Themas angenommen und nachgewiesen, dass ein aktiver Lebensstil und eine hohe körperliche Fitness vor allem und eben gerade im Alter sich auf den Heilungsverlauf vieler Krankheiten auswirken, Depressionen vorbeugen und die Prognose von Krebs verbessern. Es muss nicht immer das perfekte Training und das ideale Ergebnis sein, denn auch wenn Sie dick bleiben und nur etwas weniger Gewicht haben oder wenn Hochdruck, Blutzucker und Blutfette nur ein wenig gebessert werden, bringt das schon Verbesserungen Ihrer Gesundheit und Ihrer Lebensqualität.

Chronische Leiden und psychische Risikofaktoren

Die meisten Krankheiten, die gutes Altern verhindern und das Leben verkürzen, sind chronisch: Hochdruck, Herzschwäche, Diabetes. Sie sind durch Vermeidung der Risikofaktoren gut zu beeinflussen, aber viele schaffen das nicht. Sie gehen mit Risikofaktoren so um, als ob sie ihre Leiden lieber behalten möchten. Sie merken das nicht und es bleibt ihnen völlig verborgen, dass und warum sie sich so widersinnig verhalten. Die Aufklärung über die Krankheiten und die sich daraus ergebenden vernünftigen Ratschläge können aber nur Erfolg haben, wenn sie auch befolgt werden.

Eine ganzheitliche Aufklärung muss sich deswegen auch mit unserem Erleben und Verhalten befassen, wie wir Krankheiten fördern oder uns von ihnen befreien. Die Psychoanalyse hat ergeben, dass unbewusste Tendenzen zu Selbstschädigung, Erfolgsverhinderung, Selbsterniedrigung und Selbstvernichtung weitverbreitet sind. **Die wahren Risikofaktoren liegen demnach in uns selbst.** Sie können durch Achtsamkeit und mit Hilfe von Psychotherapie erkannt werden.

Die Psychosomatik zeigt, dass zuerst versucht wird, krankmachende Erlebnisse auf psychischer, menschlicher Ebene zu bewältigen, etwa durch Verdrängung. Das reicht oft aus, um damit leben zu können, evtl. mit erträglichen Symptomen.

Wenn der psychische Druck oder z. B. die Angst zu groß ist, kommt es zu einer *zweiten Phase der Verdrängung* (vgl. Alexander Mitscherlich, 1980) in die tiefere Ebene von Instinkt-, Trieb- und Körpervorgängen. Diese archaische Ebene entspricht unserem Ur-Erleben und war noch in den frühen Kinderjahren vorherrschend. Die Affekte sind noch stark und ursprünglich. Die Verarbeitung von Traumata und Störungen erfolgt im körperlich-organischen Bereich und es entstehen psychosomatische Erkrankungen und chronische Leiden wie Hochdruck, Diabetes, Übergewicht, die erhebliche Selbstschädigungen bedeuten.

Die aktuelle Psychosomatik weist überzeugend nach, dass psychosomatische Störungen heute meist mit narzisstischen, aggressiven und sozialen Konflikten verbundene Schicksale sind, und dass schon in einem persönlichen Erstgespräch mit einem psychosomatisch geschulten Arzt sich oft der Konflikt klar darstellt und sich Lösungswege öffnen (vgl. Günter Maass, 2018).

Bei Problemen mit Risikofaktoren und chronischen Leiden ist man heute nicht mehr nur auf rein medizinische Hilfen angewiesen, sondern sollte auch die Angebote von Psychotherapie und Psychosomatik erwägen.

Regeln für den Mann im 3. Alter

- **Auf den Beinen bleiben – körperlich und geistig beweglich sein.**
- **Schlank bleiben** – den Gürtel enger schnallen – Bauchumfang < 100 cm.
- Intervallfasten zur Gewohnheit machen.
- **Genug trinken** – Urin hell und klar.
- **Risikofaktoren mindern.**
- Vorsorge regelmäßig – bei Bedarf sofort.
- **Gleichgewicht zwischen reichlich Bewegung und ausreichend Ruhe.**
- Seinen Körper fühlen und einbeziehen – Achtsam sein.
- **Körperbeschwerden als mögliche Mitteilungen verstehen.**
- Wie hat es angefangen und was habe ich damals erlebt?
- **Sein Erleben, Gefühle und Verhalten aus Abstand sehen.**
- Bei unlösbaren Problemen mit sich und anderen fachliche Hilfe erwägen.

Kapitel 5
Das 4. Alter – der Mann ab 80

Die meisten Männer mit 80 sind noch rüstig und fit und können ihre gewohnten Aktivitäten noch weitgehend fortsetzen. Sie sind die Nutznießer der modernen Verlängerung der Lebenszeit und der körperlichen und geistigen Fitness um 10 bis 20 Jahre. Sie reisen gern, spielen vielleicht Tennis oder Golf oder anderes, wandern, genießen die kulturellen Angebote. Beruflich sind die meisten nicht mehr direkt aktiv, einige üben beratende Funktionen aus.

Leben und Träume mit 80

Es soll hier nicht ein Einzelschicksal mit seinen Zufällen dargestellt werden, sondern das für diese Altersgruppe typische oder häufige Erleben. Meine Biografie ist darin eingeflossen, doch wurden weitgehend auch die Erfahrungen und Träume anderer aus der gleichen Altersgruppe verwendet. Für einen durchschnittlichen Rentner ist das 80. Lebensjahr eine *Zeit noch recht ungebrochener Aktivitäten*: Er unternimmt Auslandsreisen zusammen mit der Ehefrau und Reisen zu Freunden und Kollegen. Er treibt Sport und besucht kulturelle Veranstaltungen. Er hält Kontakt zu den Personen seines bisherigen Beziehungsnetzes und ist beruflich vielleicht noch beratend oder vertretungsweise tätig. Er erleidet Personenverluste, z.B. durch den Tod eines Onkels und von 2 Freunden und Kollegen, die für ihn Mentoren waren und ihn gefördert hatten. Es treten Warnsymptome auf, die gut ausgehen und folgenlos bleiben, z.B. mit 78 eine längere Ohnmacht (Synkope), ausgelöst durch eine mit starkem Stress verbundene Konfliktsituation. Eine Synkope kann jedoch auch z.B. eine kardiale Ursache haben, die operiert werden muss. Eine Krebserkrankung im 75. Lebensjahr kann zur Aufgabe der aktiven Berufstätigkeit und zum Rückzug ins Privatleben führen.

Von den 51 *Träumen* in diesem Lebensjahr, die als bemerkenswert notiert wurden, beschäftigen sich die meisten mit beruflichen Themen.

Männer können sich offenbar schwer damit abfinden, dass sie ihren Beruf aufgeben müssen. In den Träumen bleiben sie beruflich erfolgreich, werden berufen, geehrt, und ihre Kompetenz wird anerkannt. Man ist sich sicher, dass man eine ehrenvolle Aufgabe gut meistern wird. Einer wird zum Berater eines hohen Politikers ernannt und ist Vertrauter eines prominenten Schriftstellers. Leise Selbstzweifel an der Kompetenz zeigen sich darin, dass einer träumt, er müsse für eine hohe akademische Position erst eine Prüfung bestehen und fliegen lernen. In weiteren Träumen ist er dann prompt ein souverän kontrollierender Pilot, der die Verantwortung übernimmt. Selbstkritik und Einsichten zeigen sich in Träumen, in denen ein verehrter Kollege vor dem Träumer warnt und dessen Schwächen aufzählt. Es gibt Nachfolger, die besser sind als er. In Träumen auf der Stufe ungehemmter Wildheit lässt man Rivalen einfach sterben, wird aber auch aus seinem Territorium ausgeschlossen, darf bei einer Gruppe nicht mehr mitmachen.

Eltern und Geschwister kommen in den Träumen häufig vor. Bei einer Familienfeier mahnt ihn seine (verstorbene) ältere Schwester, es sei Zeit, die Beziehung zu ihr aufzunehmen. (Er träumte das am Tag ihres 85. Geburtstags, also an einem Gedenk-Datum des inneren Kalenders.) Die Tendenz der Träume ist, seine Mutter und seine Schwestern, denen er sich überlegen gefühlt und von denen er sich abgewendet hatte, wieder anzuerkennen und ihnen nahe zu sein. Er ist im Traum mehrmals wieder am Ort seiner frühen Kindheit und arbeitet wie damals zufrieden auf dem Feld, um seinen Unterhalt zu sichern. *Die Ehefrau* erscheint im Traum mehrmals. Im Sinne eines Familienromans bekommt er Kinder von einer Gräfin und will diese in seine Familie einbeziehen.

Einige *Memento-mori*-Träume mahnen und warnen: Er spielt mit einem klassisch-schönen, weißen aber sehr gefährlichen Pferd, muss dabei sehr vorsichtig sein. Ein Eisbär und dann eine kleine weiße Frau bringen ihm in animalischer Unschuld direkt und radikal den Tod. In einem anderen Traum findet er dafür eine grandiose Lösung: Er wird in einer bewegenden archaischen Feier zu einer Gottheit erhoben und damit unsterblich.

Die Lebenssituation des hier beschriebenen Mannes hat subjektive Züge, zeigt aber, was einen Mann mit 80 durchschnittlich erwartet. Von den körperlichen und sozialen Verlusten, auf die man sich ab 60 vorbereitet hatte, sind erst einige eingetreten, das gewohnte Leben kann meist noch geführt werden. Das sich in den Träumen darstellende

Erleben zeigt, dass man sich noch aktiv fühlt und sich für noch weiter entwicklungsfähig hält, z. B. beruflich. Für die eigene Familie wünscht man sich noch weitere Kinder. Andererseits ist ein deutlicher Wunsch da, zu der Familie, aus der man stammt, zurückzukehren und ihr wieder nahe zu sein. Sehr klar kommen aber auch Mahnungen an die eigene Begrenztheit und an den Tod.

Digitalisierung – eine epochale Barriere

Im Alltagsleben haben viele Männer ab 80 Probleme, weil sie den Zugang zur digitalen Welt nicht gefunden haben und auf der rückständigen Seite der scharfen Grenze stehen, die zwischen den Computer-Kundigen und der Generation davor verläuft. Es ist eine Mutation der Evolution, eine neue Epoche, die eine Veränderung der Gehirnfunktion und eine andere Art des Denkens hervorbringt. Die davor sehen das nur als Kulturverlust, idealisieren die Traditionen, das Briefeschreiben und die Welt ohne Technik. Sie lassen nur das Festnetz-Telefon gelten, lehnen Handys ab, verurteilen es heftig, wenn einer auf sein Smartphone schaut oder per Ohrstöpsel Musik hört. PC, E-Mails, YouTube werden verachtet und entwertet.

Von den durch späte Geburt Begnadeten, die mit digitalem Denken aufgewachsen sind, werden die Älteren als dumm und gänzlich out eingestuft, als lächerliche Grufties, verkalkt und dement. Tatsächlich sind für die, die den historisch einmaligen Paradigmenwechsel nicht rechtzeitig mit vollziehen konnten, die natürlichen Lernfenster längst geschlossen. Für lebenslanges Lernen ist es zwar nie zu spät, aber digitale Fertigkeiten können analog Denkende ab 80 sich nur noch begrenzt und praktisch nicht allein erwerben, sondern sind auf die Hilfe von Jüngeren angewiesen. Wenn Ältere sich darauf einlassen, macht es auch den Jüngeren Spaß zu zeigen, dass das scheinbar so Komplizierte ja ganz einfach ist.

Digitalisierung: ein Segen für Ältere

Wer von den Männern ab 80 rechtzeitig den Anschluss gefunden hatte, wird reich belohnt. Es war zwar nur mit viel Lernaufwand, Kursen und ständiger Nachhilfe durch Kinder und Enkel möglich, die elektronischen Geräte noch bedienen zu lernen, und man muss auch immer wieder mal rückfragen, aber wenn man damit einigermaßen zurechtkommt, bereichern sie das Leben sehr. Es sind Prothesen, die manche Mängel des Alters sehr gut ausgleichen.

Der *Fernseher* öffnet das Fenster zur Welt. Man ist nicht mehr allein und hat sogar die Wahl, wen man bei sich jetzt gerade zu Gast haben will und wen nicht. Man kann sich die einem zusagenden Sendungen und Personen aussuchen, es gibt für jede Stimmung und für jedes Bedürfnis etwas Passendes. Man kann überallhin reisen und überall dabei sein. Die menschliche Phantasie macht keinen Unterschied zwischen fiktiv und real. Man kann auch den Ton ausschalten und Untertitel lesen – was für Altersschwerhörige eine gute Lösung ist – oder ganz abschalten.

Auf dem PC kann man durch E-Mail mühelos jeden gewünschten Kontakt finden, kann sofort antworten, ohne den zeitraubenden Aufwand von Briefschreiben, Briefmarken besorgen, zur Post bringen usw. YouTube ist ein Instrument, mit dem man alles, was je aufgezeichnet wurde, abrufen kann, also auch das aus der eigenen Jugend, der eigenen Kultur- und Wertewelt, sodass man sich seine nostalgischen Wünsche problemlos erfüllen kann. Mithilfe des Internets lässt sich jede Frage sofort beantworten und *Wikipedia* macht Enzyklopädien und zeitraubende Recherchen in nur mühselig erreichbare Bibliotheken überflüssig. Wissenserwerb und Information ist damit heute jedem möglich, ein Kulturfortschritt von unermesslichem Wert und erstmalig in der Menschheitsgeschichte. Das bei Männern ab 80 meist schon wesentlich eingeschränkte Sehvermögen bringt viele dazu, *das Lesen* aufzugeben, auf dem PC-Bildschirm und bei E-Büchern kann man jedoch die Schrift so deutlich und so groß machen, wie man sie zum Lesen braucht. Beim *Schreiben* kann man beliebig streichen oder einfügen und die folgenden Seiten passen sich automatisch an.

Es bringt auch die Generationen wieder einander näher, denn auf die Hilfe der Enkel bei den unvermeidlichen Störungen und dem komplizierten Updaten ist man immer wieder einmal angewiesen. Der Übergang vom analogen, logischen Denken zu der mehr intuitiven digitalen Denkweise ist außerdem ein ständiges Gehirn-Training, das neue Synapsen bildet.

Ein gravierender Nachteil der virtuellen Welt ist allerdings, dass sie nur ein *technisches Segment* im Leben ist, und das eigentlich Menschliche, die Gefühle und das Wechselspiel persönlicher Beziehungen in ihr keinen Platz haben.

Untergang des traditionellen Bilds vom Alter

Die Lebensbedingungen älterer Menschen in unserer Zeit haben sich in den letzten 100 Jahren grundlegend verändert. Die gewohnte Vorstellung vom Altsein ist, dass man bei seiner Familie lebt, auf einem Altenteil und von seinen Kindern versorgt und gepflegt wird. Das war seit etwa zwanzigtausend Jahren so, seit dem Übergang vom Nomadentum zu Ackerbau und Viehzucht. Die Menschen wurden sesshaft, bauten Häuser und lebten als mehr oder weniger bäuerliche Großfamilien unter einem Dach, auch mit Tieren. Die Alten auf dem Altenteil hüteten die Enkel und erzählten Märchen, damit die mittlere Generation für die Arbeit frei war. Diese Arbeitsteilung stimmt jedoch heute nur in Resten oder gar nicht mehr.

Auflösung von Bindungen an Blutsverwandte

Beim Mann ab 80 sind aus seiner Herkunftsfamilie die Eltern schon lange verstorben, evtl. sind noch Geschwister da, oft ist er der einzig Übriggebliebene. Aus der von ihm gegründeten eigenen Familie haben manche schon ihre Partnerin verloren, und die Kinder und Enkel leben längst ihr eigenes Leben, oft weit weg, viele im Ausland. Die unbegrenzte globale Mobilität macht das erstmals in der Geschichte möglich. Die meisten Männer ab 80 leben mit ihren Partnerinnen, Haushälterinnen, Pflegepersonen oder allein in ihrem Haus oder ihrer Wohnung oder in Heimen.

Veränderung der Generationenbeziehung – die Mauer und das innere Band

Die Kinder und Enkel von heute sind nicht mehr auf die herkömmlichen Rollen und Traditionen festgelegt. Viele haben keinen Sinn mehr für Bindung und Familie, streben weg, wollen nicht heiraten, sind mit Karriere und Selbstverwirklichung beschäftigt, bleiben lieber kinderlos. Die heutige Generation **baut lieber eine Mauer** zwischen sich und den Eltern, um sich von diesen abzugrenzen und die eigene Identität und Selbständigkeit zu sichern.

Anderseits nutzen nicht wenige Söhne heute gern das Hotel Mama und haben wenig Bedürfnis nach räumlicher Abgrenzung. Ebenso fühlen sich manche Töchter zu Nähe und ggf. Pflege ihrer alten Eltern verpflichtet. Das ist althergebracht, aber weil die Menschen ca. 20 Jahre älter werden, verlängert sich die Pflegezeit auf unzumutbare Weise. Töchter sollten gut bedenken, auf was sie sich einlassen wollen und können. Die Kinder brauchen ihr eigenes Leben nicht mehr einzuschränken, denn die Pflege wird heutzutage recht gut von den sich stetig verbessernden ambulanten Pflegediensten übernommen. Reicht das nicht mehr aus, gibt es ein breites Spektrum von Senioren-Residenzen und Pflegeheimen. Statt sich aufzuopfern, sollten alle rechtzeitig und einvernehmlich nach Lösungen für die Eltern suchen.

Der Kummer und die Klage älterer Männer über die Bindungslosigkeit der Jugend sind nur vordergründig berechtigt, denn unbewusst sind die Nachkommen Teil der Generationenkette und durch **ein *starkes inneres Band*** unentrinnbar damit verbunden. Da gibt es keine trennende Mauer, sondern über die *unbewussten Identifizierungen* mit Eltern und anderen Vorfahren vollzieht man, ohne es zu wissen, deren Schicksale nach. Man übernimmt deren Gewohnheiten und Überzeugungen und erfährt bei Familientreffen, wie sehr man in dieser oder jener Hinsicht der Mutter oder dem Vater gleicht. Das gibt Gelegenheit, Vorurteile zu durchschauen und seine eigentliche Identität zu finden.

Die folgenschwerste Auswirkung unbewusster Identifizierungen ist, dass es an bestimmten Zeitpunkten – Jubiläen von bedeutungsvollen Ereignissen, Traumatisierungen, Schicksalsschlägen und insbesondere an Todestagen – häufig zu Krisen, zum Ausbruch von Krankheiten und zu Todesfällen kommt (*Anniversary reactions*). Der Jahrestag des Todes der Mutter lässt niemanden emotional unberührt. Söhne überleben nach einem inneren, unbewussten Gesetz oft nicht die Lebensdauer des Vaters. In manchen Familien ist es geradezu Tradition, in einem bestimmten Alter zu sterben. Als Klinikleiter lernte ich, wie häufig und stark das innere Band zu den Vorfahren ist. Dringlichen Klinikaufnahmen wegen akuter Depressionen lagen oft Anlässe aus der Familiengeschichte zugrunde, die meist aber erst nachträglich bei achtsamer Therapie erkennbar wurden. Die brisanten Termine der Familiengeschichte sind unbewusst in einem »inneren Kalender« (Stekel) aufgezeichnet. Jeder sollte ihn kennen, um sich auf kritische Daten vorbereiten zu können.

Männer ab 80 sind auf *archaischer Ebene* verstärkt dem Hass der jüngeren Generation ausgesetzt. Er ist in der Lebensphase, in der nach der Sage die Söhne ihren Vater Ödipus aus seiner Stadt vertrieben haben und er, alt und blind geworden, geführt von seiner Tochter Antigone seinem Tod in Kolonos entgegengeht. Im Alterszorn verflucht er seine Söhne, verstößt sie und liefert sie ihrem Tod aus. Dieser grausame Umgang der Generationen miteinander wird in der Sage dem Fluch der Atriden zugeschrieben. Ödipus' Vater Laios hatte seine Begierde nicht zügeln können und hatte einen Knaben, den er liebte, gewalttätig entführt. Dafür wurde er vom Vater des Knaben verflucht.

Die archaische Verbindung von Liebe und Gewalt taucht nicht selten bei den Konflikten in den Familien älterer Männer auf und ist für alle gefährlich. Bei brisanten Anlässen bricht bei den Jüngeren der archaische blinde Hass durch: Sie provozieren, erklären den Alten für verkalkt, erstarrt, schwachsinnig, dement. Nach archaischem Muster wollen sie den Alten vertreiben, in ein Heim abschieben, das Haus soll verkauft, das Erbe vorzeitig übertragen werden. Zorn, Gegenprovokationen, Enterbung und Zerstörung der Familien sind nicht selten die Folgen – wie schon von der Ödipus-Sage vorgeführt. In der Politik ist es der Krieg der Generationen. Die Großväter waren im Krieg die Tätergeneration und die Abrechnung mit ihnen ist angebracht; oder es erfolgt eine Identifizierung, man müsse sie rächen, also eine Tradierung destruktiver Affekte.

Ein Mann ab 80 darf sich auf das archaische Karussell nicht einlassen. Er kann sich den Stress des Kummers und den Alterszorn nicht mehr leisten, denn seine zunehmend geschwächten Organe können emotionalen Stress nicht mehr aushalten. So manchem Mann bricht aus Kummer über die Jugend das Herz oder es trifft ihn der Schlag an Herz oder Hirn (Näheres in Kap. 6).

Großväterlichkeit und Enkelglück

Der Segen der Großväterlichkeit überwiegt jedoch bei weitem. Die meisten strahlen Güte, Milde, Gelassenheit, Großzügigkeit und guten Willen aus. Es ist allgemeine Erfahrung, dass die meisten Männer ab 80 von ihren Söhnen, Schülern und Enkeln geachtet und geehrt werden und dass die Großväter mit ihren Enkeln sehr glücklich sind. Die Mängel, die von den aggressiven Jungen verurteilt werden, sind da kein Hindernis; z.B. die Schwerhörigkeit und die Verlangsamung sind bei geduldiger liebevoller Zuwendung gut überwindbar, und die Verlangsamung führt erwiesenermaßen sogar zu besseren Lösungen der gemeinsamen Probleme.

Die meisten älteren Männer sehen das Verhalten Jüngerer versöhnlich. Wo Licht ist, ist auch Schatten. Der Hass ist das natürliche Gegengewicht zu Liebe und Bindung, ist für die Abgrenzung jeder Generation von der vorigen und auch für die eigene Identität nötig und muss sich gelegentlich auch äußern dürfen. Ein besonnener Mann wird darauf nicht überreagieren, sondern möglichst gelassen bleiben. Auch wenn es ärgerlich ist. Die Generationen sollten sich immer bewusst sein, dass sie auf archaischer wie menschlicher Ebene schicksalsmäßig aufeinander angewiesen sind, die Älteren auf die Vitalität und Arbeitskraft (Generationenvertrag) und später auf die Hilfe, Betreuung und ggf. Pflege der Jüngeren, diese auf Förderung, Unterstützung, Tradierung der Lebenserfahrung und schließlich auf das Erbe. Ein Mann im 4. Alter sollte unabhängig vom Ort des Wohnens die emotionale Nähe zur jüngeren Generation suchen, mit ihnen sprechen, gemeinsame Unternehmungen vorschlagen und zur Erfüllung der beiderseitigen Bedürfnisse beitragen.

Um die 60 oder etwas später werden die meisten Männer Großväter und um die 80 sind einige schon Urgroßväter. Wenn man Großeltern auf ihre Enkel anspricht, wird ihr Gesichtsausdruck glücklich und strahlend und sie fangen an, entzückt von ihren Enkelchen zu berichten und deren Fotos zu zeigen. Das *Enkelglück* entsteht aus mehreren Gründen:

Biologisch ist man selbst sterblich, nur die Gene sind unsterblich. Da der Enkel und die Enkelin die Stafette der Gene weitergeben, verkörpern sie damit die eigene Unsterblichkeit.

Man sieht im Enkel sich selbst noch einmal am Anfang des Lebens, als ob man mit ihm noch einmal geboren würde.

Auf menschlicher Stufe sind Enkel die, an die man die Summe seiner Lebenserfahrung tradieren möchte, in denen man weiterlebt und denen man zum Überleben verhelfen kann.

Das Enkelglück hat weitreichende Auswirkungen und regt die männliche Kreativität an. Beispiele dafür sind die Dichter William Shakespeare und Miguel Cervantes.

Im Zeitgeist der Moderne hat die gesellschaftliche Bedeutung der Großvater-Enkel-Beziehung angemessenen Platz. An Weihnachten werden jedes Mal die Filme *Der kleine Lord* und *Die Weihnachtsgeschichte von Charles Dickens* gezeigt. In beiden wird durch einen gutartigen, menschlichen Enkel ein hartherziger, geiziger, starrsinniger Großvater zu einem gütigen Menschen verwandelt.

Die Wahlverwandten der Jugendzeit – Freundinnen und Ehefrau

Die ersten Wahlverwandten sind die Freundinnen, mit denen ein Junge im Sandkasten spielt und dann die Schulfreundinnen. Die Auswahl erfolgt aus Sympathie und es können lebenslange Freundschaften und auch Ehen daraus entstehen.

Ab der Pubertät wird die Wahl der Freundinnen und Geliebten von Triebbedürfnissen gesteuert und von dem Wunsch, die Frau fürs Leben zu finden.

Probleme des miteinander Altwerdens

Mit seiner Ehefrau möchte man miteinander alt werden – das ist der Wunsch und in sehr harmonischen Ehen geschieht das auch. Viele Ehepaare gleichen sich immer mehr aneinander an, werden sich zum Verwechseln ähnlich, denken und sagen das Gleiche, teilen sich einen Tisch, ein Bett und ein Grab.

Bei anderen verändert sich beim Älterwerden die Beziehung immer mehr. Der Charakter des Mannes nimmt eigene Züge an und seine Ehefrau oder Partnerin bleibt ebenso wenig die Person, die sie bei Beginn der Beziehung war. Wenn das ein Auseinanderdriften in unterschiedliche Richtungen ist, kommt es zu Spannungen, Streitigkeiten und Entfremdung oder auch zur Trennung.

Die altbekannte Geschichte ist, dass ein älterer Mann sich eine jüngere Freundin oder Frau sucht. Außer den vordergründigen sexuellen Wünschen ist meist aber auch die Angst des Mannes vor seinem Altern und seiner Vergänglichkeit beteiligt. Unbewusst spielt der Wunsch nach Belebung und Schutz durch eine mütterliche Brust mit. Eine solche Beziehung kann sehr beglückend sein und beim Mann verjüngend wirken, jedenfalls eine Zeitlang. Es gibt viele glückliche Zweit- oder

Drittehen. Bei einer Befragung von Hochaltrigen über die Gründe ihrer Langlebigkeit nannten viele »jüngere Partner« und zwar Männer wie Frauen. Es ist aber auch die Warnung angebracht, dass für ältere Männer beim Umgang mit jüngeren Frauen eine erhöhte Gefahr von Herzinfarkten besteht, falls sie sich überfordern, insbesondere beim Gebrauch von Anregungsmitteln.

Beziehungsgeschichten aus persönlichen Gründen

Beziehungsprobleme eines älteren Mannes mit seiner Partnerin können sich auf psychischer Ebene aus seiner und/oder ihrer Lebensgeschichte und deren Wechselwirkungen ergeben.

Ein 80-jähriger Mann, der spät eine enge Beziehung zu seinen Söhnen gefunden hatte und damit glücklich war, wurde von seiner jüngeren Frau verlassen, weil sie das Gefühl bekam, er ziehe seine Söhne ihr vor und wende ihr nicht genug Liebe zu. Es ergab sich, dass sie als Kind sehr darunter gelitten hatte, dass ihre Brüder ihr vorgezogen worden waren.

Jeder Beziehung unter Menschen enthält einen Anteil gegenteiliger Gefühle (Ambivalenz), jede Liebe enthält einen Anteil von Hass und Aggression. Bei jedem zusammen älterwerdenden Paar gibt es Wünsche und Neigungen,, die man mit diesem Partner/in nicht ausleben kann. Wenn der ungelebte Teil der Beziehung im Lauf der Veränderung zu einem belastenden Problem wird, ist es am besten, miteinander darüber zu sprechen und einvernehmliche Lösungen zu suchen. In einer langen Ehe, in der sich eine Vertrauensbasis aufgebaut hat, ist das zu bewältigen. Eine Eheberatung oder Psychotherapie ist dabei hilfreich.

Eine Trennung oder Scheidung, wie in der jüngeren Generation heute üblich, sollte als letzte Möglichkeit gut überlegt werden.

Beziehungskrisen durch biologisches Altern

Das biologische Altwerden läuft bei keinem Paar völlig gleichzeitig und in gleicher Form ab. Wenn das körperliche Altern nur bei einem Partner zu schwerwiegenden Störungen führt und der oder die andere sich noch relativ jung fühlt, gerät die Beziehung in eine Krise. Die *archaische Basis* der Probleme des miteinander Altwerdens wird in der griechischen Mythologie sehr klar dargestellt:

Eos, die Göttin der Morgenröte, hatte Tithonos, einen Sterblichen, geheiratet und Zeus um dessen Unsterblichkeit gebeten. Leider hatte sie vergessen, für ihren Mann auch die ewige Jugend zu erbitten. So lebte das ungleiche Paar zwar Äonen lang miteinander, aber er alterte und sein Körper verfiel. Er schrumpfte immer mehr ein, wurde immer kleiner und weniger. Sie konnte sich mit ihm im Kreis der ewig jugendlichen Götter nicht mehr blicken lassen, konnte dann auch selbst mit ihm nichts mehr anfangen und schloss ihn schließlich hinter bronzenen Türen weg. Aus Mitleid verwandelte sie ihn in eine Zikade, damit er wenigstens ab und zu seine Haut abwerfen konnte.

Wenn die Vitalität eines Partners oder einer Partnerin durch altersbedingte Leiden, wie Schmerzen, Herzschwäche, Kreislaufprobleme, Diabetes oder Parkinsonismus, so nachlässt, dass bisherige Gemeinsamkeiten, wie Sex, Geselligkeit, Sport oder Reisen, nicht mehr möglich sind, gerät die Beziehung aus dem Gleichgewicht. Es ist dann an der Zeit, zu entscheiden, ob man auf bestimmte Interessen verzichten oder ihnen allein weiter nachgehen will und darf. Manche können die Veränderung akzeptieren, andere fühlen sich alleingelassen und sind im Konflikt, ob sie die für ihre Identität wichtigen Aktivitäten allein fortführen können oder nicht. In einer reiferen Beziehung kann man sich darüber abstimmen, ohne dass die Gemeinsamkeit zerbrechen muss.
Die einseitige körperliche Voralterung verändert die *Rollenverteilung in der Beziehung*. Wenn der Mann wie Tithonos der früher Alternde ist, der stufenweise zum abhängigen Kind oder zum Pflegefall wird, muss die Frau ihr Rollenverständnis anpassen, muss von der Frau und Geliebten zur fürsorglichen Betreuerin werden und ihn evtl. hinter den Toren eines Heims wegschließen. Frauen sind eher dazu imstande, die Rollen neu verteilen und die der Betreuenden und schließlich Pflegenden anzunehmen. Sie sind auch bereit, Opfer zu bringen, auf bisherige gemeinsame Freuden zu verzichten, den Partner zu betreuen, im Extremfall sogar ein Organ zu spenden. Von den Töchtern, die ihre Eltern bis zum Tode pflegen oder in ein Heim bringen müssen, weiß man, dass es heute nicht mehr selbstverständlich ist und sehr schwer werden kann, von der Kind-

in die Elternrolle gezwungen zu werden. Das gleiche gilt für Ehegatten. *Ein erfolgreicher Schauspieler war wegen hochgradiger Schwerhörigkeit und zunehmender Demenz nicht mehr fähig, öffentlich aufzutreten, weigerte sich aber eigensinnig, das zu unterlassen. Seine Frau, die ihn anbetete, sah sich zwar gezwungen, ihr Idealbild des angebeteten großen Mannes aufzugeben und die Rolle seiner Betreuerin und Pflegerin, die ihn zurückhalten muss, zu übernehmen, tat das aber nur sehr widerstrebend und unter inneren Kämpfen.*

Das Verhalten des Mannes wird durch körperliche Voralterung der Partnerin einschneidend verändert. Er muss die Funktionen, bei denen sie behindert ist, übernehmen oder sonstwie für Ausgleich sorgen. Das ist ein Rollenwechsel vom Patriarchen zum Betreuer und Pfleger und stellt für das Selbstverständnis des Mannes eine schwere Belastung dar. Die übliche Antwort darauf ist, dass er seine Frau beschimpft und bedrängt und sie zwingen will, sich normal zu verhalten. Das Motiv ist eigentlich Liebe, denn das Ziel ist, dass die geliebte Frau und die Beziehung so jugendfrisch bleiben sollen, wie sie in ihrer besten Zeit waren. Ein typischer Mann will die Leiden seiner Frau nicht wahrhaben. Ein Beispiel von Sigmund Freud ist bezeichnend:

> *Bei einem älteren Ehepaar war die Frau magenleidend und musste strenge Diät halten. Der Mann aß mit großem Behagen das ihr Verbotene und bat sie um den Senf dazu. Sie stellte ihm aber ihre Magentropfen hin und bemerkte die Verwechslung erst, als er sie darauf aufmerksam machte.* (Sigmund Freud, 1900: *Die Psychopathologie des Alltagslebens*)

Wahlverwandte im Alter – das neue Beziehungsnetz

Die Entfremdung in der Familie und der Verlust von Blutsverwandten lassen sich zum Teil durch Wahlverwandte ausgleichen. Man muss und kann das alte Beziehungsnetz durch ein neues ersetzen. Das klingt sehr einfach, ist es aber nicht.

Die Liebes- und Lebenspartnerinnen waren Wahlverwandte aus der Jugend und dem Erwachsenenalter und führten aus der Herkunftsfamilie hinaus zur Gründung der eigenen Familie. In Schule, Militärdienst, Studium und Beruf entstanden langjährige, tiefe und echte Freundschaften. Ihr unausweichliches Dahinschwinden im Alter führt die Vergänglichkeit allen Lebens vor Augen und ist Anlass zur Trauer. Junge Menschen sind flexibel und offen für neue Partner/innen, ein Mann ab 80 kann sich jedoch nicht mehr schnell umstellen, hat das Bild seiner verstorbenen Frau und der Freunde im Herzen, vergleicht und ist vorsichtig. Eine Lebensgeschichte kann nicht beliebig umgeschrieben werden.

Die neuen Wahlverwandten tun gut, sind aber zunächst Funktionsgemeinschaften, die man sich aufgrund gemeinsamer Interessen oder Liebhabereien aussucht. Es braucht Zeit, bis daraus emotional echte Freundschaften und vertrauensvolle, verlässliche Beziehungen entstehen.

Es gibt heute kaum noch Tabus dagegen, per Inserat oder im Internet mögliche neue Partnerinnen zu finden, sowohl zur Befriedigung von Triebbedürfnissen, wie auch für gemeinsamen Sport, Reisen oder Kulturereignisse, und eben auch für dauernde Lebenspartnerschaften und Ehen. In meinem Bekanntenkreis gibt es mehrere so entstandene stabile Beziehungen.

»Die Liebe, die Liebe, welch himmlischer Dunst, doch in der Ehe, da liegt die Kunst« (Theodor Storm)

Das gilt umso mehr für neue Partnerschaften im Alter. Im Rausch der jugendlichen Triebe geschieht die Wahl der richtigen Frau von selbst. Eine mögliche Partnerin in reiferen Jahren bringt jedoch ihre Lebensgeschichte und die Traumata und Ausprägungen ihrer Persönlichkeit mit. Der ältere Mann, der selbstverständlich und sofort Verständnis und Hilfe braucht, sieht sich dann leicht enttäuscht, unverstanden und überfordert. *Jetzt habe ich jemand, der mir bei den Problemen helfen kann, die ich vorher nicht hatte,* lautet ein bezeichnender Kalauer. Es sind oft Witwer oder Witwen, die eine neue Beziehung suchen oder sie haben gescheiterte Ehen hinter sich. Sie leben in Gewohnheiten und Ansprüchen, die erlebt und aufeinander abgestimmt werden müssen, und es muss sich erst erweisen, ob die Schnittstelle von Zuneigung, Sympathie und gemeinsamen Interessen groß genug ist.

Ein wichtiger Punkt ist *die Wohnung*. Jeder der beiden lebt in einer vertrauten Wohnung oder Haus, die er als seine Heimat ansieht und nicht aufgeben will. Wenn keiner nachgibt, kann die Beziehung daran scheitern. Auch wenn man sich auf eine Wohnung geeinigt hat, kann diese noch als fremd empfunden werden. Man muss sich dann erst einen Raum schaffen, als persönliches Zentrum, aus dem eine neue Heimat werden kann.

Eine gute Lösung ist es, wenn die Entfernung nicht zu groß ist, in seiner vertrauten Wohnung zu bleiben und sich wechselseitig zu besuchen. Manche machen aus ihrer Wohnung ein Museum zum Gedenken an die Verstorbene, es darf nichts verändert werden, und sie wollen dort bleiben. Das Schlafzimmer ist ein Heiligtum, das keine andere Frau betreten darf. Andere halten es in ihrer Wohnung nicht aus, weil sie alles an die Verstorbene erinnert, und müssen in eine neue Wohnung umziehen, um weiterleben zu können.

Bei einer neuen Bindung im 4. Alter ist auch zu bedenken, wie bei jedem Partner, der *Stand seines Alterns* ist, wie weit und wie lange er voraussichtlich noch autonom leben kann oder auf Hilfe und ggfs. Pflege angewiesen sein wird.

Eine neue Partnerin bietet die Chance, dass sie zu der Identität, die man hat und zu der, die man anstrebt, zum »Werde, der du bist« passt. Wenn alles stimmt, kann aus einer Wahlverwandtschaft eine für beide befriedigende Lebensgemeinschaft werden.

Auch *Haustiere* sind Wahlverwandte, und Hunde und Katzen geben emotionale Nähe und Körperkontakt, den man von Menschen nicht mehr bekommt. Es aktiviert uralte Mensch-Tier-Beziehungen nach vorsprachlichem Modus, und das tut Älteren gut.

Seit wohl über 15.000 Jahren leben Hund und Mensch zusammen. Hunde haben gelernt, sich Menschen als Schutz und Ernährer verfügbar zu machen, indem sie deren Gesten und Anweisungen verstehen, sich achtsam auf ihre Herren einstellen und deren Wünsche gehorsam und ohne Ambivalenz befolgen. Sie machen sich unentbehrlich durch Wachen, Warnen, Bellen, Jagen und ihren Herrn Verteidigen. Das schafft eine persönliche Beziehung von Eintracht und Nähe auf menschlicher Stufe, bei der wie bei Mutter und Kind das Kuschelhormon Oxytocin ausgeschüttet wird. Hunde sind am menschlichsten, stehen dem Menschen am nächsten. Schopenhauer zog seinen Hund jedem menschlichen Kontakt vor:

»Woran sollte man, fragte er, sich von der endlosen Verstellung, Falschheit und Heimtücke der Menschen erholen, wenn die Hunde nicht wären, in deren ehrliches Gesicht man ohne Misstrauen schauen kann?«

Auf das wohlwollende Schwanzwedeln eines ehrlichen Hundes gab er mehr als auf hundert Gebärden seiner Mitmenschen. Ebenso lebte Friedrich der Große mit seinen Windspielen und ließ sie auf der Terrasse von Sanssouci begraben. Er wollte ihnen nahe sein, während er nach der Nähe seiner Frau im Leben und im Tod kein Verlangen verspürte.

Die aus dem Familienleben vertrauten Haustiere sind jedoch in der Lebensphase ab 80 meist längst nicht mehr am Leben und vor der Anschaffung neuer muss gut überlegt sein, ob man zu einer aufwändigen tiergerechten Haltung noch in der Lage ist, z. B. mit einem Hund noch jeden Tag spazieren gehen kann. Es gibt auch den ironischen Vorschlag, eine Schildkröte sei geeigneter, denn sie kann 180 Jahre alt werden, während man über Hunde und Katzen immer wieder trauern muss. Dem liegt offenbar der Wunsch nach einem weiblichen Wesen zugrunde, das zuverlässig das eigene Leben begleitet und überdauert.

Bis dass der Tod euch scheidet – Krankheit und Verlust der Partnerin

Der Mann ab 80 wird statistisch zwar von seiner Frau um 4 Jahre überlebt, aber viele müssen auch hinnehmen, dass die Frau vor ihnen stirbt. Wie das erlebt wird, zeigen die folgenden Beispiele: Die Alterung und üblichen Altersleiden wie Diabetes und Herzschwäche einer Frau werden vom Mann meist nicht wahrgenommen oder als »ihr ewig weh und ach« (Mephisto, in: *Faust,* Goethe) bagatellisiert. In seinen Wunschphantasien und Träumen bleibt sie die gesunde Frau, mit der man das von ihm bestimmte gewohnte Leben weiterführen kann.

Wenn die Frau aber schwerkrank wird und er um ihr Leben kämpfen muss, sieht er sich mit der Vergänglichkeit konfrontiert und ändert seine Haltung, Er will ihr dann nur noch helfen.

Ein Beispiel vom Erleben und den Träumen eines Mannes, dessen Frau schwerkrank wurde und Monate später starb: Er identifiziert sich ganz real mit ihren Symptomen, bekommt z. B. gleichzeitig mit ihr schmerzhafte Muskelkrämpfe oder heftigen Durchfall. Er will sie real retten, hält die Diät ein, die ihr schwerfällt, und macht ihr die Gymnastik und die Bewegungstherapie vor, die sie nicht mehr gut kann. Als seine Frau in Todesgefahr schwebte, hielt er Totenwache, war schlaflos, glaubte, sein Herz versage wie das seiner Frau, und war bereit, an ihrer Stelle zu sterben. Als sie ihr nahendes Ende spürte, war er verstört und bekam heftigen *Pruritus* (Hautjucken), den er als Selbstbestrafung ansah, weil er ihr nicht helfen konnte.

In den Träumen zeigen sich die emotionalen und unbewussten Reaktionen noch deutlicher und werden kommentiert; z.B. ist ein Mann selber herzkrank, dauernd gelähmt, kann nie mehr aufstehen, kann sich nicht befreien und müsse kapieren, dass er jetzt sterben *muss. Er will sie retten, übt im Traum die gelähmten Arme und Beine, als ob er sie wäre und es für sie tun könnte, und bringt ihr Skilaufen bei. Nach Erstickungsanfällen seiner Frau träumt er, im steigenden Wasser selbst zu ertrinken, und wandelt dann das Ertrinken um in die Rettungsphantasie, in herrlichem körperwarmem Fruchtwasser im Mutterleib zu liegen. Er ist bereit, für sie Opfer zu bringen, will auf seine berufliche Karriere verzichten oder an ihrer Stelle sterben. In einem Traum lässt er von einem schönen weiblichen Tier seine inneren Organe, Herz, Lunge, Leber, Nieren, bereitwillig auffressen, ist also bereit, die Organe, die bei seiner Frau versagen (Multiorganversagen) für sie zu opfern. Er übernimmt auch ihre Phantasien und möchte ihre Wünsche erfüllen. Als sie im Zustand der Verwirrtheit meint, sie komme morgen nach Hause, baut er im Traum das einsturzgefährdete Haus wieder auf und zwar barrierefrei, sodass sie darin wieder leben, singen und tanzen kann. Sie kommt ihm als Kind entgegengelaufen und er trägt sie auf seinen Armen nach Hause.*

Die unerträgliche Realität ersetzt sie in ihrer Phantasie gern durch reines Wunschdenken und korrigiert die Familiengeschichte im Sinne eines Familienromans: Sie wünscht sich das (ausgebliebene) Enkelglück herbei, meint ihre Töchter seien schwanger, und fragt nach dem Geburtstermin. *In Identifizierung mit ihren Wünschen träumt er, sie habe noch einen weiteren Sohn geboren.*

Fehlleistungen mit symbolischer Bedeutung sind häufig: Als eine Frau in Panik ihren Mann anrief, sie fühle sich in der Klinik in ein Sterbezimmer abgeschoben, fuhr der Mann ebenfalls in Panik los, verursachte einen Unfall und beschädigte sein Auto schwer.

Die tödliche Erkrankung seiner Frau regte beim Ehemann Veränderungen an: Die Welt kommt ihm wie ein regellos wechselndes Kaleidoskop vor, das er staunend wie ein Kind betrachtet, aber nicht verstehen kann. Im Traum kommen Erinnerungen an Situationen von knapp überstandener Todesgefahr im Krieg und von Überlebensschuld gegenüber einem Freund vor, und er möchte das wiedergutmachen. Er sieht, dass bisher idealisierte Vorbilder in ihm sterben und er allein weiterkommen muss. Er erkennt, dass sein eigenes Ende näher kommt. In seinen Träumen *ist eine freundliche Frau plötzlich tot und er kann sie nicht wiederbeleben und eine Frau in Todesgestalt wartet auf ihn.*

Im Trauerjahr

Zuerst ist man überwältigt von Schmerz und heißer Trauer. Das ist wie eine schmerzende Wunde des Körpers, und die Tränen fließen wie Blut. Der Schmerz kommt immer wieder unabwehrbar hoch, begleitet von untröstlichem Weinen und einem unstillbaren Fließschnupfen. Vom Aufwachen bis zum Einschlafen denkt man an die Verstorbene und in den Träumen ist sie besonders intensiv anwesend. Der Schmerz muss heraus wie bei einer Wunde, die ausbluten muss. Man kann nichts anderes denken und fühlt sich wie gelähmt.

Es ist unsagbar schlimm, auf einmal allein zu sein. Man geht wie gewohnt zur Verstorbenen hin, um ihr etwas zu berichten, ruft sie – und es kommt keine Antwort. Man zaubert sie in der Phantasie herbei, hört ihre Stimme, ihr Stöhnen, ihr Seufzen, meint, sie habe einen eben berührt. Man stellt im ganzen Haus ihre Fotos auf, sie ist überall anwesend, nimmt ihr Bild als Cover aufs Handy. Er fühlt sich alleingelassen und hilflos. Die Anteilnahme und der Trost von Angehörigen und Freunden helfen viel. Aber wer nicht selbst gleiche Verluste erlitten hat, kann es doch nicht ganz nachfühlen.

Sehr hilfreich sind dann *Trauergruppen,* bei denen sich Menschen in gleicher Situation treffen. Man erlebt, dass man nicht allein ist und wie andere damit umgehen. Man lernt, dass die Trauer unterschiedliche Qualität haben kann, je nach persönlichem Schicksal.

Bei einem war es der Schmerz eines verlassenen Kindes, und es fiel ihm dazu eine *Szene aus seinem 4. Lebensjahr ein, als beim Aufwachen die Mutter nicht da war und er sie verzweifelt suchte.*

Bei einem war die Trauer mit wütendem Vorwurf gemischt, *weil die Mutter eine vor ihm verstorbenen Schwester mehr geliebt habe als ihn.*

In solchen Fällen ist professionelle Hilfe durch Psychotherapeut/innen angebracht. Die Gruppe gibt Halt und ist hilfreich, einige haben in der Gruppe Freunde oder eine neue Ehefrau gefunden. Trauergruppen und spezielle Therapie werden durch Hospiz-Vereine, Gesundheitsämter und kirchliche Institutionen angeboten oder vermittelt.

Mitleiden und Mitsterben

Viele haben im Schock des Verlusts die gleiche Identifikation mit den Symptomen ihrer Frau, als sie noch lebte. Ein Ehemann ist taumelig und glaubt, seine Beine seien gelähmt. Oder es fällt Angehörigen auf, dass er in der unbeholfenen Sprechweise spricht, wie seine Frau es zuletzt getan hatte. Seine Sehschärfe ist von 100% auf 60% zurückgegangen.

Er träumt von zwei parallelen Kurven, die steil nach unten abstürzen, sowie dass er blind ist und bald sterben wird.

Die archaischen Rituale der Trauer, sein Haupt zu verhüllen, in Sack und Asche zu gehen, sind symbolische Formen des Mitsterbens. Man macht das unbewusst mit, lässt sich in Kleidung und Körperpflege ein wenig verwahrlosen, gibt sein Fitnessprogramm auf, zieht sich zurück. Erst mehrere Wochen nach ihrem Tod kam dann die Idee, das gewohnte Baden und die tägliche Körperpflege wieder aufzunehmen. Das Mitsterben kommt schon im Ökosystem von Pflanzen vor, ist also phylogenetisch tief verankert (vgl. Wohlleben, S. 120).

Die Tendenz, mitzusterben, zeigt sich auch in Fehlleistungen: *Ein krebskranker Mann hat den sonst angstvoll korrekt eingehaltenen Termin zur Behandlung seines eigenen Krebsleidens vergessen, behauptet aber, er hätte ihn eingehalten.*

Ins Leben zurückholen – Orpheus und Eurydike

In der ersten Zeit ist eine starke Sehnsucht da, sie soll wieder da sein:

Er stürzt sich im Traum mit ausgebreiteten Armen in die Unterwelt und geleitet seine Frau auf einem Umweg herauf, vermeidet den Fehler des Orpheus (sich umzusehen) und bringt sie nach Hause. In einem anderen Traum geht er zu ihr hinunter in eine Welt von Katakomben, bleibt bei ihr und spricht mit ihr. Sie hört ihm ruhig zu, mit ihrem feinen Gesicht, und es hilft ihm so wie immer. Er spürt tief, was er verloren hat. Oder sie kommt ihm entgegen, blumengeschmückt und in ihrem Lieblingskleid. Sie ist wunderschön und strahlt ihn an, beide wollen einen Weg in eine gemeinsame Zukunft finden.

Die Zeit heilt alle Wunden, wenn auch nicht vollständig und auch der Schmerz der Trauer lässt nach, wird beherrschbar und kann vor anderen Menschen verborgen werden. Am Grab und in den frühen Morgenstunden kommt der Schmerz am ehesten noch unbeherrschbar hoch. Die beste Zeit und der beste Ort, um der Trauer regelmäßig und in persönlicher Form Ausdruck zu geben, ist an ihrem Grab sowie abends und zuhause. Er zündet dann vor ihrem Bild eine Kerze an und nimmt in Gedanken mit ihr Kontakt auf.

Der Trauerprozess – Tröstliches und Kritisches

Die heiße körperliche Trauer wandelt sich allmählich zu einem *Trauerprozess von Nachdenken und Gedenken* um. Die Tendenz zum Mitsterben und die Wunschillusion, sie ins Leben zurückzuholen, lassen nach und dafür kommen jetzt tröstliche Erinnerungen aus der Sterbephase. Es gab die beglückenden Momente gemeinsamer Erinnerungen, an ihre Wunschphantasien vom Enkelsegen und dass sie selbst wieder ein Kind sei bei Schwester und Vater. Vor allem nahm sie trotz schweren Krankenlagers emotional Kontakt auf, brachte die Familie wieder zusammen, alle sprechen seitdem wieder miteinander. Die Ambivalenz des Ehemannes, sein Vorwurf, ein von ihr hilflos alleingelassenes Kind zu sein, wird jetzt weit von Liebe, Verständnis und Dankbarkeit überdeckt.

Tröstliche rationale Überlegungen helfen, ihren Tod zu akzeptieren. Sie hat ein Alter von über 80 Jahren erreicht. Ohne die Stammzellen-Therapie wäre sie schon seit 10 Jahren tot. Der Tod war wirklich für sie eine Erlösung, nicht nur als Phrase, denn die Sterbephase mit Erstickungsanfällen war für sie eine kaum zu ertragende Belastung. Nach etwa 3 Monaten kommt beim Ehemann etwas Arbeits- und Lebensenergie wieder. Er beginnt, wieder Sport zu treiben und am Vereinsleben teilzunehmen.

Für kurze Zeit kam es zum Ausbruch kritischer Affekte. In seinen Träumen wirft er ihr vor, bei der Behandlung ihrer Leiden nicht genug mitgewirkt zu haben. Offenbar musste sich aufgestaute Ambivalenz entladen, denn er wirft ihr auch lange zurückliegende Verfehlungen vor. Als Strafe für seine ungerechten Vorwürfe litt er 2 Wochen lang an einem nicht zu stillenden Tränenfluss aus der Nase. Er empfindet das als gerecht, fühlt Reue und die Aggressionen hören auf.

Die Beziehung lebt weiter

Die Trauer verändert sich und wandelt sich in Achtsamkeit für die Beziehung zur Verstorbenen um. Es wird ihm bewusst, dass sie in ihm weiterlebt, die Beziehung zu ihr sich ständig neu gestaltet und das wohl für immer so bleiben wird. In Gedanken, Phantasien und Träumen ist sie wieder da wie früher, er fühlt ihre Nähe, spricht mit ihr und sie antwortet in seiner Phantasie und im Traum. Sie ermutigt ihn, er solle das gewohnte Leben mit ihr fortsetzen, und er sucht dann gern die Stätten gemeinsamer Erinnerungen auf und holt versäumte Reisen nach. Er träumt von ihrer Wiederauferstehung, von einem weiteren Sohn und 2 Enkeln, von einer würdigen Trauerfeier im Kreise der Ur-Großfamilie und dass er sie im Krieg schützte und rettete. Er ist meist von guten, hilfreichen Personen umgeben und glaubt beim Aufwachen deutlich zu spüren, wie seine Frau ihm die Hand drückt.

Statt mit ihren Symptomen identifiziert er sich jetzt mit dem vorher verachteten Guten in ihr. Er übernimmt Vorlieben seiner Frau, die er immer abgelehnt und lächerlich gemacht hatte. Er korrigiert seine überheblichen Vorurteile (*das bisschen Haushalt macht sich von alleine*), möchte seine Geringschätzung jetzt wiedergutmachen und erfüllt alle Haushaltspflichten weitgehend so, wie sie es getan hatte. Früher wollte er sie zu strenger Diät erziehen, heute isst er gern die Speisen, die er an ihr missbilligt hatte. Es findet ein Prozess von Anerkennung und Wiedergutmachung statt. Als er bei sich selbst Anzeichen von Herzschwäche bemerkt, begreift er, dass sein Vorwurf, sie wolle sich nicht bewegen, nicht berechtigt war, sondern dass sie es wegen ihrer Herzschwäche nicht konnte.

Er nimmt jetzt ihr Wesen, ihre Person, ihre Art in sich auf, spürt sie in sich und hört ihre Ratschläge: *Nimm die Angst weg, rivalisiere nicht so, handle einfach aus dem Bauch heraus*, und er fühlt sich dadurch so sicher wie nie. Sein Sinn für Musik wird deutlich angeregt, die Frau ist einbezogen, er spielt für sie, träumt, er spiele sein Instrument so einfühlsam und innig wie einen weiblichen Körper.

Drei Monate nach ihrem Tod ist seine Stimmung noch sehr traurig. Er fängt an zu begreifen, dass seine Sterbephase begonnen hat und er in absehbarer Zeit in seiner Urne neben der seiner Frau liegen wird.

In der zweiten Hälfte des Trauerjahrs lässt die lähmende Trauer nach. Er merkt, dass sein Körper noch nicht auf Sterben programmiert ist, und noch 3 Jahre Zeit ist, bis er das Alter seiner Mutter erreicht hat. Er möchte nicht mehr mitsterben, sondern leitet Behandlungen ein, die sein real sehr abgesunkenes Hör- und Sehvermögen sowie sein Herzleiden wieder bessern. Er pflegt seinen Körper und nimmt seine früheren sportlichen Aktivitäten und Kontakte zu Freunden wieder auf, geht auch mal wieder in die Oper. Er betreibt aber alles in eingeschränktem Umfang und nicht mehr mit der Freude, die er mit ihr zusammen immer hatte. Sie fehlt überall und das wird so bleiben. In seinen Gedanken und Träumen ist sie wieder da, zurückhaltend und verlässlich, wie sie im Leben war.

Im Alltag macht sich jetzt ein Drang nach Aufräumen, Aussortieren, Ordnen bemerkbar. Ein Ziel ist, die umfangreiche Bibliothek so verfügbar zu machen, dass sie in einem Zimmer Platz hat und er sie auf eine einsame Insel – oder in ein Heim – mitnehmen könnte. Ein Plan für später ist, seine Habseligkeiten so zu minimieren, dass sie vom Lehnstuhl, Rollstuhl oder Bett aus noch erreichbar sind, auch wenn er blind sein sollte.

Die Kunst, allein zu leben

Zuerst fühlt man sich alleingelassen und hilflos. Es fehlt alles, was die Partnerin immer getan und besorgt hatte. Man muss das jetzt selber übernehmen und muss Vieles erst lernen. Die Notwendigkeit, diese Pflichten erfüllen zu müssen, ist aber ein gutes Mittel, um aus der lähmenden Trauer herauszukommen. Man muss sich motivieren, das zu tun, und es ist hilfreich, sich darauf zu besinnen, dass man als Junggeselle und als Student ja über lange Zeit gut zurechtgekommen war und sich wohlgefühlt hatte.

Man ist gezwungen, sich neu zu orientieren. Man braucht eine neue Identität, die zu der veränderten Situation passt, muss sich überlegen, welche Ziele man noch hat, und seine Freunde und Wahlverwandte so auswählen, dass sie dafür förderlich sind. Nicht jeder fühlt sich dazu fähig, sondern bleibt lieber beim Gewohnten und will nichts ändern. Andere sehen noch Chancen, nach angemessener Zeit sich nach einer neuen Partnerin umzusehen. Das Ziel der Trauerarbeit ist eigentlich, den Prozess des inneren Abschieds zu vollziehen, um frei zu werden für eine neue Beziehung. Das setzt aber voraus, dass man die Bindung an die verstorbene Frau und auch die Sehnsucht des Orpheus aufgeben und Eurydike als endgültig verloren anerkennen kann und möchte. Wem es gelingt, der hat gute Chancen auf eine neue befriedigende Beziehung.

Es gehört aber auch Glück dazu, weil die Voraussetzungen der Partnerwahl im 4. Alter ganz andere sind als in der Jugend. Es ist nicht mehr schwer, über Inserate oder Internet jemanden zu finden, aber ob man auf Dauer zusammenbleiben kann, muss sich erst erweisen. Die Probleme sind weiter oben schon beschrieben. Die Tragödien, die sich aus falschen Erwartungen oder aus Berechnung ergeben, sind bekannt. Viele Männer im Alter von 80 oder mehr können und wollen sich darauf nicht mehr einlassen. Sie fühlen sich zu sehr an ihre Frau gebunden oder sie sind auch nicht mehr ausreichend fähig, sich auf eine neue Bindung oder überhaupt auf Neues einzustellen. Das ist aber nicht als nur negativ zu sehen.

Tatsache ist, dass viele Männer im 4. Lebensalter allein leben, und alle Umfragen zeigen, dass die meisten damit auch zufrieden sind. Es muss also außer dem quälenden Gefühl des Alleingelassenseins auch positive Seiten, Vorteile, ein Gefühl von Glück des Alleinseins geben. Das beruht u.a darauf, dass man seine Lebensführung allein am leichtesten nach Wunsch und ohne Zwang gestalten und das Gefühl von Autonomie so am besten aufrechterhalten kann. Wilhelm Busch hat das treffend im Gedicht *Der Einsame* (1904) beschrieben:

Wer einsam ist, der hat es gut, weil keiner da, der ihm was tut.
Ihn stört in seinem Lustrevier kein Tier, kein Mensch und kein Klavier,
Und niemand gibt ihm weise Lehren, die gut gemeint und bös zu hören.
Der Welt entronnen, geht er still, in Filzpantoffeln, wann er will.
Sogar im Schlafrock wandelt er, bequem den ganzen Tag umher.
Er kennt kein weibliches Verbot, drum raucht und dampft er wie ein Schlot…
Liebt er Musik, so darf er flöten, um angenehm die Zeit zu töten,
Und laut und kräftig darf er prusten, und ohne Rücksicht darf er husten.

Kurz, abgesehn vom Steuerzahlen, lässt sich das Glück nicht schöner malen.
Worauf denn auch der Satz beruht: Wer einsam ist, der hat es gut.

Die Fähigkeit, gern allein zu sein und sich dabei wohlfühlen zu können, entwickelt sich in früher Kindheit, wenn eine ausreichend gute Mutter ihrem Kind den Glauben an eine wohlwollende Umwelt und innere Sicherheit vermitteln kann. Es kann sich dann aus der Abhängigkeit von ihr lösen, sich seinem Spiel hingeben und sein Befinden aus sich selbst regulieren (vgl. Donald Winnicott: Die Fähigkeit zum Alleinsein, in: *Reifungsprozesse und fördernde Umwelt*).

Es ist nicht ausgeschlossen, dass sich das auch im Alter noch entwickeln lässt. Es gibt Männer, die immer Angst hatten, ohne Partnerin allein im Haus zu sein, das aber nach dem Verlust der Partnerin überwinden konnten.

Die meisten können Kompromisse eingehen, suchen sich neue Wahlverwandte und neue Interessen, gehen auch neue Beziehungen ein, aber ohne verpflichtende Bindung. Oft bleibt trotz aller neuer Lebensfreude immer ein Gefühl, dass die Verstorbene fehlt und ohne sie alles nur die halbe und nicht die volle Freude macht.

Der Homo politikus ab 80

Überblick: Männer ab 80

jetzt 100, geb. 1919: Ende der Monarchie und der Kaisertreue
jetzt 90, geb. 1929: Nazizeit und Kriegsteilnehmer – Vae victis
jetzt 80, geb. 1939: Kriegskinder

Von der Alterskohorte der 100-Jährigen sind nur noch wenige am Leben. Mit der demographischen Entwicklung zur Hochaltrigkeit nimmt ihre Zahl aber schnell zu. Es gibt inzwischen schon Clubs von 100-Jährigen und 110-Jährigen.

Die heute 74 bis über 100 Jahre alten deutschen Männer haben in der Zeit des Zweiten Weltkriegs gelebt.

Die 90- bis 100-Jährigen (1928 bis 1920 geboren) waren die Generation der Hitlerjugend und der aktiven Kriegsteilnehmer und damit der *Kriegstäter.* Sie haben schwer dafür gebüßt. Bis zur Hälfte dieser

Jahrgänge sind im Zweiten Weltkrieg umgekommen, viele kamen nur mit Verwundungen, Amputationen, Hungerschäden und anderen körperlichen und psychischen Dauerfolgen davon, z. T. erst nach jahrelanger Kriegsgefangenschaft.

Die 90-Jährigen (um 1928 geborenen), damals 15-Jährigen, wurden bis Ende 1943 als *Flakhelfer* einberufen.

Die 80-Jährigen, von 1939 bei Kriegsbeginn bis 1945 bei Kriegsende Geborenen, gehören zur Generation der *Kriegskinder.* Diese waren im Kindesalter durch Kampfhandlungen, Bomben, Trennung von ihren Familien, Abwesenheit und Tod ihrer Väter, Flucht und Vertreibung oft schweren Traumatisierungen ausgesetzt, an denen sie heute noch leiden. Die Spätfolgen sind nachhaltig. Radebold berichtet z. B., dass Männer, deren Väter lange abwesend waren und nur von Frauen erzogen wurden, das nicht als Mangel empfunden hätten. Ihre Frauen betonten aber häufig, dass ihren Männern bestimmte »männliche« Züge, insbesondere aktives Handeln, Übernahme von Verantwortung wie auch u. U. aggressives Behaupten eines eigenen Standpunkts fehlten. Ihre Männer seien freundlich, angepasst, ließen sich verwöhnen und nähmen selbstverständlich an, dass ihre Frauen (wie eben auch die Mütter im und nach dem Krieg) alles regeln und in die Hand nehmen würden (Helmut Radebold: *Die dunklen Schatten unserer Vergangenheit.* 2005, S. 195).

Beide Weltkriege haben tiefe Wunden geschlagen. *Körperliche Folgen* waren die lange nachwirkende Unterernährung mit Hungerödemen, Schädigung vieler Organe und verkürzter Lebenserwartung. Die Männer, die bei Kriegsende Jugendliche waren, sterben überdurchschnittlich häufig an Herz-Kreislauf-Erkrankungen, wenn sie das entsprechende Alter erreicht haben. Bei den Frauen ist das nicht der Fall. Als Ursache vermutet man eine Schädigung der Blutgefäße durch die kriegsbedingte Unterernährung in den Wachstumsjahren, die später nicht mehr ausgeglichen werden konnte.

Die Kriegsgenerationen – Aggression und Schuld

Psychisch sind viele Männer dieser Generationen vom Krieg tief geprägt oder zerstört. Im Alter wird das oft bedrängend bewusst. Manche sehen sich jeden Kriegsfilm an, versuchen zu begreifen, was sie damals »jung und dumm« getan haben und was mit ihnen geschehen ist, bestimmte Erlebnisse kommen immer wieder in Erinnerung oder tauchen in Träumen auf. Manche, die damals ihre Klassenkameraden und Freunde verloren haben, müssen häufig an deren Tod denken, sind dann tieftraurig und leiden unter Überlebensschuld. Sie haben den Vergänglichkeitsschock frühzeitig und traumatisch erlebt und kommen nicht davon los. Das ist bei Kriegsteilnehmern aller Nationen ähnlich, nicht nur bei den deutschen. Der bedeutende englische Psychoanalytiker Wilfred Bion (1897–1979) war in 2 Weltkriegen Kriegsteilnehmer und hatte als Panzerkommandant traumatische Erlebnisse. In seinem Denken und seinen Werken war er lebenslang damit beschäftigt, seine traumatischen Kriegserfahrungen zu verarbeiten. Noch 2 Jahre vor seinem Tod veröffentlichte er ein Buch über seine Kriegserinnerungen (Wilfred Bion, 1977).

Die Deutschen haben das besondere Problem, dass sie die Kriegsverursacher und die Kriegsverlierer waren und jeder Einzelne sich dem Pauschalvorwurf ausgesetzt sah, ein Kriegsverbrecher zu sein. Über seine persönlichen Leiden und mögliche persönliche Schuld zu sprechen war politisch nicht korrekt und lange Zeit undenkbar. Erst nach einem Abstand von etwa 3 Jahrzehnten wurde das nach und nach möglich. »Es musste heraus, endlich«, sagte Günter Grass zu seinem Geständnis, bei der Waffen-SS gewesen zu sein. Im vertraulichen Rahmen der Psychotherapie konnten sich dann auch Patienten ihren Psychotherapeuten anvertrauen. Die verdrängten Kriegstraumata tauchten in oft erschütternder Weise auf und suchten nach Erlösung. Das stellte sich oft zuerst in Träumen dar. Einige Beispiele:

Man ist Besatzungssoldat und will aus dem Krieg nach Hause, findet aber den Bahnhof nicht, und es gehen keine Züge.

Ein häufiger Alptraum: Man will durch panikartige Flucht der Gefangenschaft entgehen.

Einer, der aus behüteter Kindheit in grausame Kriegshandlungen geriet, träumt immer wieder und im Alter verstärkt, dass sich ihm freundlich zugewandte Gesichter in schreckliche Fratzen verwandeln und er gefoltert wird.

Ein 90-Jähriger träumt immer wieder von der Zeit, als er 16 oder 17 Jahre alt war und noch glücklich lebte, bevor er zum Kriegsdienst eingezogen wurde.

*Ein häufiger Wunschtraum ehemaliger Kriegsteilnehmer ist, der Krieg sei zu Ende und alle sind **überglücklich**.*

Ein 90-Jähriger träumte nach einem Besuch in Sanssouci, dass Friedrich II. als oberster Kriegsherr ihn persönlich vom Fahneneid entbinde und ihn endlich ins Zivilleben entlasse.

In Psychotherapien kamen dann erschütternde Schicksale und schreckliche Erlebnisse heraus, aber auch dass manche sich mit persönlicher Schuld quälten. Andere haderten mit ihrem Schicksal, insgeheim waren ihnen soldatische Ideale und Fahneneid noch heilige Werte. Sie können sich nicht umstellen, reagieren uneinsichtig und fühlen sich als Verräter, wenn sie ihre damaligen Überzeugungen aus heutiger Sicht bewerten sollen. Für manche ist das nicht lösbar, sie fühlen sich unverstanden und benachteiligt, als die betrogene Generation, vae victis. Im Alter sind sie verbittert und werden depressiv, evtl. auch suizidal. Jedenfalls nehmen die Suizide mit dem Alter zu und unverarbeitete Kriegserlebnisse sind sicher daran beteiligt. Es besteht die Gefahr, dass über Identifizierungen von Kindern und Enkeln diese Ideologie tradiert wird und zum Neonazismus beiträgt.

Wahrscheinlich gibt es auch heute noch eine Dunkelziffer von Männern ab 80, denen Kriegserlebnisse zu schaffen machen, über die sie bisher mit niemanden sprechen konnten. Das nachzuholen ist heute im vertraulichen Rahmen einer Psychotherapie möglich. Für manche jedoch ist nur die Demenz der Ausweg aus den Bedrängnissen:

Ein Mitte 90-Jähriger ist in der Demenz wieder der Panzerkommandant, der er im Krieg war, und erklärt seiner Pflegeperson begeistert die Technik der Panzer, als sei es ein Spiel. Er ist wieder der von seinem Spielzeug faszinierte junge Mann und ist dabei glücklich. Die alte Frau, die sein Spiel stören will (seine Ehefrau), solle man doch bitte wegschicken.

Im Europa der Nachkriegszeit sind Formen der Aufarbeitung, wie Friedensbewegung, Völkerverständigung, deutsch-französische Versöhnung, Städtepartnerschaften mit anderen Ländern und vieles andere, entstanden. Eine sehr wirksame Form ist z. B. die Kriegsgräberfürsorge. Sie klärt die Schicksale von Vermissten, pflegt die Gräber und Gedenkstätten für die Toten und Vermissten als Orte der Trauer und mahnt zu Verständigung, Versöhnung und Frieden in einer wieder mehr von Nationalismus und Rassismus, Hass und Intoleranz, Unterdrückung und Verfolgung bedrohten Welt. Sie ruft zum Nachdenken über die Ursachen und zur internationalen Verständigung auf (vgl. Rede von Bundespräsident Walter Steinmeier).

Leben und Träumen mit 94

Bei einem 94-Jährigen als Beispiel haben sich die sozialen Kontakte wesentlich eingeschränkt. Immer mehr Freunde und Kollegen sterben, werden pflegebedürftig oder dement. Die jährlichen Treffen von Geburtsjahrgängen und Studienkollegen finden seit Jahren nicht mehr statt, weil es immer weniger Teilnehmer gibt und die wenigen noch Lebenden nicht mehr reisefähig sind.

Die Kräfte haben nachgelassen, er leidet unter Tagesmüdigkeit, muss oft und lange ruhen und bleibt immer öfter am liebsten zuhause. Zu Einladungen und geselligen Ereignissen ist er nur noch gelegentlich in der Lage. Männer diesen Alters müssen nach und nach ihre Unabhängigkeit aufgeben, sind auf Hilfen angewiesen. Er lebt mit einer Tochter oder einer Haushälterin oder allein in seinem Haus. Manche sind in eine Seniorenresidenz gezogen oder sind teilweise oder ganz pflegebedürftig geworden und sind notgedrungen in einem Pflegeheim, z. B. nach einem Schlaganfall.

Die *Altersängste*, verlassen zu werden, allein zu sein, seine Autonomie zu verlieren, abhängig und pflegebedürftig zu werden sowie seinen Verstand zu verlieren und dement zu werden, sind in dieser Altersstufe ständige Begleiter. Es entsteht der Wunsch nach Hilfe, der in weiblicher Nähe und Fürsorge gesucht wird, bei der Ehefrau, dann Haushälterinnen oder Pflegerinnen, und der von der Sehnsucht unterlegt ist, zu den Ursprüngen, in die Heimat, in die sorglose Kindheit und die Geborgenheit durch liebende Eltern zurückzukehren. Der Lebenskreis schließt sich. Das wird zunehmend zum beherrschenden Ziel und ist untergründig von der Angst begleitet, das zu verpassen.

Ein 94-Jähriger unternahm in diesem Jahr noch 3 kurze Kulturreisen, begleitet von Freunden. Flugreisen sind wegen eines Herzleidens nicht mehr erlaubt. Er unternahm kurze Bahnreisen allein, das war aber wegen Zugausfällen, Verspätungen, Problemen beim Umsteigen und der wegen Schwerhörigkeit unverständlichen Durchsagen auf den Bahnhöfen und im Zug ein nicht zumutbarer Stress. Gutes Reisen ist nur noch als betreutes Reisen möglich.

An Kreislaufleiden sind in den letzten 10 Jahren ein kompensierter Hochdruck und eine Koronarsklerose der drei Herzkranzgefäße entstanden, sodass mehrere Stents nötig wurden. Am Darm wurden vorsorglich zwei Darmspiegelungen vorgenommen. An beiden Augen wurde eine künstliche Linse eingesetzt, wobei sich auch der Augendruck normalisierte. Eine Makuladegeneration führt in den letzten Jahren zu einer Sehschwäche, sodass Autofahren nur noch bei Tag möglich ist. Die Schwerhörigkeit wurde durch immer modernere Hörgeräte bis auf 80% ausgeglichen, sodass eine ausreichende Verständigung und begrenzte soziale Teilnahme noch möglich sind. Seit der Einsetzung eines künstlichen Kniegelenks ist die Beweglichkeit nicht mehr durch Schmerzen eingeschränkt. Zwei Krebserkrankungen werden seit 20 Jahren durch Kontrolle inaktiv gehalten. **Der unvermeidliche körperliche Abbau braucht auch im hohen Alter die Lebensqualität nicht einzuschränken. Doch ist Achtsamkeit geboten.**

Durch zu wenig Trinken erfolgte am heißesten Tag des Jahres ein Hitzschlag mit Kollaps und prärenalem Nierenversagen, das nur durch sofortige Intensivbehandlung folgenlos blieb.

Träume

In den meisten *Träumen* führt er sein früheres Familienleben unverändert weiter. Er ist *mit seiner Frau* zusammen auf glücklichen Reisen nach Florenz, nach Mexiko und in die Südsee. Er entdeckt im Haus neue große Räume, wo er mit seiner Frau neu anfangen kann. Wann sind wir wieder beisammen? Einmal ertrinkt sie, und einmal hat er eine andere Braut, will das aber nicht. Sie ist dann weg und er sitzt mit fremden Leuten am Tisch, bekommt keine emotionale Nahrung mehr. Junge Löwinnen in seinem Haus könnten gefährlich werden.

Mit den Kindern ist er beim Skilaufen glücklich. Sein Sohn wird neugeboren. Der Träume übergibt seine Cessna an den verheirateten Sohn und ist glücklich. Er will das Ferienhaus im Süden für die Kinder erhalten. Er zeugt noch einen Sohn. Er hat Schuldgefühle, weil er sich nicht genug um seine Töchter gekümmert hat.

Beruflich erlebt er sich im *Traum* als souveräner Klinikleiter, der strukturelle Verbesserungen durchsetzt, als Leiter eines großen Kongresses und einer Großgruppe, die er mit großer Autorität von weither nach Hause führt. Die früheren Ängste und Unsicherheiten sind weg. Im Kontrast dazu werden ihm Fehler nachgewiesen und er wird gemahnt aufzuhören.

Vom Krieg hat er nur noch einmal einen Traum: Er muss vor den Russen fliehen und kann sich retten. Mehrfach träumt er von seinen Freunden: Mit einem sehr sympathischen alten Freund und Kollegen bringt er in einem Amphitheater alle zum Mitsingen einer Hymne gegen den Krieg. Ein alter Freund und Literat lobt ihn für seine funkelnde Prosa. Er ist stolz, dass er aus altem, grauem Material strahlend helle und schöne Flügel macht. Er wird im Traum auch gewarnt: Gegenüber zwei neuen Freunden ist Misstrauen angebracht, sie betrügen ihn und verschwinden mit seinem Geld.

Er sucht seine Eltern, ist im Mutterleib und gewinnt dort neue Energie. Ein Wissenschaftler will ihn wegen seiner bäuerlichen Herkunft nicht anerkennen.

Einige Träume zeigen seine Angst vor Demenz: Er vergisst wichtige Namen und dass er Gäste eingeladen hat, fürchtet, nicht mehr operieren zu können, hat auf peinliche Weise sein Manuskript für einen Vortrag vergessen, findet sein Auto nicht, hat Angst, verwirrt und dement zu werden. Ein Traum bringt die weise Erkenntnis: Alles geht langsamer und »schlechter, aber besser«.

Träume vom Tod: Er hat Angst, durch Gewalt umzukommen. Junge Männer provozieren ihn unflätig. Er bricht in eine Höhle ein, kann sich aber befreien und erzählt seiner Frau, wie das war. Ein befreundetes Ehepaar fliegt ohne ihn los und lässt ihn wütend zurück. Er kann sich nicht durchsetzen, fühlt sich elend.

Es kommen auch Träume, dass er endgültig aufgeben muss, bestimmte Fähigkeiten verloren hat, z. B. eine Vorlage nicht mehr in Schriftform übertragen kann. (Im Gegensatz zur Realität, in der er zwar mehr Zeit braucht, aber mithilfe seines PCs manches besser lösen kann.)

Kapitel 6
Altersleiden und Gebrechen

Bei Männern ab 80 wird die fortschreitende Alterung zunehmend spürbar. Immer mehr Organe lassen in ihren Funktionen nach und erkranken. Jeder Mann ist von Multimorbidität betroffen, hat fünf oder mehr Diagnosen. Die Sterberate steigt steil an, besonders bei den Männern. Über 85 Jahre alt wird nur ein Viertel der Männer, aber die Hälfte der Frauen. Nach den Statistiken der letzten Jahre waren die häufigsten Todesursachen in Deutschland mit etwa 40% Herz-Kreislaufleiden und mit 25% Krebsleiden. Besonders erwähnt wird, dass 13.000 Menschen an den **Folgen eines Sturzes** verstarben und dass 10.000 Menschen ihr Leben durch **Selbstmord** beendeten, darunter fast dreimal so viel Männer wie Frauen.

Die meisten Männer ab 80 lassen auf körperlich-biologischer Ebene spürbar nach. Das Gehen wird mühsamer, man kommt den Berg nicht mehr hoch, geht langsamer und mit kürzeren Schritten, nimmt einen Stock zu Hilfe. Man ist erschöpft, hat weniger Unternehmungslust, bleibt am liebsten ganze Tage zuhause. Der Drang zu den Outdoor-Aktivitäten der 60er und 70er Jahre wird zunehmend durch das Bedürfnis nach Ruhe und durch Indoor-Passivität ersetzt.

Man fühlt jetzt, anders als früher, dass wir *Teil der Natur* sind. Ganzheitlich gesehen hängt die Leistungsfähigkeit sehr von Faktoren auf biologisch-animalischer Ebene ab, vom Biorhythmus des Tages, von Wetterlagen, Kälte oder Wärme und von den Jahreszeiten. An kalten trüben Wintertagen erlebt man eine Art *Höhlensyndrom*, zieht sich in warme Geborgenheit zurück wie die Höhlenmenschen der Eiszeit oder wie die Tiere in den Winterschlaf. Man verfällt leicht in einen bis dahin nicht gekannten Modus der lähmenden Erschöpfung, gegen den man mit dem Willen nur schwer ankommen kann. Das morgendliche Aufstehen verzögert sich, man hat darauf kaum noch Einfluss, sondern muss warten, bis der Körper aus dem Modus von Gelähmt-Sein, Schwere und meist negativen Träumen von allein wieder auftaucht. Besonders die mittägliche Siesta wird zum Erschöpfungsschlaf, der 3 bis 4 Stunden anhalten kann. Das männliche Pflichtgefühl kämpft gegen den Sog der Schwere an, man möchte raus, laufen, am Leben teilhaben, sein Übungspensum erfüllen. Manchmal deuten sich jedoch schon der Wunsch an, gar nicht mehr aufstehen zu wollen, und ein neues Zeitgefühl, es darf ruhig lange oder ewig dauern.

Der Kampf um den Erhalt der Autonomie hat eine neue Qualität angenommen. Der Körper fällt auf animalische Abläufe zurück, dominiert jetzt eindeutig, macht sich auf imperative Weise störend bemerkbar und wird zunehmend zum Organisator der Lebensführung. Der Tagesablauf wird von Arztbesuchen, Klinikaufenthalten, Behandlungen und gesundheitserhaltenden Maßnahmen diktiert, die immer mehr Zeit in Anspruch nehmen. Die Freiheit, über seine Zeit zu verfügen, wird zunehmend eingeschränkt.

Die Welt wird trüber – Sehschwäche und Erblindungsangst

Das Sehen lässt nach, ohne Lesebrille geht es nicht mehr, und irgendwann muss man Lupen nehmen. Kleingedrucktes und Bücher in normaler Schrittgröße kann man nicht mehr flüssig lesen, der vornehme Graudruck von Briefen wird unentzifferbar, Texte auf dunklem oder farbigem Hintergrund sind unleserlich. Die helle, strahlende, farbige Welt in der Natur wie im Fernsehen wird trüber, dunkler, farbloser und undeutlicher.

Die Gründe sind die typischen Altersleiden der Augen. Dazu gehören Altersweitsichtigkeit (Presbyopie) und grauer Star (Katarakt). Bei den meisten Männern ab 80 ist die getrübte Linse in einer ambulanten Operation durch eine Kunststofflinse bereits ersetzt werden. Der Erfolg ist oft frappierend, man kann wieder scharf sehen, bei manchen wird dadurch die Fahrtüchtigkeit erhalten. Auch der grüne Star (Glaukom), der erhöhte Augeninnendruck, wird durch die Katarakt-Operation meist gebessert. Der Augeninnendruck muss kontrolliert und behandelt werden, um die schmerzhaften Glaukom-Anfälle und die gefährliche Schädigung der Sehnerven zu vermeiden. Ebenso muss der Diabetes, die Zuckerkrankheit, behandelt und der Blutzuckerwert eingestellt werden, da er sonst die Netzhaut zerstört (diabetische Retinopathie). Eine in dieser Altersstufe rapide ansteigende Gefahr ist die **Altersbedingte Makula-Degeneration (AMD)**. Bei der trockenen Form werden die Teile der

Netzhaut, die für scharfes Sehen sorgen, dünner und können absterben. Verschwommenes und verzerrtes Sehen im zentralen Sehfeld sind die Auswirkungen. Bei der feuchten Form kommen Blutungen und Schwellungen durch einwachsende Aderhautgefäße hinzu. Die AMD ist die häufigste Ursache der Erblindung im Alter. Ein kleiner Trost ist, dass das periphere Gesichtsfeld meist soweit erhalten bleibt, dass eine gewisse Orientierung noch möglich ist. Die AMD ist in den letzten Jahren behandelbar geworden durch Injektionen ins Auge, die die feuchte Form in eine trockene überführen und damit die Sehkraft verbessern und den Verlauf verzögern.

Die Sehschwäche bedroht die Autonomie. Das Lesen, Fernsehen, die Orientierung, die Gehsicherheit und das Autofahren sind behindert. Bei einer Sehschärfe von 40% oder weniger beginnt der *Kampf um den Führerschein*. Ihn aufzugeben ist für einen Mann jedoch ein so großer Verlust an Selbstwertgefühl und Identität, sodass viele das verleugnen und trotz Verbots noch weiter fahren. Mahnungen und Kontrolle sind dann angebracht, und bei Uneinsichtigkeit kann es notwendig werden, zur Abwendung von Gefahren für den Betroffenen und für die Verkehrssicherheit Maßnahmen zur Betreuung vorzunehmen.

Das Auge hat auch die zunehmend wichtiger werdende Funktion, die altersbedingten Störungen der Koordination von Bewegungen auszugleichen, z.B. die Feinbewegungen der Finger beim Essen, Kochen oder Klavierspielen zu leiten. Bei Gehunsicherheit bereitet das Auge die nächsten Schritte vor und koordiniert den Einsatz des Gehstocks, des dritten Beins.

Auf sachlich-medizinischer Ebene ist es gut möglich, den meisten Augenleiden zu begegnen. *Vorsorgeuntersuchungen beim Augenarzt* müssen spätestens ab 60 regelmäßig erfolgen, damit Sehstörungen möglichst frühzeitig erkannt und behandelt werden. Man selbst kann durch achtsamen Umgang mit den Augen und den Sehstörungen dazu viel beitragen. Es gibt zwar für Nähe, Ferne und anderes eine jeweils passende Brille, aber dass sie immer nicht auffindbar ist, ewig gesucht werden muss, die Bügel abgebrochen und die Gläser verschmutzt oder kaputt sind, ist typisch für alte Menschen und kostet unnötig viel Zeit und Ärger. Manchen hilft eine Gleitsichtbrille, die man an einer Schnur um den Hals trägt, andere sind davon verunsichert. Kontaktlinsen können eine gute Lösung sein, liegen aber nicht jedem. Das muss individuell mit dem Augenarzt abgestimmt und ausprobiert werden.

Wichtig ist es, die Augen vor grellem, blendendem Licht und vor UV-Strahlen zu schützen, da das vorher nützliche Licht im Alter schädliche freie Radikale bildet. Bei Sonne sollte man Sonnenbrillen mit UV-Schutz tragen.

Auf der Ebene der menschlichen Phantasien ist die *Angst zu erblinden* zu einer der stärksten Ängste bei Älteren geworden. Sie gehört schon zu den archaischen Urängsten und gilt in den unbewussten Phantasien als Strafe für das verbotene Sehen von Nacktheit und das Begehren nach einer Frau. In der Sage blendet Ödipus sich selbst, als er erkennt, dass seine Frau in Wirklichkeit seine Mutter ist. Beim Ödipus im modernen Mann kann die Selbstbestrafung für verbotene Blicke und Begehren oder sonst Schuldhaftes das unbewusste Motiv für Sehstörungen oder passagere Blindheit sein. Das Übersehen eines gesuchten Gegenstands, den man später am gewohnten Ort entdeckt, ist alltäglich und hat oft die Bedeutung von Freud'schen Fehlleistungen (vgl. Kapitel Phantasien). »Was ist das Schwerste von allem? Was dir das Leichteste dünket: Mit den Augen zu sehn, was vor den Augen dir lieget.« (Goethe: Xenien aus dem Nachlass, S. 45)

Die Augen gehören zum Kostbarsten, was wir haben, und es ist ein lohnendes Ziel, am Ende eines langen Lebens sagen zu können:

> *Ihr glücklichen Augen, was je ihr gesehn,*
> *es sei wie es wolle, es war doch so schön.*
>
> (Goethe, Der Türmer. Faust. Der Tragödie zweiter Teil, 1832, 5. Akt. Tiefe Nacht. Lynkeus, der Türmer singend).

Altersschwerhörigkeit – Ausgrenzung und Isolierung

Ab 80 ist fast jeder Mann schwerhörig und viele in hohem Grad. Ebenso hat die Leistung des Gehirns merklich nachgelassen, was eine Verlangsamung und Erschwerung des Sprachverständnisses zur Folge hat. Die Verständigung mit Partnerin und Mitmenschen ist deshalb in diesem Alter meist eingeschränkt. Fortgeschrittene Schwerhörigkeit ist wie ein trennender Vorhang, durch den die Worte der anderen nur verzerrt durchdringen. Man fühlt sich alleingelassen und ist auf seine Phantasien und Ausdeutungen angewiesen. Nach dem für das menschliche Gehirn gültigen Prinzip, dass Ausfälle von Organfunktionen durch Phantasien ersetzt werden, füllen sich die Lücken des Nichtgehörten mit Vermutungen und Grübeleien, und es entsteht mit der Zeit das für Schwerhörige typische *Misstrauen und paranoide Denken*. Alle reden schlecht über mich. Es kommt zu Missverständnissen und die Beziehung wird schwierig. Auf längere Sicht sind das Schritte in Richtung Altersdepression und Demenz.

Ein Mitte 80-Jähriger, der in einem Verein lange Zeit eine führende Rolle gespielt hatte, ließ in seinem Hör- und Auffassungsvermögen so nach, dass er den Vorträgen und Diskussionen nicht mehr ausreichend folgen konnte. Er meinte jedoch, die anderen hörten nicht genug auf ihn, missdeutete das als fehlenden Respekt, wurde zornig und wollte sie zum Gehorsam zwingen. Er hatte aber noch genug geistige Kraft, um das zur Sprache zu bringen, und es kam nach zuerst unerfreulichen Auseinandersetzungen zu Entschuldigungen und zur Versöhnung. Er hatte die Größe, trotz Hörproblemen weiter am Vereinsleben teilzunehmen, gewann seine Souveränität wieder und konnte zu seiner alten, geachteten Rolle zurückfinden.

Es kommt darauf an, Schwerhörigen aufmerksam zuzuhören, sie dabei anzusehen, Geduld zu haben und sich zu vergewissern, ob sie verstanden haben:

Sagen Sie mir bitte in Ihren Worten, was ich gerade gesagt habe.
Was wirst Du Deiner Frau berichten, was wir hier besprochen haben?

Besser hören und dazugehören

Die Altersschwerhörigkeit kann durch moderne Hörgeräte und durch Training des Sprachverstehens weitgehend ausgeglichen oder verbessert werden. Moderne Hörgeräte können inzwischen nicht nur die Lautstärke anheben, sondern durch leistungsfähigere Computer und mehrere Kanäle auf spezielle Hörszenarien fokussieren, z. B. auf Sprachverständnis bei Hintergrundgeräuschen oder auf Musik. Auch Richtmikrofone und Mikrofone, die man dem Vortragenden anheftet, helfen weiter. Wenn mehr Signale laut genug im Gehör ankommen, werden vorher unhörbare Worte wieder verständlich. Das Gehirn hat dann mehr Material, um den Sinn des Gesagten verständlich zu machen, sodass man wieder besser mitkommt und teilhaben kann.

Ein Beispiel:

Bei einem Mitte 90-Jährigen hatte das Sprachverstehen mit 80 Jahren auf 45%, mit 85 Jahren auf 40%, mit 90 Jahren auf 25% und mit 95Jahren auf nur noch 15% abgenommen. Mit Hörgerät konnte das aber bis zum 85. Jahr auf 100%, bis 90 Jahren auf 90% und im 95. Jahr noch auf 80% ausgeglichen werden.

Vergleicht man die Zahlen, ergibt sich, dass die vom Hörgerät bewirkte **Verbesserung des Sprachverstehens mit dem Alter zunahm** und 55, 60 und 65% betrug. Das sind Zahlen, die jeden Mann ermutigen sollten, nicht in das Jammern über die unabwendbare Schwerhörigkeit einzustimmen, sondern Hörgeräte zu tragen. Dazu ein etwas frivoler Witz:

Der bis dato schwerhörige Graf kommt nach Hause, und sein Diener spricht ihn wie gewohnt an: »Na, alter Lüstling, wieder im Café gewesen, Sekt gesoffen und Weiber angequatscht?« »Nein, Johann«, sagt der Graf, »in der Stadt gewesen und Hörgerät gekauft.«

Leider werden die meisten verordneten Hörgeräte nicht benutzt. Es lohnt sich jedoch sehr, die in dieser Altersgruppe verbreitete **Abneigung gegen elektronische Geräte zu überwinden** und sich das enorme Erlebnis des Wieder-hörbar-Werdens der verlorenen Sprach- und Klangwelt zu gönnen. Da die Konzentration auf das Hören ständig geübt werden muss, ist es gut, das Hörgerät den ganzen Tag über zu tragen.

Das wichtigste Ergebnis der modernen technischen Hörhilfen ist, dass sie durch besseres Hören die sozialen Kontakte erhalten und damit die Isolierung und das wachsende Misstrauen älterer Menschen verhindern. **Durch besseres Hören hat man bessere Chancen, in dem Beziehungsnetz zu bleiben**, das jeder braucht, um noch am Leben gut teilhaben zu können. Nur passives Hören von Musik wie auch Fernsehen gibt zwar viel und hilft, sich nicht allein zu fühlen, kann aber nicht die wirkliche menschliche Nähe ersetzen. Es fehlt die lebendige Rückmeldung. Diese ist nur im **Gespräch von Person zu Person** zu erfahren, im beständigen Austausch, in Zustimmung oder Widerspruch, im vertrauten Miteinander, das im Alter wichtiger wird. Wirkliches Miteinander-Sprechen und Sich-nahe-Sein ist nur möglich, wenn man ausreichend hört. Die gleiche Wellenlänge und dann noch »das Hören mit dem Dritten Ohr« (Theodor Reik) helfen, sich sprachlich wie menschlich besser zu verstehen.

Musik: Klang und Einklang

Die Welt der Musik ist im Alter eine weitere Quelle des Glücks. Zwar hört man von dem Klavier, vor dem man sitzt, nur noch die unteren Oktaven bis zur linken Hand voll und gut, während die wundervolle Welt der Klänge, die sich von der rechten Hand an aufwärts entfaltet hatte, nur noch verzerrt wahrnehmbar ist. Beethoven sagte dazu, wo er vorher Musik hörte, seien jetzt nur noch Geräusche. Umso besser ist es, dass das heute durch die Hörhilfen mindestens zum Teil ausgeglichen werden kann.

Musik zu machen und zu singen, ist für Ältere sehr zu empfehlen. Es ist ein reizvolles Spiel, seinen persönlichen Klang zu entdecken, auf seinen eigenen Ton in Stimme und Verhalten zu hören, den Einklang mit sich und anderen beim Sprechen und Singen zu finden. Der »blaue Ton« wird von manchen sogar als Einstimmung auf die Unendlichkeit gesehen.

Herzschwäche und Kreislaufprobleme

Bei Männern ab 80 sind die Herz-Kreislaufleiden, denen es vorzubeugen galt, inzwischen weitgehend eingetreten. Die Erstarrung, Undichtigkeit und Blutstromverlegungen durch Abknicken und Ablagerungen haben so zugenommen, dass die feinen Arterien an den meisten Organen zu Funktionsstörungen führen. Ausfälle in den Herzmuskeln und im Gehirn haben Herzinfarkte und Schlaganfälle zur Folge. Die Leistungsschwäche und Erschöpfbarkeit, das Ruhebedürfnis und die Einschränkung der Aktivität sind Auswirkungen der Herz-Kreislaufleiden, die mit 40% die häufigsten Todesursachen darstellen.

Auf *biologischer Ebene* sind in der langen Zeit der Evolution viele körperliche Faktoren, Funktionsabläufe und Reflexe entstanden, die zum Herzversagen führen können. Durch Verengungen der Gefäße, exzessive Blutdruckerhöhungen oder einen Kältereflex beim Eintauchen in kaltes Wasser, wie es vor allem in Skandinavien nach der Sauna üblich ist, kommt es häufig zum tödlichen Herzstillstand. (Durch die jahrelange Mangelernährung der Kriegskinder tritt bei ihnen im Alter eine erhöhte Sterblichkeit an Herz-Kreislauf-Leiden auf.)

Auf *menschlich-psychischer Ebene* können Verhaltens- und Erlebensweisen zu Störungen der Herztätigkeit oder zum Tod beitragen. So kann heftiger **Alterszorn** durch Erhöhung von Puls und Blutdruck bei den sklerotischen Arterien Brüche, Blutungen und Verschlüsse bewirken. Das aus Altersgründen geschwächte und geschädigte Gefäßsystem ist auch solchen Einflüssen nicht mehr gewachsen, die in jüngeren Jahren nicht schädlich gewesen wären. Ein wichtiges Glied in der krankheitserzeugenden Kette sind dabei die speziell **herzschädigenden (kardiotoxischen) Affekte**, die aus einer Kombination von Feindseligkeit, Aggressionsbereitschaft und Unterdrückung von Ärger zustande kommen (vgl. Thore von Uexküll, 1996).

Der Kreislauf der Generationenbeziehung

Am Beginn der Ursachenkette für den Herztod stehen oft die typischen Konflikte unter den Generationen. Männer ab 80 werden gehäuft herzkrank oder sterben aus Ärger oder Kummer über ihre Nachkommen, insbesondere ihrer realen oder symbolischen Söhne und Nachfolger.

Das animalische Muster ist bei Menschenaffen zu sehen. Der altgewordene Hordenchef wird provoziert, z. B. mit Stöckchen beworfen, um zu testen, ob er sich noch wehren kann. Wenn nicht, wird er gnadenlos verjagt und muss sterben. Bei manchen Herdentieren bringt ein junger Hengst den Vater einfach um und nimmt die Herde in Besitz.

Auf menschlich-archaischer Ebene setzt sich das fort:

In der Sage wird der alt und blind gewordene Ödipus von seinen Söhnen aus der Stadt gejagt und dem Tod ausgeliefert. Dem ging allerdings voraus, dass er selbst seinen Vater umgebracht hatte. Angefangen hatte Vater Laios, der seinen Sohn Ödipus kurz nach dessen Geburt mit durchschnittenen Sehnen im Gebirge ausgesetzt hatte, weil ein Orakel voraussagte hatte, er werde seinen Vater ums Leben bringen. Ödipus wird aber von einem Hirten gerettet und erfüllt als junger Mann das

Orakel, indem er unwissend seinen Vater tötet, der ihm zufällig den Weg versperrt hatte.

Diese *Dynamik der männlichen Generationenfolge* ist auch in unserer Zeit noch unser Schicksal. Die archaischen Triebkräfte des Ödipus sind in jedem Mann noch unbewusst wirksam. Männer ab 80 befinden sich in der Situation des alten, geschwächten Ödipus, und die Söhne haben jetzt die besten Chancen, sich ihre Ödipus-Wünsche endlich zu erfüllen und den Vater zu beseitigen. Die Väter werden für verkalkt, dement und unmündig erklärt, sollen in ein Heim abgeschoben (vertrieben) werden, damit das Haus verkauft werden kann, und sie reagieren dann mit so viel Gram und herzschädigenden Affekten, dass ihnen das Herz bricht. Oder sie werden so provoziert, dass sie sich so aufregen und wütend werden, dass sie der Schlag trifft.

Ein hochaltriger Mann in einem Heim bekam immer, wenn es beim sonntäglichen Besuch von seinen Kindern zu Auseinandersetzungen kam, einen Blutdruckanstieg auf über 300 und musste per Notarzt in eine Klinik eingewiesen werden.

Eine erhöhte Gefahr, einen Herzinfarkt zu erleiden oder zu sterben, besteht auch dann, wenn ein älterer Mann mit einer wesentlich jüngeren Frau – die seine Tochter sein könnte – eine Beziehung eingeht.

Der grundlegende **Ratschlag** ist, sein Herz und seine Gefäße vom Arzt überwachen und behandeln zu lassen und durch genügend Bewegung in frischer Luft, vernünftige Ernährung und Vermeidung der Risikofaktoren (Rauchen, Übergewicht, Hochdruck, Diabetes) so gut wie möglich funktionstüchtig zu halten. Den Alterszorn und alle heftigen Affekte sollte man mildern und mäßigen. Ein Mann ab 80 kann sich den auch noch so berechtigten Alterszorn nicht mehr leisten, denn jeder Zornanfall ist eine tödliche Gefahr.

Der Kampf der Generationen ist ein Kampf mit ungleichen Waffen. Der moderne Zeitgeist neigt zur Überschätzung der Jugend und zum Jugendwahn. Jugend meint, sie hat immer recht, Jugend bekommt immer recht und darf alles. *Jeder junge Provokateur kann einen geschwächten alten Mann umbringen.* Deshalb sind Deeskalation, Versöhnung und Ausgleich der Spannungen zwischen den Generationen und bei sich selbst ständig notwendig.

Auf animalischer Ebene ist Zorn, mehr noch Wut ein aggressiver Affekt, der als Reflex Kampf oder Flucht auslöst, d.h. die anderen werden auch zornig oder wenden sich ab. Ein zorniger alter Mann ist auch ein unwürdiger oder lächerlicher Anblick. Der Stoa-Philosoph Mark Aurel hält Zorn für sinnlos, da die Außenwelt sich nicht darum kümmere, und empfiehlt, sich lieber dem eigenen Inneren zuzuwenden, denn nur dort finde man die Quelle des Guten. Statt heftiger Affekte und sinnloser Aufregung solle man Gemütsruhe und Gelassenheit anstreben, indem man Abstand gewinne und das Leben wie ein Zuschauer als Schauspiel ansehe (Mark Aurel, 1973).

Man kann das üben! Wenn es gelingt, ausgeglichener Stimmung, zufrieden und ohne heftige Affekte zu sein, pendelt sich ein Blutdruck, der sonst 150/90 mit und 180/100 ohne Medikamente beträgt, auf RR 120/80 ein.

Lungen – Atmung in unreiner Luft

Häufige Erkrankungen der Atemwege sind Bronchialkarzinom sowie Stauungslunge und Lungenödem durch Herzschwäche sowie das Altersemphysem. Durch den Rückgang des Zigarettenrauchens nehmen die Neuerkrankungen an Bronchialkrebs und Bronchitiden ab.

Die *Lungenentzündung* ist für ältere Menschen wieder gefährlicher geworden, sodass eine Impfung gegen Pneumokokken zu empfehlen ist.

Nach den Gesundheitsreporten der Krankenkassen sind Atemwegserkrankungen die zweithäufigste Ursache für Krankschreibungen. Häufig sind obstruktive Lungenerkrankungen wie die Lungenfibrose, die zu einer Vernarbung (Fibrose) des Lungengewebes führt, das dann weniger Sauerstoff aufnehmen kann. Die Symptome sind trockener Husten, Atemnot und Leistungsunfähigkeit.

Unsere sitzende Lebensweise in gebückter Haltung mit flacher Atmung sowie wenig Bewegung hat auf alle Atemwegserkrankungen ungünstigen Einfluss. Die Allergene und Geruchsbelästigungen in der Luft führen besonders zu asthmaähnlichen Bronchitiden. Die moderne Luftverunreinigung durch Industrie und Verkehr ist für alle Erkrankungen der Luftwege belastend. Die Angst vor schädlichen Stoffen ist groß und berechtigt. In Ballungsgebieten und verkehrsintensiven Orten und Zeiten ist Atmen gefährlich geworden, und man traut sich nicht mehr, frei durchzuatmen.

Es ist nötig, sich zu wehren und durch mehr Bewegung, mehr gehen und mehr bewusstes Atmen, dem entgegenzuarbeiten. Das Atmen schafft die ständige Verbindung mit der lebenserhaltenden Atmosphäre. **Ratschläge:** So viel wie möglich sollten wir uns im Freien, in frischer Luft aufhalten. Waldspaziergänge sind eine Wohltat und bieten vielfache Reize. Beim Laufen und Gehen sollte man tief durchatmen. Sehr gut sind Atemübungen, wie sie z. B. beim Yoga und beim Gesangsunterricht angeboten werden. Atmen und mehr noch Singen erheben uns und ziehen uns nach oben in die höheren Klangwelten und spirituellen Sphären des Daseins. Dabei kommt wieder mehr Sauerstoff in die Lungen, was für alle Erkrankungen bessere Heilungschancen gibt.

Der Bauch – die Problemzone

Beim Mann ab 80 ist der wohlgerundete Bauch der vorherigen Lebensphase oft nicht mehr angebracht, weil viele Leiden eine Gewichtsabnahme notwendig machen. So sind Erkrankungen des Magen-Darmkanals, wie Entzündungen oder Krebs, schon eingetreten, Vorsorge, Nachsorge und Behandlung sind unerlässlich geworden.

Ein neues Problem ist, wie man die Funktionen der Bauchorgane weiterhin unter Kontrolle halten kann, z. B. nach außen; da die Schließmuskeln von Speiseröhre, Darm und Blase schwächer geworden sind, ist es nötig, die hilfreichen hygienischen Maßnahmen ohne Scheu anzuwenden, um weiter am geselligen Leben teilnehmen zu können. Man muss sich damit abfinden, ins *zweite Windelalter* eingetreten zu sein, auch wenn sich alles dagegen sträubt. Meist genügen Pads, die in jedem Supermarkt zu haben, weitverbreitet und diskret zu tragen sind. Eine wesentliche Verbesserung von Sauberkeit und Hygiene bringen Bidets und die modernen Dusch-Toiletten.

Da die Bauchorgane zunehmend langsamer arbeiten, *verlangsamen sich der Stoffwechsel und die Entgiftung*, und es kann zu vielen Arten von Entgleisungen und Organstörungen kommen; z. B. wird Alkohol viel langsamer abgebaut und ausgeschieden. Man verträgt nur noch kleine Mengen und fühlt sich schon nach einem Glas am nächsten Morgen benommen und zerschlagen. Das Glas Wein oder Bier als empfohlene Einschlafhilfe wird dann eher zum Aufsteh-Verhinderer für den nächsten Tag und sollte besser unterlassen werden.

Ein wichtiges Problem ist der Altersdiabetes. Wenn nicht energisch vorgebeugt wurde, sind die typischen Diabetes-Spätfolgen jetzt da:

- Herzversagen, Wasser in der Lunge (Lungenödem), Erstickungsanfälle
- Nierenversagen, Dialyse
- drohende Erblindung durch Netzhauterkrankung,
- Verschlüsse der Endarterien in allen Organen,
- Diabetes-Fuß, Amputation
- Demenz und vorzeitiges Multiorganversagen.

Die Lebensqualität ist erheblich eingeschränkt, die Lebenserwartung verkürzt. Nur intensive Behandlung, Amputationen und strenge Diät können den Verlauf dann noch verzögern.

Für das Befinden ab 80 ist es entscheidend wichtig, die Weichen rechtzeitig, spätestens ab 60, gestellt zu haben.

Die richtige Nahrung und das richtige Gewicht sind für manche ein schwieriges Problem. Man hat entweder seine persönlich zusagende Ernährungsweise und sein zufriedenstellendes Gewicht gefunden oder auch die Erfahrung gemacht, dass alles nichts nützt. Das kann daran liegen, dass die Fettdepots über Leptin und Insulin durch Signale an das Gehirn konstant gehalten werden und das Gewicht sich auf einen konstanten Wert einreguliert, unabhängig davon, was man aufnimmt (lipostatische Theorie). Bei einigen haben sich Unverträglichkeiten entwickelt oder es sind Diäten nötig geworden. Die meisten können nur noch kleinere Mengen an Nahrung zu sich nehmen, müssen sich halbe Portionen oder Seniorenteller bestellen oder dürfen den Teller nicht mehr leer essen. Das kostet oft große Überwindung, weil es den von Kindheit her verbindlichen Ritualen widerspricht. Essen ist aber gerade im Alter eher noch mehr lustbesetzt; und das neue Ritual ist, dass der Tagesablauf von den Mahlzeiten bestimmt wird, die zu festen Zeiten pünktlich auf den Tisch kommen müssen. Die Vorfreude darauf ist groß. Für viele sind auch noch in der Demenz die Essenszeiten die wichtigsten Termine.

Vorbild Verdauung

Auf der Ebene der menschlichen Phantasien werden manche Erlebensabläufe nach dem Muster von Verdauungsvorgängen gedeutet. Die Liebe geht durch den Magen. *Mit Personen, die uns nahekommen, gehen wir um wie mit Nahrung:* Wir betrachten und beriechen sie, ob sie uns schmecken und wir sie riechen können, ob die Chemie stimmt, haben sie zum Fressen gern oder finden sie zum Kotzen, nehmen alles Gute von ihnen in uns auf und scheiden das Schlechte als unverdaulich aus. Die Verluste von Nahestehenden, die ein Mann ab 80 zunehmend erleiden muss, werden nach diesem biologischen Muster verarbeitet. Wenn der schlechte Anteil (die Ambivalenz) in der Beziehung zu hoch war, bleibt das Schlechte des Verstorbenen als etwas Unverdauliches in einem selbst, und statt befreiender Trauerarbeit kommt es zu anhaltender Depression. (Sigmund Freud, 1917e, Trauer und Melancholie)

Dem Muster der Verdauung von Nahrung folgt auch *das tägliche Aufräumen*, der tägliche Durchlauf des Auspackens von Gegenständen und Post: verwerten und dann ausscheiden und in den Müll werfen. Manche haben Probleme damit, überhaupt etwas als unverwertbar und unverdaulich anzuerkennen, zu entwerten, aus dem Haus oder der Wohnung (= Bauch) herauszulassen und in den Müll zu geben. Sie können nicht aufräumen, weil sie in jedem Schrott noch einen Wert sehen, den man behalten muss. Es darf nichts zu Kot werden. Das führt zur Verstopfung des Hauses. Das ist falsche Sammler-Leidenschaft. Alles droht zu vermüllen. Besonders extrem erleben das die Messies.

Die Vergesslichkeit, das Hauptsymptom in dieser Altersstufe, folgt dem gleichen biologischen Muster. Das Wort »Ver«–«gessen« sagt wörtlich, dass etwas gegessen, d. h. vorbei ist. Auch umgangssprachlich ist ja etwas »gegessen« und »durch«. *Die Sinneswahrnehmungen sind unsere geistige Nahrung.* Bei der Überfülle von Eindrücken, die auf uns einstürmen, muss das Gehirn eine Auswahl treffen wie bei der Nahrung. Wenn uns etwas nicht schmeckt oder es zu viel wird, nehmen wir es nicht auf. Von mehreren Zeugen eines Ereignisses nimmt jeder, je nach seinem Geschmack, nur seine Version auf und blendet. das ihm nicht Bemerkenswerte – des Merkens nicht werte – aus.

»Nur den auserlesensten und ausgeglichensten Geistern scheint es möglich zu sein, das Bild der wahrgenommenen äußeren Realität vor

der Verzerrung zu bewahren, die es sonst beim Durchgang durch die psychische Individualität des Wahrnehmenden erfährt.«

(Sigmund Freud, 1901b, S. 323)

Der Durchgang durch die psychische Individualität ist wie der Durchgang von Nahrung durch das Verdauungssystem.

Nierenschäden – die unterschätzte Gefahr

Beim 80-jährigen Mann ist dann das Nierengewebe meist schon geschwächt. Die filigranen Nierengefäße sind besonders anfällig für Arteriosklerose und werden durch Diabetes, Hochdruck und insbesondere durch viele Medikamente, vor allem Schmerzmittel, geschädigt. Auch die im Alter schwächer werdende Pumpleistung des Herzens trägt zur Schädigung des Nierengewebes bei.

Die Folgen sind Wasserretention (Lidödeme, Gesichtsschwellungen) und das Ansteigen von Substanzen wie Harnstoff und Kreatinin, die bis zur Harnvergiftung (Urämie) führen können. Sehr gefährlich ist der »blasse Hochdruck«, der durch eine Verengung aller Körperarterien entsteht, weil die geschädigte Niere stark gefäßverengende und blutdrucksteigernde Stoffe ausschüttet. Zu hoher Blutdruck (über 140/90 mm) und Nierenschädigung verschlimmern sich gegenseitig. Die Hälfte der 75-Jährigen und jeder 3. Typ-2-Diabetiker hat ein chronisches Nierenleiden. Die Folgen sind Hochdruck, Blutarmut und Knochenschwäche.

Bei Nierenversagen wird dann eine Dialyse notwendig. Sie findet an 3 Tagen pro Woche für je 4 Stunden statt und verändert das Leben einschneidend. Einfacher wäre es durch Heimdialyse, die aber in Deutschland noch wenig verbreitet ist. Bei der Bauchfelldialyse (Peritonealdialyse) übernimmt das bis zu 2 qm große Bauchfell als Filtermembran die Ausscheidungs- und Entgiftungsfunktionen.

Die Transplantation einer Fremdniere wäre bei manchen Fällen lebensrettend, ist aber, wenn nicht durch Partnerin oder Familienangehörige, wegen mehrjähriger Wartefristen praktisch kaum möglich.

Für Vorbeugung ist es in dieser Altersstufe zu spät, es geht um Schadensbegrenzung. Man sollte weiter sich bewegen, sich vernünftig ernähren und unbedingt aufhören zu rauchen. Man muss die gefährlicher werdenden Entzündungen möglichst vermeiden und sollte die Schutzimpfungen, z. B. gegen Grippe, Pneumokokken und Herpes Zoster, nutzen. Der Zustand der Nieren sollte sorgfältig beachtet werden und bekannt sein. Bei den verschiedensten Erkrankungen im Alter kann es zu Nierenversagen kommen. Ein Nephrologe sollte frühzeitig einbezogen werden.

Sogar »natürliche« Stoffe können die Nieren überfordern. Wenn ein älterer Mann Vitamin C und Calcium, dazu Nüsse, in zu hohen Dosen täglich einnimmt, können diese sehr nützlichen Stoffe sich zu giftigen Substanzen verbinden und es kann zu lebensgefährlichem Nierenversagen, z. B. durch Amyloidniere kommen.

Ältere Menschen trinken oft zu wenig. Sie spüren den Durst nicht mehr und sind apathisch und weniger achtsam. Da sich bei starkem Schwitzen der Wasserverlust auf bis zu einem Liter pro Stunde steigert, kommt es bei Hitzewellen zu mehr Hitzschlägen und bei älteren Menschen zu erhöhter Sterblichkeit. Der Klimawandel zu extremen Werten erhöht diese Gefahren. In Frankreich wurden in dem Sommer 2019 deshalb behördlicherseits endlich Vorbeugemaßnahmen getroffen.

Hinfälligkeit und Gebrechlichkeit

Der aufrechte Gang – Überwindung der Schwerkraft

In der Evolution haben einige Lebewesen die Schwerkraft teilweise überwunden, so die Vögel durch Flügel und der Mensch durch den aufrechten Gang auf 2 Beinen. Als Kleinkind muss jeder Einzelne das Sich-Aufrichten über Zwischenstufen wie Kriechen und Krabbeln erlernen und sich die dazu nötige Muskelkraft, Geschicklichkeit und Balance erwerben.

Mit Lust kann man sich dann herrlichen Zweibeiner-Spielen und Steigerungen des Gehens, wie Hüpfen, Rollschuhlaufen, Skateboard, Radfahren, Skilaufen, Surfen, hingeben. Es ist ein reizvolles Spiel, trotz des Sogs der Schwerkraft die Balance zu halten. Dann wurde das wirkliche Fliegen mit und ohne Motor erfunden, der Fallschirm und das Drachenfliegen, weiter die Sportarten, bei denen man sich mit Hilfe von Gerät und Apparaten vom Boden löst, wie Stabhochsprung, Wasserspringen, Skispringen, oder wenigstens Bälle in die Luft schickt, wie Fußball, Handball, Basketball, Tennis und Golf. Alle diese Formen der Überwindung der Schwerkraft sind mit hoher Lust und dem Gefühl von Leichtigkeit, Schweben und der Befreiung von der Erdenschwere verbunden.

Im Alter gehen die Kraft und die Geschicklichkeit nach und nach wieder verloren und *wir können der Schwerkraft immer weniger entgegensetzen.* Alles fällt zur Erde, zuletzt wir selbst. Gegenstände, wie Handys, Brillen, Papiere, Schlüssel, Geschirr, Gläser, fallen einem aus der Hand auf die Erde, und da auch Sehen und Bücken erschwert sind, tritt man darauf oder man findet sie nicht mehr.

Die Körperbalance nimmt ebenso ab, man wird unsicher auf den Beinen, muss sich stützen und festhalten, neigt zu Schwindel und zu Stürzen, oft mit gefährlichen Folgen.

Das dritte Bein – Schutz vor Hinfälligkeit

Nach dem Rätsel der Sphinx, das der kluge Ödipus auflöst, ist der Mensch das Wesen, das in der Jugend auf 4, dann auf 2 und im Alter auf 3 Beinen geht. Es ist das Schicksal des Menschen, dass er im Alter ein 3. Bein braucht, einen Stock oder neuerdings den Rollator, um sich noch aufrecht zu halten und nicht zum Vierfüßler im Krabbelalter oder gar Kriechtier zu werden, wenn er gestürzt ist und nicht mehr aufstehen kann.

Um sich noch möglichst lange auf den Beinen zu halten und die Hinfälligkeit zu vermeiden, muss man einen Gehstock als drittes Bein benutzen. Der Entschluss fällt jedem Mann schwer, weil man noch jugendlich aufrecht erscheinen möchte und nicht als »alter Mann, der am Stock geht«. Man versucht es deshalb ohne oder man nimmt zur Tarnung einen Regenschirm, der jedoch keinen belastbaren Handgriff und keine Gumminoppe an der Spitze hat, sondern Metall, das auf dem Boden wegrutscht.

Es kommt darauf an, auch dann noch auf den Beinen zu bleiben, wenn die Bewegungsfreude alterungsbedingt nachlässt, und man immer weniger Lust hat, aufzustehen und sich zu bewegen. Der Wunsch, tagsüber zu schlafen, nimmt zu, der Mittagsschlaf wird auf Stunden ausgedehnt, manche gehen schon gleich nach dem Frühstück wieder ins Bett. Die *Tagesmüdigkeit* kann auch durch Medikamente hervorgerufen sein, und es sind dann sofort Umstellungen nötig. Wirkungen und Nebenwirkungen von Medikamenten sollten mit dem natürlichen Tag/Nacht-Rhythmus übereinstimmen.

Es ist unbedingt notwendig, der Schwerkraft, die Älterwerdende zunehmend in die Horizontale zwingt, entgegenzuwirken, und sich immer wieder in Bewegung zu bringen, denn nur indem man übt, erhält man seine Kräfte und vermeidet die Hinfälligkeit.

Der Gehunsicherheit kann man begegnen, indem man *breitbeiniger geht* und damit die Stabilität erhöht. Man sollte die Augen zur optischen Kontrolle verwenden, indem man den Boden vor sich betrachtet und Unebenheiten vermeidet, auch wenn das leider wie der gebeugte, der Erde zugewandte Gang eines alten Mannes aussieht, oder man sogar für »sturzbetrunken« gehalten wird.

Das Aufstehen geht am besten, indem man den Schwerpunkt des Körpers über die Füße bringt und so die Schwerkraft neutralisiert. Wenn man sich zurücklehnt, kommt man nicht hoch und ist ganz auf andere angewiesen; wenn man sich genügend weit nach vorne beugt, geht das Aufstehen ganz von selbst.

Mit allen Vieren – Hände als Halt und Stütze

Das Kleinkind im Krabbelalter bewegt sich wie die Tiere auf vier Beinen. Beim aufrechten Gang des Zweifüßers Mensch werden die Arme nicht mehr zur Fortbewegung benutzt und die Hände wurden für viele neue Aufgaben frei. *Ältere Menschen müssen die Hände wieder zu Hilfe nehmen*, um sich fortbewegen zu können, müssen sich festhalten, beim Treppensteigen mit den Händen hochziehen oder sich an einem Rolli mit 2 Händen festhalten. Zum Wandern und Gehen werden ihnen 2 lange Stöcke empfohlen, was praktisch einem Gang mit vier Gliedmaßen gleichkommt. Manchen ist diese Umstellung nicht möglich, vielleicht auch, weil sie sich instinktiv gegen die Herabstufung wehren.

Früher oder später lässt die Bewegungsfähigkeit so nach, dass wir uns nur noch auf allen Vieren bewegen können wie am Anfang des Lebens und die Schwerkraft uns in das Bett und den Rollstuhl niederzieht.

Sehr wichtig ist auch, in Ruhepausen alle *Gelenke täglich durchzubewegen*, da sie sonst schnell schrumpfen. Bei Schonung des Schultergelenks z. B. ist die Kapsel schon nach wenigen Wochen so geschrumpft, dass die Schulter dann auf Dauer nicht mehr bewegt werden kann.

Wie man wieder auf die Beine kommt

Man kann diesen Verlauf abwenden oder verzögern, wenn man immer daran denkt, die aufrechte Haltung zu bewahren, indem man den Kopf hebt, sich wiederaufrichtet, sich an einer Sprossenwand aushängt, vom Sitzen immer wieder einmal aufsteht und die Arme nach oben streckt sowie nachts nicht in Sitzhaltung schläft, sondern möglichst ausgestreckt auf dem Rücken und mit angehobenem Kinn.

Sehr gute Übungen zum Aufrichten und öffnen nach oben werden beim Singen oder als Atemübungen gelehrt. Ein Beispiel:

Arme über den Kopf heben
und dabei einatmen
beim Senken der Arme ausatmen,
evtl. dabei Töne summen.

Dann Lendenwirbelsäule und Becken aufrichten
wie zum aufrechten Gang.
Danach die Brustwirbelsäule weiten und nach oben öffnen
Atem holen, die Sonne geht auf.
Dann den Kopf heben,
den Blick himmelwärts richten.

Man hat damit die Evolution des aufrechten Gangs wiederholt, hat sich zum Menschen aufgerichtet, wie unsere Vorfahrin Lucy mit ihrem Becken, und sich nach oben orientiert wie die Amphibien mit der Lungenatmung.

Es geht aber nicht nur um die körperliche Haltung, sondern auch um eine mentale. Wenn ich mich beuge, beugt sich auch mein Geist – wenn ich liege, liegen auch meine Fähigkeiten und mein Selbstbewusstsein danieder. Ich kann zwar liegend noch denken, habe aber keinen Überblick mehr, stehe nicht mehr im anregenden Austausch mit der Umwelt und kann nichts verwirklichen. Erst aufrecht gewinne ich wieder Überblick und sehe, wie es weitergehen kann. Fallen ist keine Schande, wohl aber liegenbleiben. Sich mit körperlichen und mentalen Methoden wieder aufzurichten gibt Selbstbewusstsein und erhält die Autonomie.

Bewegungsübungen, wie z.B. Yoga und Feldenkrais, haben auch mentalen und spirituellen Hintergrund und damit einen ganzheitlichen

Sinn, sind fließend, weiten den Atem , geben Freude und Leichtigkeit, sind schwingend und singend. Im Yoga gibt es den Circle of joy, wobei die Schultern einen Kreis beschreiben, um in Einklang mit dem Atmen die Brust zu öffnen und zu Ruhe und Freude zu gelangen.

Die Muskeln verschwinden – Sarkopenie

Schon ab 50 verliert man durch den altersabhängigen Muskelschwund (Sarkopenie) 1% der Muskelmasse und Muskelkraft pro Jahr. Man kann mit einem Bandmaß messen, ob die Wadenmuskeln mit 40 cm noch ausreichenden Umfang haben oder mit nur noch 15 cm schon senil geschrumpft sind. Ab 70 beschleunigt sich das massiv. Die Handgriffkraft lässt nach, man kann nicht mehr festhalten, sich nur mühsam aufrecht halten, die Balance nicht mehr wahren. Die Ganggeschwindigkeit wird immer langsamer. Weitere Ursachen sind zu wenig Bewegung durch Alterströgheit (Inaktivitätsatrophie), zu viel Schonung, z. B. wegen Schmerzen, zu wenig Protein in der Nahrung, und Absterben von Nerven (Motoneuronen). Die Nervensignale sind dann zu langsam, die Bewegungen werden ungenau, man kann beim Stolpern nicht mehr schnell genug gegensteuern und den Sturz nicht mehr abfangen.

Ratschläge: Um dem schleichenden Altersabbau zu begegnen muss man möglichst täglich *Kraftübungen* machen, mit Gummibändern, Hanteln, Liegestütze usw.

Gleichgewichtsübungen, auf einem Bein stehen, Balance halten, sollten in dieser Alterungsstufe zur alltäglichen Übung werden. Versuchen Sie, flotter zu gehen und sich daran zu erinnern, wie sich ihr jugendlicher Gang anfühlte, im Rücken, beim Hüftschwung.

Die *Ausdauer* wird durch längere Spaziergänge gefördert. Immer bevor man ins Auto steigt, sollte man überlegen, ob es auch zu Fuß geht.

Tägliches *Stretching* ist nötig, um die Verklebungen der Muskelfasern und der Faszien zu lockern. Außerdem hilft es bei Wadenkrämpfen.

Da Ältere oft zu wenig essen, muss man *genügend Proteine*, die zum Muskelaufbau nötig sind, mit der Nahrung aufnehmen, z. B. Milch.

Wichtig ist auch, sich im Freien aufzuhalten, um genügend Sonne zu bekommen und ausreichend Vitamin B zu bilden.

Der Sturz – das Verhängnis der Gebrechlichkeit

In der Altersgruppe ab 80 sind Stürze häufig. Die Muskelreaktionen und auch die Halte-und Stellreflexe des Zentralnervensystems haben sich zurückgebildet. Während ein ins Straucheln gekommener jüngerer Mann sich reflektorisch fängt, kann ein alter Mann sich nicht mehr halten und stürzt ungebremst zu Boden. Es kommt dabei zu Schürfwunden, Blutergüssen, Muskelzerrungen, Sehnen- und Bänderrissen sowie Knochenbrüchen, z. B. der Unterarmknochen, wenn man sich beim Fallen abstützen will.

Die häufigste behandelte Fraktur ist der Oberschenkelhalsbruch älterer Menschen. Der Oberschenkel ist der längste Knochen, trägt die Hauptlast des Körpergewichts und ist für das Gehen, Sitzen, Treppensteigen usw. absolut notwendig. Die Folgen eines Bruchs sind deshalb katastrophal und bedeuten oft das Ende der Selbständigkeit.

10% sterben sofort oder innerhalb von 30 Tagen, z. B. durch Kopfverletzungen, 20% werden zum Pflegefall und müssen in ein Pflegeheim. Der Sturz kann auch Verwirrtheit und Delir auslösen und der Beginn von Demenz sein. Über 50% behalten schmerzhafte Bewegungseinschränkungen, sind auf Hilfe angewiesen, trauen sich nicht mehr vor die Haustür. Jeder 3. bis 4. über 85 stirbt innerhalb eines Jahres an den Folgen.

Ursachen sind zu 90% die Osteoporose, die verminderte Knochendichte, weiter Muskelabbau und Gleichgewichtsstörungen. Eine ganzheitliche Betrachtungsweise ist für Vorbeugung, Behandlung und Wiedereingliederung nötig. Es gibt bereits Zentren für Alterstraumatologie, in denen Unfallchirurgen, Orthopäden und Geriater gemeinsam ganzheitlich behandeln – mit deutlichem Erfolg (Liener, U. et al., 2019).

Wie man Stürze vermeidet

Ein Mann ab 80 sollte seine Wohnung überall, wo erhöhte Sturzgefahr besteht, sturzsicherer machen:

- Duschen, Badewannen, Fußböden von Nassräumen müssen *rutschfest* sein, und man sollte Handgriffe anbringen.
- *Polster*, die man am Körper trägt, schützen die Gelenke und vermeiden Verletzungen.

- Man sollte nicht mehr auf Stühle oder *Leitern steigen*, z. B. zum Wechseln von Glühbirnen, sondern das Jüngeren überlassen.
- Das Haus muss man *gut beleuchten*, weil viele Stürze nachts, z. B. auf Treppen oder auf dem Weg zur Toilette, passieren.
- Nachts sollte man auch auf der Straße und im Hotel immer eine Taschenlampe (im Handy) parat haben.
- Im Falle eines Sturzes muss man *Hilfe herbeirufen* können, man sollte deshalb z. B. Notrufgeräte immer am Handgelenk tragen und sein Handy am Körper oder in Griffnähe haben.

Da *Osteoporose*, die Abnahme der Knochenmasse im Alter, die häufigste Voraussetzung von Knochenbrüchen ist, sollten Männer spätestens ab 80 die Knochendichte beim Orthopäden messen lassen. Meist wird die Osteoporose erst bei erfolgten Knochenbrüchen erkannt.

Eine 75-Jährige merkte erst durch das plötzliche Abknicken ihres Oberkörpers infolge des spontanen Bruchs mehrerer Brustwirbel, dass sie an Osteoporose leidet. Es kam bei ihr dann mehrmals auch bei leichten Stürzen zu Knochenbrüchen. Bewegungsradius und Lebensführung sind seitdem grundlegend eingeschränkt.

Zur **Vorbeugung** wird für alle Älteren eine ausgewogene Ernährung mit tierischen und pflanzlichen Proteinen mit täglich 1000–1.200 mg Calzium und 800 bis 1.000 Internationalen Einheiten (IE) Vitamin D empfohlen. *Calcium ist der wichtigste Grundbaustein für starke Knochen.* Reichlich Calcium ist in Milch, Joghurt, Hartkäse, grünem Gemüse und manchen Mineralwässern enthalten. Obst ist ebenso wichtig, denn auch Vitamin C verbessert die Knochenregeneration. Das fettlösliche *Vitamin D fördert die Calciumaufnahme aus der Nahrung* und bewirkt die Erneuerung und Mineralisation des Knochengewebes. Es wird von der menschlichen Haut mithilfe ultravioletter Bestrahlung selbst hergestellt, doch bei 80% der Bevölkerung nicht in ausreichendem Ausmaß. Zu empfehlen ist, *sich viel mehr im Freien aufzuhalten* und sich indirekt der Sonne auszusetzen. Das ist besonders bei langen und kalten Wintern zu beachten. Ob man zusätzlich diese Vitamine als Tabletten zu sich nehmen soll, kann nur der Arzt nach Bestimmung der Laborwerte entscheiden.

Am meisten wird ein den Älteren *angepasstes Maß an Bewegung* empfohlen, z. B. 30 bis 40 Minuten drei- bis viermal pro Woche. Krafttraining schützt vor Abnahme der Knochenmasse und baut sie auf. Die Ausdauer wird durch Gehen, die Koordination und der Gleichgewichtssinn durch Balanceübungen verbessert, das Sturzrisiko vermindert. Gymnastik vorm Fernseher und auf einem Bein balancieren sind jedem überall möglich. Die meisten Älteren sind davon motiviert, dass sie noch möglichst lange selbständig und am Leben bleiben wollen. Ruhigstellungen sollten nur wenn unbedingt nötig und so kurz wie möglich erfolgen (vgl. Dachverband Osteologie e. V.).

Hinfälligkeit – Schock und Reifung

Das Erlebnis der Hinfälligkeit und Gebrechlichkeit verändert die Lebensperspektiven, auch wenn noch keine Fraktur erfolgte. Ein Sturz allein zuhause oder nachts auf der Straße ist ein Schockerlebnis. Wenn man sich selbst nicht aufrichten kann, keine Hilfe in Rufweite ist, man nur beten kann, dass kein Auto einen überfährt oder, zuhause, dass man nicht erst nach Tagen vermisst wird, erfährt man die Grenzen seiner Autonomie. *Man erlebt schockartig, wie es ist, hilflos, abhängig und pflegebedürftig zu sein.* Das ist eine schwere Kränkung unseres jugendlichen Narzissmus und tut weh. Man muss sich von da an viel vorsichtiger und langsamer bewegen, muss sich vorsehen. Man kann dann seinen Zeitplan nicht mehr einhalten, an manchem nicht mehr teilnehmen, muss liebgewordene Gewohnheiten aufgeben. Das ist bitter.

Es ist aber auch der *Anstoß, sich umzustellen* und eine reifere Einstellung zu der veränderten Lebenssituation zu finden.

Der Sturz als Metapher von Alterskaskaden

Der Sturz ist nicht nur eine konkrete körperliche Gefahr, sondern auch eine zutreffende Metapher für das Erleben der Gefahr dieser Lebenssituation. Mancher Mann fühlt sich als Cliffhanger, der sich noch mühsam festhält, bevor er abstürzt. Die Zeit ist zu einer Schleuderscheibe geworden, die sich immer schneller dreht, bis man von ihr abrutscht und hinunterfällt.

Stürzen, fallen, hinunter ins Grab, in den Abgrund, ins kalte, unendliche All sind Ängste, die in Phantasien, Fehlleistungen, Träumen in dieser Lebensperiode häufig auftauchen. Die Antwort ist meist eine verstärkte Bemühung, die Autonomie zu bewahren, alles unter Kontrolle zu behalten, alles festzuhalten, nichts aus der Hand zu geben. Ein Beispiel dafür ist, dass man das Autofahren nicht aufgeben, den Führerschein nicht hergeben möchte, auch wenn die Fahrtüchtigkeit nachgelassen und man vielleicht schon in gefährliche Situationen gekommen ist.

Ein Mann ab 80 muss in dieser Phase erwägen, ob er im Haus bleiben oder in eine Pflegeeinrichtung umziehen soll. Wichtige Argumente sind dabei der Grad seiner bestehenden oder zu erwartenden Behinderungen und ob er noch eine Partnerin hat oder sonst ausreichende Hilfe zur Verfügung steht.

Ein Schritt der Reife, vielleicht auch der Weisheit ist es, wenn man begreifen und sich damit abfinden kann, dass *die Zeit des aufrechten Gangs vorbei ist*, dass man nicht mehr mit arrogant erhobenem Haupt alles überblicken, sondern nur noch mit gebeugtem Rücken bedächtig und langsam gehen kann, sich auf einen Stock stützen, sein Haupt senken und auf seine Füße sehen muss, um nicht zu stürzen.

Die Einwilligung in diese Lebensphase ist auch eine Befreiung und eröffnet eine neue Sicht der Öffnung in höhere Sphären und für neue Inhalte. Man wünscht sich symbolisch jetzt Engel, die halten, schweben und führen. Das ist die Haltung der Annahme unseres menschlichen Schicksals und die der Hoffnung auf helfende Hände.

Wir alle fallen, diese Hand da fällt.
Und sieh dir andre an, es ist in allen.
Und doch ist Einer, welcher dieses Fallen
Unendlich sanft in seinen Händen hält.

Rainer Maria Rilke

Entzündungen – eine Rundumbelagerung

Die Abwehrkräfte gegen Entzündungen haben bei einem Mann ab 80 ebenso nachgelassen wie die Abwehr gegen Krebs. Nach dem Plan der Evolution werden wir dagegen nicht mehr ausreichend geschützt. In der Außenwelt wie in unserem Körper sind unendlich viele Bakterien, Mikroben und Viren, von denen die meisten an unseren Körperfunktionen und Stoffwechselprozessen beteiligt und gut verträglich sind.

Es lauern überall aber auch Krankheitserreger, die wie feindliche Heere Organe und Systeme unseres Körpers angreifen möchten. Nach außen hin besteht bei jedem Kontakt mit anderen Menschen die Gefahr einer Infektion, die auf verschiedenen Wegen übertragen werden kann. Dazu ziehen jährlich Seuchen mit neuen Erregern um die Erde und kommen über uns wie früher die Stürme östlicher Reiterheere. Die Infektionen bringen die Gefahren der akuten Entzündung mit sich. Sie können aber auch chronisch werden und sie können als Infektionsfolgen Organe wie Herz oder Nieren nachhaltig schädigen. Zudem sind nach neueren Erkenntnissen Entzündungen ganz erheblich bei den Alterungsprozessen mitbeteiligt.

Das sind alles Gründe, der Rundumbelagerung energisch entgegenzutreten. Gegen die meisten Infektionen gibt es wirksame Medikamente. Einige Erreger, z. B. die Hospitalkeime, sind allerdings resistent geworden. Vorbeugende Impfungen gibt es gegen die häufigsten Erreger und sie werden ständig weiterentwickelt. Im Alter sind z. B. Impfungen gegen Pneumokokken und gegen Herpes Zoster wichtig. (vgl. die Empfehlungen der STIKO = ständige Impfkommission). Man sollte sich von seinem Arzt über Diagnose und Behandlung seiner Infektion beraten lassen und auch seinen Impfstatus überprüfen.

Mancher muss dazu Vorurteile überwinden, die meist auf Unkenntnis oder ideologischem Denken beruhen. Das Alter ist die beste Zeit, um Vorurteile zu überwinden.

Lebensphase Altersleiden – Ratschläge

Bewegungsdrang und Ruhebedürfnis in eine neue Balance bringen.

Der **Drang zu lebhafter Bewegung** ist das Erbe, das wir von den Jahrmillionen als Jäger und Sammler noch in uns haben. Unser Körper ist ganz überwiegend darauf eingerichtet. Das zwingt uns, uns aufzurichten, auf den Beinen und in Bewegung zu bleiben, und wir sollten das mit Lust und Freude auch tun.

Das **Bedürfnis nach Ruhe** ist ebenso notwendig, um die im Alter immer intensiver werdenden und länger anhaltenden Erschöpfungszustände, »Altersschwäche«, auszugleichen.

Man sollte die Ruhe wohlig genießen, sich in den Körper einfühlen, kleinen Bewegungen nachfühlen, entspannt loslassen. Das Bett, die

Couch und der Fernsehsessel gehören, so gesehen, zu den besten Erfindungen.

Bewegungs- und Erschöpfungsmodus wechseln sich ab und **beides hat seine Zeit**. Für welchen Modus die Zeit jetzt gekommen ist und für wie lange er nötig ist, bestimmt der Körper. Der Biorhythmus pendelt zwischen Aktivität, zu der wir uns aufraffen müssen, und Passivität, die von selber kommt.

Die natürliche Erholung ist der Schlaf. Das Vorbild ist der Embryo im Mutterleib. Er schwimmt glücklich in einer warmen Flüssigkeit, wie im Paradies, es ist für alles gesorgt. Das Eintauchen in ein warmes Bad oder in Thermen erweckt ebensolches Wohlbehagen. Jeder Morgen ist wie eine Wiedergeburt für einen neuen Tag mit neuer Energie und Aktivität.

Kapitel 7
Phantasie – eine göttliche Gabe

Ein Mann ab 80 tritt in eine Lebensperiode ein, die auch als Lebensabend bezeichnet wird. Seine Kräfte und Fähigkeiten lassen nach, Vieles, was ihm vorher wichtig war und Freude machte, steht ihm nicht mehr zur Verfügung, er lebt zurückgezogener und sein Beziehungsnetz ist geschrumpft. Der Zenit ist überschritten, und es beginnt dunkler zu werden.

> *Voll von Freunden war mir die Welt, als noch mein Leben licht war.*
> *Jetzt wo der Nebel fällt, ist keiner mehr sichtbar.*
> *Wahrlich, keiner ist weise, der nicht das Dunkel kennt,*
> *das unentrinnbar und leise, von allen ihn trennt.*
>
> Hermann Hesse: Im Nebel

Der Rückzug von der Außenwelt führt in den Erlebnisraum der inneren Welt. Wie in einem Haus die künstlichen Lichter angehen, wenn es draußen in der Natur dunkel wird, geht auch bei einem körperlich alternden Mann das geistige Licht der Phantasie an und schenkt ihm Einsichten, Erhellungen und Erleuchtungen.

Lebenslegenden und Todesverklärung

Man hat jetzt die Muße, um über sich und sein Leben nachzudenken. Die Zeit ist gekommen, um unter dem Druck des zu ahnenden Endes darüber zu reflektieren, wer man geworden ist und was eigentlich aus einem hätte werden können und sollen. Das antike Gebot »*Werde der du bist*« wird für manchen älteren Mann zum drängenden Motto. Wenn er seine Memoiren schreiben möchte und dann in der Erinnerung etwas auftaucht, das zu dem Bild, wie er sich gern sehen möchte, nicht passt, hat er ein Problem, das sich nur mit Hilfe von Vergessen und Ersatz durch angenehme Phantasie lösen lässt.

Das habe ich getan, sagt mein Gedächtnis,
das kann ich nicht getan haben, sagt mein Gewissen.
Endlich gibt mein Gedächtnis nach.
Friedrich Nietzsche: Jenseits von Gut und Böse

Die korrigierende Phantasie hilft, seine ideale Identität für erreicht zu halten und schuldhaftes Verhalten zu vertuschen. Die Memoiren pflegen dann die erwünschte Lebenslegende zu enthalten, die man sich zurechtgedacht hat. Goethe nannte es Dichtung und Wahrheit. Bei jedem Nachruf ist es üblich und angebracht, zur Ehrung von Verstorbenen nur Gutes über sie zu sagen: De mortuis nil nisi bene. Bei bedeutenden Persönlichkeiten und Machthabern wird die beschönigende Lebenslegende üblicherweise zum Personenkult und zur Idolisierung erhöht und die Biografie wird besonders nach dem Tod zur Hagiografie mit oft grober Verzerrung der Wahrheit gesteigert. Der zu Ehrende wird damit in den verklärten Status eines Gottes erhoben, wie die Kaiser im alten Rom, und wird damit heilig und unantastbar.

Vom Sinn der Phantasie

Im Laufe der Evolution entstand das menschliche Gehirn und dann der Wunsch, sich und die Welt begreifen zu wollen.

In der Urzeit war das zuerst nur durch Phantasien möglich. Die Menschen versuchten, ihre Wahrnehmungen einzuordnen und zu deuten. Sie sahen sich als Tiere, hielten die Natur für animistisch von Geistern, Dämonen und Naturgöttern belebt. Die Ureinwohner Australiens sprechen von der »Traumzeit«, die vor der historischen Zeit war.

Mit der Weiterentwicklung des Bewusstseins entstand der neue Modus, die Welt und sich selbst mit realistischer Wahrnehmung und rationalem Denken zu erklären.

Die Evolution hat auch vorgesehen, dass dann, wenn die reale Welt unerträglich wird, man wieder in den Modus von Traum und Phantasie zurückfallen kann, um sie so zu sehen, wie man sie braucht. Das macht den Sinn in einer selbst ausgedeuteten inneren Welt noch eine Weile zufrieden weiterleben zu können.

Alltagsphantasien zu Freuds Zeiten – Fehlleistungen

Sigmund Freud hat um 1900 entdeckt, dass der ursprüngliche Modus von Phantasien, Wünschen und Träumen der Vorzeit-Menschen in jedem von uns unbewusst erhalten geblieben ist, unser Verhalten weitgehend beeinflusst und nachts als Träume und im Alltag als Tagträume und Fehlhandlungen, wie vergessen, Gegenstände verlegen, versprechen, verschreiben usw., durchbricht.

Freud wollte nachweisen, dass die scheinbar zufälligen oder »altersbedingten« Fehlhandlungen, wie Vergesslichkeit, Ungeschicklichkeiten, Gläser umwerfen, Vasen zerbrechen, oft keine Zufälle sind, sondern aus sinnvoller, aber unbewusster Absicht geschehen. Die Motive seien *egoistische oder feindselige Gedanken und Wünsche*, die ein zivilisierter, gut erzogener Mensch nicht haben sollte. Bei Männern, auch bei sich selbst, fand Freud für peinliche Fehlleistungen Motive, wie berufliche Fehler, Ärger über Kritiker, Hass und Neid gegen Rivalen oder widersprüchliche (ambivalente) Gefühle gegen geliebte Personen.
Andererseits können auch gute mitmenschliche Wünsche das Motiv für kreative Fehlleistungen sein. Etwas zerbrechen könne ein Dankopfer für die Gesundung einer geliebten Person sein oder ein Bittopfer: durch ein kleines Unheil ein größeres abzuwenden. Etwas verlieren kann den Sinn einer Opferhandlung haben, um die Schicksalsmächte günstig zu stimmen.

Nicht selten sind Fehlhandlungen Selbstbestrafungen z. B. aus Gewissensbissen.

So *stürzte eine Frau über einen Steinhaufen, vor dem sie eigentlich ihren Mann gewarnt hatte, und verletzte sich schwer. Als unbewusste Motive ergaben sich Selbstbestrafung wegen einer Abtreibung und wegen ihrer Todeswünsche gegen den mitschuldigen Mann.*

Die besonderen Ängste älterer Menschen zeigten sich damals z. B. darin, dass *eine Frau nach dem Tod ihres Mannes alles vergaß, was an alt und grau und Tod erinnerte.*

Die Ambivalenz unter den Generationen war ebenso ein häufiges Motiv: *Einem Kollegen passierte es mehrmals, für ältere weibliche Patientinnen Rezepte für Medikamente in zu hoher, gefährlicher Dosis auszuschreiben.*

Ein Vater, der sich über den Besuch seiner Kinder und Enkel vordergründig sehr freute, sagte beim Abschied: »Von nun an hoffe ich, euch noch seltener zu sehen als bisher.«

Diese feindselige Seite der Ambivalenz wird aber mehr als aufgehoben durch die andere Seite von liebevoller Bindung und Aufeinander-angewiesen-Sein. Starke Gefühlsbindungen aus der Kindheit bleiben meist unbewusst noch bestehen, was in den häufigen Versprechern wie »*meine Mutter*« statt meine Frau oder »*mein Bruder*« statt mein Mann, offensichtlich wird. Der Wunsch, einem Menschen nahe zu sein, zeigt sich oft darin, dass man Gegenstände bei ihm vergisst und deshalb wiederkommen muss. Das Vergessen von intimen und peinlichen Themen unter Ehepartnern und Angehörigen sah Freud als ausgleichende Funktion zur Bewahrung der Besonnenheit und des Friedens an – ein bedenkenswerter Gegensatz zu dem heute empfohlenen Ausdiskutieren (vgl. Sigmund Freud, 1901b).

Vergessen heute – Problem oder Lösung?

Die Menschen werden heute wesentlich älter als zu Freuds Zeiten und ihre Zahl nimmt ständig zu. Im gleichen Maße werden das Vergessen und andere Fehlleistungen viel häufiger und sind weiter verbreitet. Leider fassen viele das nur als Symptom von Demenz und Alzheimer-Krankheit auf, als negativ und Verlust, reden vom »großen Vergessen«, sind geschockt und geraten in Panik. Man kann die Vergesslichkeit aber auch als normales Kennzeichen dieser schönen Lebensphasen des 3. und 4. Alters auffassen und sehen, ob sich dabei ein Sinn erkennen lässt. Denn zwar ist der alterungsbedingte Schwund von Gehirnzellen die organische Grundlage, und »das körperliche Entgegenkommen« (Freud) ist eine Voraussetzung für die zunehmende Vergesslichkeit Älterer, aber was man vergisst, der Inhalt des Vergessenen, ist oft kein Zufall, sondern bringt sehr sinnvoll unsere geheimen Absichten zum Ausdruck. Die menschliche Phantasie hat damit ein Ventil geschaffen, um den von unseren unterdrückten Ängsten und Wünschen erzeugten inneren Druck zu mildern.

Mit immer mehr älteren Menschen zu leben, deren Geist sich auf so interessante Weise verändert, ist nicht nur ein Problem, sondern auch eine Herausforderung für jeden Einzelnen und für die Gesellschaft. *Wir müssen umdenken:* Man kann heute nicht mehr jedes Vergessen und jede Fehlleistung einfach als krankhaftes Defizitsymptom abtun, sondern sollte überlegen, *welchen Sinn es wohl haben könnte.* Meist kann man zuerst nur raten, aber bald erfühlt und versteht man besser, was gemeint ist.

Wenn einem z. B. klar wird, dass es um Selbstbestrafung geht, dann kann diese im Bereich der Phantasie ausgetragen und muss nicht mehr durch die Fehlleistung eines gefährlichen Sturzes vollzogen werden. Erhöhte Achtsamkeit für die Ursachen hilft die Gefahren zu vermeiden.

Der *moderne Zeitgeist* hat auf die Motivationen älterer Männer großen Einfluss und erzeugt entsprechende Fehlhandlungen. Die zeitgemäße ausgeprägte *Individualisierung und der hohe Grad von Unabhängigkeit und Autonomie* sind von der Angst begleitet, das alles zu verlieren. Das zeigt sich symbolisch, indem man wirklich oder in der Phantasie Brieftasche und Ausweise verlegt und in Panik gerät.

Eine große Rolle spielen heute das Besitzstreben und die Angst, Eigentum zu verlieren oder beraubt zu werden. Man lässt Portemonnaie oder Kreditkarten liegen, vergisst wo, und vermutet oft zuerst, man sei bestohlen worden. Findet man es dann wieder, ist man beschämt. Die *Angst im Alter zu verarmen* und der Altersgeiz führen zu Fehlhandlungen, wie z. B. dass man bei Überweisungen die Unterschrift »vergisst«, um sich Ausgaben zu ersparen.

Die *Angst, das Haus endgültig verlassen zu müssen* und nicht mehr hineinzudürfen, kann unbewusst Symbol für Sterben sein, sodass man beim Weggehen lieber »vergisst«, den Haustürschlüssel abzuziehen, d. h. ihn stecken lässt, damit man wieder hinein kann. Das *Verlegen von Brillen oder Hörgeräten* kann bedeuten, dass man Belastendes und Angstmachendes nicht mehr sehen und hören will oder auch die moderne Reizüberflutung nicht mehr ertragen kann und seine Ruhe möchte.

Immer etwas suchen, was man verloren hat, kann symbolisch bedeuten, dass man seine verlorene Jugend sucht.

Achtsames Nachdenken hilft

Bei einem 90-Jährigen hatte die Vergesslichkeit so beängstigend zugenommen und damit auch seine Angst, dement zu sein, dass er anfing, in seinem Traum-Tagebuch auch seine Fehlleistungen zu notieren und über deren möglichen Sinn nachzudenken.

Die meisten Fehlleistungen beruhten auf *zeitlicher Desorientierung*: Tag, Stunde oder Jahr wurden falsch gehört, gelesen oder aufgeschrieben. Ein Sinn davon war, die *Zeit aufzuhalten* und einfach noch einmal in einer früheren Zeit zu leben oder sie *gezielt zurückzudrehen*, bevor etwas Schlimmes geschehen war, z. B. als die Frau noch nicht krank war.

Eine weitere Absicht zeitlicher Irrtümer war häufig, statt lästiger Termine und Verpflichtungen lieber *Zeit für sich zu gewinnen*. Der Terminkalender wurde auf einer Auslandsreise dort verloren. Der Wecker wurde überhört, falsch abgelesen oder »versehentlich« abgestellt, eine Zeitansage falsch gedeutet und Termine vergessen mit dem Sinn, in Ruhe essen, ungestört Siesta machen oder freudige Ereignisse mit Freunden erleben zu können. Die Tendenz war deutlich, Entlastung vom Druck des Über-Ichs zu gewinnen und mehr Lust zuzulassen.

Andererseits wurden auch freudige Ereignisse vergessen oder die Zeit verwechselt, sodass er zu spät kam oder gar nicht teilnehmen konnte. Diese Fehlhandlungen brachten die Mahnung zum Ausdruck, nicht mehr überall dabei sein zu wollen, sondern auszuwählen, sich besser zurückzuziehen, seine an Ruhebedürfnisse mahnenden Körpersignale ernst zu nehmen und auf seine seit dem letzten Winter deutlich verminderte Vitalität Rücksicht zu nehmen.

Massive *Fehlhandlungen,* wie das Verursachen von Blechschäden beim Autofahren, den Personalausweis in die Mülltonne werfen, Ausweis und Handy verlieren, waren auf starke negative Affekte, vitale Ängste, Schuldgefühle und deutliche Selbstschädigungstendenzen zurückzuführen, die auch real zu Behinderungen in der Lebensführung und beim Sport führten.

Ein wichtiges Motiv war, die kranke Frau am Leben zu erhalten, z.B. durch das Vergessen, nachts eine Kerze zu löschen. In einer gesundheitlichen Krise waren Selbstauslöschung und Mitsterben die Motive. Unverzichtbare Medikamente wurden unauffindbar verlegt, Arzttermine vergessen, Rezepte verloren.

Einmal hielt er das Klingeln an der Haustür für außerirdische Musik und glaubte sich schon in einer anderen Welt, bis er den Irrtum bemerkte.

Der Sinn des Vergessens und der Fehlhandlungen konnte nach und nach besser verstanden, bedacht oder in persönlichen Gesprächen geklärt werden. Zeitweise war eine Selbsterfahrungsgruppe notwendig und hilfreich. Im Laufe von Monaten der Achtsamkeit dafür ist das Vergessen viel seltener geworden und bezieht sich kaum noch auf vital bedrohliche Motive. Die Angst davor ist verschwunden. Die Haltung hat sich geändert, statt darüber zu erschrecken wird eine Fehlleistung jetzt mit Verständnis und Humor betrachtet. Ihren Sinn herauszufinden ist jetzt eher ein heiteres Ratespiel. Die Achtsamkeit für die bereitliegenden inneren Motive ist deutlich besser geworden.

Träume sind Wunscherfüllungen

Träumen ist die wichtigste Methode, um das psychische Leben zu regulieren. Die Sinneseindrücke und Informationen werden als geistige Nahrung aufgenommen, untersucht, mit gespeicherten Erfahrungen verglichen und bereiten das reale Verhalten vor. Die einzelnen Träume sind Momentaufnahmen dieses ständig fließenden unbewussten Denkstroms. Nach Freuds Auffassung (Sigmund Freud, 1900a) ist der Traum immer eine Wunscherfüllung. Im Traum dürfen sich die quasi nackten Wünsche hervorwagen, die ein Urmensch oder ein gieriger Säugling sofort, direkt und reflexhaft erfüllt haben möchte und die wir uns im Wachleben nie erlauben würden.

> »*Wir wissen, dass wir mit jedem Einschlafen unsere mühsam erworbene Sittlichkeit wie ein Gewand von uns werfen – um es am Morgen wieder anzutun.*« (Sigmund Freud, 1915b, S. 46)

Die *kreative Traumarbeit* kommt aus einem reiferen Niveau der Evolution des Menschen und will die egozentrischen nackten Wünsche so anpassen, dass sie in einer zivilisierten Gesellschaft und in sozial erlaubter Form erfüllbar werden. Träume wollen also die bloße Reflexbefriedigung in die Dimension des Menschlichen bringen und schlagen dafür entsprechende Kompromisse vor. Träume sind der allnächtliche Versuch, uns zufriedenzustellen und unser seelisches Gleichgewicht zu regulieren.

Der Traum als persönliche Tagesschau

Jeder Traum greift, wie die Tagesschau im Fernsehen, Ereignisse des Tages auf, aber er gibt dazu einen ganz persönlichen Kommentar: Er vergleicht sie mit gespeicherten ähnlichen Problemlagen aus dem ganzen Leben bis in die Kindheit und prüft, wie diese bewältigt wurden. Als Ergebnis dieser Erfahrungen zeigt er bewährte Lösungen auf, die bei der Bewältigung der anliegenden aktuellen Probleme helfen könnten oder lässt Warnungen erkennen.

Der Traum möchte also auch den Wunsch nach befriedigender Lösung unserer Probleme erfüllen. Es lohnt sich deshalb, seine Träume zu beachten und zu versuchen, ihren Sinn zu erfühlen. Man muss sie nicht professionell analysieren; denn auch wenn man sie nur erinnert und die Gedanken laufen lässt, nimmt man am Fluss des untergründigen Lebens teil, und es kommt etwas in Gang, was weiterhilft.

Träume als Stimmungsmacher

Die Erfüllung von Wünschen, z.B. mit sich, seinen Trieben und der Gesellschaft in Harmonie zu leben, ist natürlicherweise mit angenehmen Gefühlen und zufriedener Stimmung verbunden. Im Schlaf taucht man wieder ein in ein ozeanisches Wohlbehagen wie einst im Mutterleib. Aufwachen wird oft wie eine emotionale Neugeburt erlebt – mit entsprechender Hochstimmung. Die Träume tragen dazu bei, indem sie die Erlebnisse und Probleme des Vortags verarbeiten und damit die Stimmung des neuen Tages vorbereiten, die am Morgen dann noch fühlbar sind.

> »*Wenn ich mich im Traum vor Räubern fürchte, so sind die Räuber imaginär, die Furcht aber ist real.*« (Sigmund Freud, 1900, S. 444)

Wenn die Traumbilder verblasst sind, ist die Stimmung noch da und leitet den Tag ein. Wenn die Traumarbeit zu befriedigenden Lösungen oder Kompromissen gekommen ist und sich eigentlich nicht erlaubte Wünsche lustvoll durchgesetzt haben, dann ist die Stimmung von Zufriedenheit und Entspannung spürbar. Wenn es ein Angsttraum war, dann kommt beim Aufwachen die glücklich machende Erkenntnis, dass ja gar keine Räuber da sind und es nur ein Traum war, in dem ein quälendes Problem nach Lösung suchte.

Ein Traum kann sogar direkt Probleme lösen helfen, indem er mit Hilfe der zuversichtlicheren Stimmung die Handlungsfähigkeit anregt und befreiende reale Handlungen ermöglicht.

Ein 80-Jähriger träumte, dass seine Tochter, mit der er real unlösbare Probleme hatte und die nicht mehr mit ihm sprach, sich einsichtsvoll, freundlich und kooperativ verhielt. Der alte Vater erwachte voller Hoffnung und konnte, von der Stimmung dieses erfüllten Wunsches getragen, sich überwinden, real auf seine Tochter wieder zugehen und konnte damit tatsächlich eine bessere Beziehung einleiten.

Im Traum bleibt man jung

Die Träume handeln nur zum Teil in der Gegenwart, sondern beim Suchen und Vergleichen überwiegend in der Vergangenheit. Man ist dabei der Jüngere, der man früher war, und ist mit ebenso jungen Personen aus früheren Jahren zusammen. Dabei fühlt man sich auch so, wie man sich damals gefühlt hatte, alles ist wie früher, und einiges im Körper funktioniert wieder besser. Der Schlaf ist ein erholsamer Jungbrunnen und der Traum trägt viel dazu bei.

Träumen im 3. und 4. Lebensalter

Die Unterschiede der Problemlagen in verschiedenen Altersstufen spiegeln sich in den Träumen.

Männer im 3. Alter, 60 bis 75/80 Jahre, sind noch sehr mit ihrem Beruf verbunden, haben den Abschied innerlich oft noch nicht vollzogen, sehen Nachfolger mit Argwohn und Kritik, sind gekränkt, wenn sie nicht mehr gefragt werden, und beleidigt, wenn ihre Methoden nicht fortgesetzt werden, sie meinen, dass ohne sie alles schieflaufen muss. Andere Träume ergänzen das durch den Wunsch, dass man nochmal anfangen, Fehler korrigieren und alles besser machen will als damals und besser als Rivalen.

Im 4. Alter ab 80 sind die Träume vom Beruf viel seltener geworden und die Berufsaufgabe ist emotional eher mit Erleichterung und Entlastung verbunden. Man hat sich von seiner Rolle lösen können, und die Träume belehren uns, es war überfällig, es läuft ja auch ohne uns weiter, manches vielleicht sogar besser.

Man ist frei, sich neuen Aufgaben zuwenden und eine realistischere Identität finden zu können.

In der Beziehung unter den Generationen vollzieht sich eine Rollenumkehr. Im 3. Alter träumen Väter oft noch als Väter, z.B. von der Heimkehr der verlorenen Söhne.

Über 80 sind sie in ihren Träumen oft selber wie Söhne, fühlen sich abhängig und bedroht. Das entspricht der Wirklichkeit, in der nicht selten eine Umkehr der Abhängigkeitsverhältnisse eintritt und aus mächtigen Eltern behinderte, unselbständige, evtl. pflegebedürftige Kinder werden.

Männer brauchen Märchen

Wie die Träume sind auch die Märchen Phantasien, die Lebenssituationen aufgreifen und nach guten Lösungen suchen. Als die Großfamilie noch unter einem Dach lebte, war die traditionelle Aufgabe im Großelternalter, Lebenserfahrungen als Erzählungen, Legenden oder Märchen weiterzugeben und die Kinder damit auf das Leben vorzubereiten. Heute leben die Familien oft nicht mehr zusammen, aber das Bedürfnis nach Phantasien und Märchen über das Leben ist unverändert. Es hat nur andere Formen angenommen.

Kinder brauchen Märchen, um die Probleme der jeweiligen neuen Lebensphase mit geeigneten Mitteln bewältigen zu können. Ältere Männer brauchen auch ihre Märchen, um Hilfen für die Lösung der Probleme ihrer sich verändernden Lebenssituation zu finden.

Moderne Ersatz-Märchen

Eine zweite Kindheit kündigt sich im Alter da an, wo neue Aufgaben entstehen, von denen man überfordert ist und die bisherigen Bewältigungsmethoden nicht mehr helfen. Kein Mann will wieder Kind sein, aber das Nachlassen der Fähigkeiten, das Angewiesen-Sein auf Hilfsmittel, Prothesen und auf andere Personen lässt keine Wahl. Die Widerstände werden schwächer und am Ende erscheint wieder das innere Bedürfnis nach dem Prothesengott aus der Kindheit, der alle Mängel kraft seiner Allmacht ausgleicht. Man sehnt sich nach schützenden, allmächtigen Elternfiguren, wird wieder gutgläubig und kann wieder staunen. Man kann sich wieder durch Poesie und Musik verzaubern lassen, und man sucht die wohltuende Nähe zu Tieren.

Das ist ein guter Nährboden für die modernen Ersatz-Märchen.

Männer haben ein großes Bedürfnis nach Krimis. Das sind die modernen Märchen von einer guten und gerechten Welt, in der die Bösen immer bestraft werden und das Gute ein Happyend findet (real liegt die Aufklärungsquote von Verbrechen unter 50%). Mit den Kommissaren und attraktiven Kommissarinnen kann man sich gut identifizieren und sich selbst ach so gut und ach so gerecht finden.

Auf verstecktere Weise identifiziert man sich auch mit den Bösen, denn das befriedigt unsere bösen Wünsche und unser Bedürfnis nach Bestraftwerden. Übrigens ist die Sage von Ödipus der erste Krimi und das Vorbild für die besondere Art von Krimi, in denen der Kommissar herausfindet, dass er selber der Täter ist, der schwer bestraft wird.

Romane, Biografien, Illustrierte, Seifenopern erzählen Legenden über Prominente, Sportler und Dynastien und ermöglichen jedem die Identifizierung mit Helden und deren märchenhaftem Glanz, Jugend und Glück.

Die Werbung macht glauben, man brauche nur etwas zu kaufen, um schmerzfrei, gesund und stark zu werden. Man hört das gerne. Es weckt die Hoffnungen des uralten Märchens, man könne durch Lebenselixiere die Lebensdauer beliebig verlängern.

Von Kindheit an sind primärnarzisstische Phantasien vorhanden, die die Funktion von Märchen haben. Man hält sich für unsterblich, unverwelkbar und unbesiegbar. Solche Phantasien schützen vor Depression durch das stetige Bedroht-Sein von Altern und Tod und halten die Lebensfreude aufrecht.

Die üblichen Märchen, mit denen wir uns gegen die emotionale Bedrückung durch die Erkenntnis von Altern und Tod schützen wollen, legen wir uns in der Phantasie gern so zurecht, wie wir es brauchen. Beispiele sind:

Nur die anderen werden alt, ich selbst aber nicht.

Auch ich bin gar nicht gealtert, sondern sehe nur so aus, weil mein Arzt mich falsch behandelt hat u. Ä.

Im Lauf des Erwachsenenlebens muss man durch die Erfahrung unserer Vergänglichkeit diese Illusionen überwinden, sie kann aber im Alter wieder aufleben, wenn die Bedrohung zunimmt und Kritik und Urteilsfähigkeit abnehmen.

Man muss sich nur davor hüten, an diesen Phantasien zu lange festzuhalten, denn das kann gefährlich werden. So führt bei älteren Männern die verbreitete starrsinnige Meinung »*Mir kann doch nichts passieren*« oft zum Unterlassen von Untersuchungen und Therapien.

Märchenhaftes Träumen

Märchen und Träume sind sich sehr ähnlich. Der manifeste Traum ist wie die Ausgangslage (Exposition) des Märchens, dann kommt bei beiden ein Mittelteil, und am Schluss hat der Traum als Lösung eine Wunscherfüllung und das Märchen ein Happyend. Die Traumarbeit ist von der Spannung zwischen wilden Triebwünschen und den sittlichen und sozialen Geboten bestimmt, die Märchen gehen von typischen Lebenssituationen aus und sind als literarische Kunstwerke ausgearbeitet. Manche Träume älterer Männer kann man sehr zutreffend als Märchen sehen.

Im Traum erscheinen häufig die *typischen Altersängste*:

Man wird ausgegrenzt, die Karawane zieht weiter, man bleibt hilflos und allein zurück. Das hat eine archaische Grundlage, denn bei nomadischen Völkern ist das tatsächlich so, und es kommt in versteckten Formen auch heute noch überall vor, z. B. als Abschieben aufs Altenteil oder ins Heim.

Man kann sich nicht mehr halten, stürzt ab, gerät unter die Erde, in Gruben oder Fallen, wird weggekippt. Dem entspricht das Lebensgefühl eines Cliffhangers kurz vor dem Absturz. Es ist die Angst vor dem Tod.

Man verliert die Brieftasche, Aktentasche, Portemonnaie, Ausweise oder Handy als Symbol der Angst, seine Identität, Kontrolle oder Selbstkontrolle zu verlieren – wie es sich ebenso in Fehlhandlungen darstellt.

Man möchte nach Hause, aber böse Mächte verhindern es, der Weg ist versperrt, es kommt immer etwas dazwischen, man kann nicht heimkommen, die ersehnte Geborgenheit nicht finden.

Die Träume weisen auf die Altersängste hin und warnen vor den ja tatsächlich drohenden, befürchteten Verlusten. Sie haben auch die Funktion des Memento mori und mahnen, sich bewusst zu werden, dass man sich in der letzten Lebensphase befindet.

Die *manifesten Trauminhalte* stellen aber wie der erste Teil der Märchen nur die schrecklichen Lebenssituationen, die Ausgangslagen dar, aber nicht den Trost und die Wunscherfüllung (Happyend), den die menschliche Phantasie sich dazu erfindet. Das geschieht durch die *Traumarbeit* und erscheint in anderen Traumteilen oder Träumen manchmal noch in der gleichen Nacht. Bei den *Alpträumen* ist es oft erst das Aufwachen mit dem befreienden Glücksgefühl, dass es ja nur ein Traum war und man noch am Leben und in seinem Bett zuhause ist.

Die Fehlleistungen bei Tag, die Träume in der Nacht und die Märchen sind Ausdruck der stetigen Arbeit der menschlichen Phantasie mit dem Ziel, uns das schwierige Leben wenigstens in Gedanken unseren Wünschen anzupassen und erträglicher zu machen. Männer ab 80 brauchen das, um den Bedrängnissen des Alters mit einem Lächeln begegnen zu können.

Alt, aber glücklich

Das aufgrund von Leistung und Erfolg verdiente Glück ist einem Mann ab 80 kaum noch möglich. Die Anstrengungen wie Joggen oder Marathon, für die Belohnungshormone ausgeschüttet werden, kann oder darf er nicht mehr leisten. Das auf Organ- und Reflexebene ablaufende animalische Glück der Triebbefriedigung wie Essen, Trinken, Sex sind zwar meist noch möglich und werden in den Medien und vom gesellschaftlichen Trend begünstigt, unterliegen aber von innen her zunehmenden Einschränkungen. Die Vitalität und die Bedürfnisse lassen nach.

Dafür sind in den reiferen Jahren andere Möglichkeiten entstanden, glücklich zu sein. Bei Umfragen geben zwei Drittel oder mehr der älteren Menschen an, dass sie zufrieden sind. Nach Terentius Varro (116–27 v. Chr.) gibt es 289 Ansichten darüber, was Glück ist. Ältere mit ihrer Erfahrung und Kreativität haben also vermehrte Chancen, die für sie geeigneten Arten von Glück herauszusuchen.

Sogar die nachlassende sexuelle Potenz kann ein Anlass sein. »*Jetzt bin ich meinen größten Tyrannen los*«, soll Sokrates dazu gesagt haben, wobei nach Meinung von Spöttern offen bleibt, ob er nicht auch seine Frau Xanthippe damit meinte.

Die meisten Männer ab 80 nutzen ihre Freiheit und ihren Wohlstand, reisen, wandern, spielen Tennis und Golf, nutzen und genießen die kulturellen Angebote. »*Was man in der Jugend entbehrte, hat man im Alter in Fülle.*« (Goethe, 1811–1812: *Aus meinem Leben. Dichtung und Wahrheit*, Motto zum 6. Buch)

Die Phantasie gleicht die Mängel und Leiden des Lebens aus. Der Traum, der Wünsche durchsetzen will, ist damit ja auch der Königsweg zum Glück, und die Fehlleistungen tragen ebenso dazu bei wie die dem Zeitgeist entsprechenden Ersatz-Märchen in den Medien. Für Sigmund Freud war die Phantasie unentbehrlich, um glücklich zu sein. Als »Anweisung auf das Glück« schrieb er: »*Leben ohne Arbeit kann ich mir nicht recht behaglich vorstellen, Phantasien und Arbeiten fällt für mich zusammen.*« (Brief an Pfister vom 6. März 1910)

Lassen die Kräfte nach und schränkt sich die Mobilität ein, entdeckt man das Glück des Zuhause-Seins. Man bleibt gern daheim, lebt mit Haustieren, fühlt sich in seiner Wohnung oder seinem Haus wie in einem sicheren Kokon – und erlebt dabei das ozeanische Wohlbehagen wie im Mutterleib, in dem alle Bedürfnisse gestillt sind. Die meisten finden zu einer gelassenen Haltung, sind mit den kleinen Freuden des Lebens zufrieden und genießen den gelebten Augenblick.

Die späte Kreativität älterer Männer

Bei vielen Männern kommt es im Alter zu einem erheblichen Zuwachs ihrer Kreativität, sei es erstmalig, sei es als Vollendung von früheren Kreativitätsschüben.

Die biologische Basis – Geburt und Tod

Meine Nachforschungen haben ergeben, dass dabei Ereignisse der biologischen körperlichen Generativität eine wichtige Rolle spielen. Bei Shakespeare und bei Cervantes war es die Geburt von Enkelinnen und das Glück, Vater zu sein, was die Kreativität neu belebte und auf Art und Inhalt der Werke Einfluss nahm. Literarische Werke können Ersatzkinder sein. Cervantes schrieb im Klartext, dass seine Bücher seine Kinder und Enkel sind. Bei Fontane wurde erst nach dem Tod seines Vaters und durch die Veränderung der Beziehung zu ihm der Weg frei für sein bewundertes Werk. Ebenso trug bei Cervantes der Tod seines tyrannischen Vaterbilds Philipp II. zur Befreiung seiner Kreativität bei.

Kreative Phantasien – von Sophokles bis Freud

Sophokles (496–406) schrieb im Alter von 70 Jahren das Drama *König Ödipus* und mit 90 Jahren Ödipus auf *Kolonos*. Das erste Drama handelt von den Triebproblemen eines jungen Mannes in dessen Verhältnis zu seinen Eltern. Sigmund Freud war überzeugt, dass der »Ödipuskomplex« in jedem Mann wirksam ist: Ödipus streitet mit seinen Söhnen und kehrt dann zum Sterben nach Kolonos, seinen Geburtsort, zurück, zu den Göttinnen der Tiefe. Sophokles preist das Paradies des Mutterleibs und empfahl, es sei das Beste, gleich im Mutterleib zu bleiben oder schnellstmöglich dahin zurückzukehren. Nach seinem Tod wurde Ödipus zu einem unsterblichen, wundertätigen Gott, frei von menschlicher Schuld, verklärt. Mit diesem Märchen hat Sophokles sich grandios vom Leben verabschiedet.

Miguel de Cervantes (1547–1616) hatte mit 52 Jahren – als Vater einer Tochter und befreit vom Tyrannen – einen Kreativitätsschub und schrieb den weltberühmten Roman über Don Quijote, den edlen Ritter, und seinen Knappen Sancho Pansa. Mit 60 – als Großvater einer Enkelin – begann er sein großartiges Alterswerk mit Don Quijote II und einer Fülle von vollendeten Schriften, obwohl er schwer krank war.

Shakespeare (1564–1616) hatte in seinen Dramen viele Lebenssituationen illusionslos mit Brutalitäten und Grausamkeiten beschrieben. Erst nach der Geburt seiner lang ersehnten Enkelin fand er In seinen letzten 7 Lebensjahren zu einer von Güte und Milde getragenen Alterssicht. Seine letzten 4 Stücke sind Romanzen, die wie Märchen sind (*Perikles, Cymbeline, Ein Wintermärchen, Der Sturm*). Sie enthalten zwar auch noch Inzest, Gewalt, Eifersucht und Mordversuche, aber jetzt geht alles gut aus. Die Tochter ist unschuldig und heiratet den Prinzen, die Guten waren scheintot, die Böse begeht Suizid, die rechtmäßigen Erben übernehmen das Reich. Im Chor tritt die Heilende Zeit auf, das Böse war, »als hättet ihr geträumt«. Es ist, als ob eine Mutter gemerkt hat, dass sie lauter Ungeheuer geboren hat, darüber erschrickt und es wiedergutmachen will (vgl. Kurt R. Eissler, 1971). Im letzten Stück, *Der Sturm,* erscheinen Vergebung, Versöhnung und Einsicht in die eigene Schuld als weitere Reifungsschritte.

Theodor Fontane (1819–1898) erkrankte an einer schweren Depression und glaubte zu sterben, als er in das Alter eintrat, in dem sein Vater gestorben war (Anniversary!). Die damals üblichen Behandlungen halfen nicht, bis ein kluger Arzt ihm sagte, er möge seine Lebenserinnerungen niederschreiben. Er tat das mit *Meine Kinderjahre* und genas. Das wurde zu einem Wendepunkt, denn danach entfaltete sich seine volle Kreativität, und er schrieb die Werke, die ihn bekannt und groß gemacht haben.

Viele Söhne sind mit ihren Vätern so identifiziert, dass es ihnen unbewusst nicht erlaubt ist, älter zu werden als sie. Sie erkranken zu diesem Zeitpunkt oder sterben, auch Suizide kommen vor. Eine Erklärung ist, dass die aus dem Ödipuskomplex stammenden Impulse zum Vatermord sich als Strafbedürfnis gegen das eigene Selbst wenden und sich über körperliche Schwachstellen verwirklichen.

Johann Sebastian Bach (1685–1750) vollendete sein Hauptwerk *Die Kunst der Fuge* erst in seinem letzten Lebensjahr, obwohl er da fast schon blind war (vgl. Kruse, A., 2007 S. 12–17).

Johann Wolfgang von Goethe (1749–1832) schrieb den *Faust II*, die Vollendung seines Hauptwerks, in den letzten Jahren seines Lebens.

Giuseppe Verdi (1813–1901) komponierte seine 3 reifsten Opern *Don Carlos, Otello* und *Falstaff* mit über 70, nachdem er sich schon 10 Jahre zuvor auf sein Landgut zurückgezogen hatte.

Sigmund Freud (1856–1939) war in den letzten Lebensjahren schwersten Verfolgungen seiner Person und seines Werks ausgesetzt. Er fand die kreative Antwort, mit seiner Trilogie über Moses eine Symbolfigur für das Überleben gegen alle Widerstände zu schaffen. Es war wie ein tröstendes Märchen, und es half ihm tatsächlich, seinen Zorn zu dämpfen, sein Schaffensglück wiederzufinden und sein Verfolgungsschicksal etwas gelassener ertragen zu können.

Vom Nutzen der Phantasie

Die Phantasie ist ein göttliches Geschenk. Sie hilft einem Mann, sich die Welt so zu entwerfen, dass sie passt. Von den vielen Aspekten, aus denen die Wirklichkeit gesehen werden kann, sucht die Phantasie die einem persönlich zusagenden aus. Das reguliert die Affekte, und die eigene innere Welt wird wieder stimmig. Das kann man kultivieren, natürlich nicht einseitig. In der Demenz geschieht es dann von selbst und radikal.

Um sich auf Phantasie einzulassen, muss ein Mann seine Vorbehalte gegen Passives, Weibliches überwinden, muss sein Dominanzstreben und Kontrollbedürfnis beiseitelassen und sich dem Träumen, Spüren und Empfinden ernsthaft überlassen. Träume, Fehlleistungen einfach nur wahrnehmen, das als Spiel sehen, mit dem Herzen und mit Humor, sich amüsieren. Immer achtsam sein und aufmerken, wenn es etwas zu be-achten gibt.

Man bezieht so die wichtigen Seiten der Person ein, die man bisher verachtet und blockiert hatte. »In einer stark ›körperorientierten‹ Kultur ist die Gefahr groß, dass die seelisch-geistige Dimension des Menschen übersehen und damit an einer wichtigen Qualität des Lebens vorbeigegangen wird.« (Kruse, 2007, S. 17)

Die kreative Phantasie wird durch Reifungsprozesse bei vielen Männern im Alter immer stärker und besser. Es gibt viele Beispiele dafür, dass Männer trotz Behinderungen und bis zum Tod ihr Werk entfalten und vollenden, d.h. ihre volle Identität finden können. Manche finden in ihrer letzten Lebensphase eine neue Freiheit, Offenheit für Neues und eine besondere Leichtigkeit und Souveränität ihres Stils. Sie ernten die Früchte, die lange gewachsen waren.

Die Beispiele sollen jeden Mann im 3. und 4. Lebensalter ermutigen, seine Angst vor dem geistigen Abbau und vor Demenz und Alzheimer zu überwinden und darauf zu vertrauen, dass ihm seine Phantasie schon helfen wird. Überdies darf er darauf hoffen, dass sich seine Kreativität – im weitesten Sinn – entfalten wird und er seiner eigentlichen Identität näherkommt.

Kapitel 8
Der Abbau von Geist und Person

Bei einem Mann im hohen Alter werden durch schlechtes Sehen und Hören Informationen nur noch eingeschränkt und verzögert wahrgenommen. Die *körperlich-biologischen* Vorgänge verlangsamen sich. Die Gehirnzellen schwinden, die Vergesslichkeit nimmt zu. Die Reifung eines Mannes *auf menschlicher Ebene* geht jedoch immer weiter. Die noch ankommenden Eindrücke werden in einem beständigen psychischen Fluss verwertet und mit dem gesamten Leben in Beziehung gesetzt. Durch die wachsende Erfahrung wird das Leben im Alter zu einer Höhenwanderung, bei der man immer weiteren Überblick gewinnt und dafür die Details unwesentlich werden. Das Denken wird großzügiger. und konzentriert sich auf das Wesentliche. Das bringt hohen Genuss. Die Verlangsamung muss kein Nachteil sein; Ältere finden oft überlegene Lösungen, wenn man ihnen nur Zeit lässt. Die Perspektiven verändern sich. Die Persönlichkeit differenziert sich und prägt sich aus. Oft nimmt die Kreativität zu. Das kann auch im sehr hohen Alter zu erstaunlichen und originellen Ergebnissen führen.

Neue Chancen für die Evolution

Da die Evolution durch steigende Langlebigkeit uns bis heute schon zwei zusätzliche Jahrzehnte geschenkt hat, ist es gut möglich, dass sich dadurch neue Chancen für Fortschritte der Evolution ergeben. Nach dem archaischen Denken im Stadium der Vor- und Urmenschen und dem Denken im Stadium der Menschlichkeit könnte sich jetzt ein drittes Stadium des gereiften überlegenen Denkens entwickeln. Das deutet sich mit der im Alter steigenden Kreativität und mit der Weisheit und Originalität Hochaltriger schon an. Angeregt wird das auch dadurch, dass nicht mehr wie bisher nur 2 bis 3 Generationen, sondern 4 oder 5 sich miteinander austauschen und fördern.

Denken mit 102 – ein Beispiel

Ein Beispiel ist eine 102-jährige Frau, deren erstaunliche Reifungsschritte und Denkweise von ihrem Sohn beschrieben wurden. Ab Ende 80 sei bei ihr ein *»Appetit auf die Früchte des Alters«* gekommen und sie erwartete eine reiche Ernte. Über 90 sei sie gütiger geworden und ihre Gedanken und Taten wurden *»harmonischer und leuchtender«*. Mit 99 konnte sie *»ihr Selbstverständnis noch einmal von Grund auf neu gestalten«*. 2 Oberschenkelhalsbrüche nahm sie stoisch hin. Im 102. Jahr führte ihr Sohn mit ihr Gespräche, die ihn durch *»Klarheit, Tabulosigkeit, Originalität und Innigkeit begeisterten«*. Daraus einige Zitate (Themen und Fragen des Sohnes in Klammern):

> *(*Schweigen*) »Das Reden hab ich ein Leben lang überschätzt. Ich rede nur mehr das Nötigste, das Schweigen bringt für gewöhnlich höheren Genuss.*
>
> *(*Vergessen*) Irgendetwas räumt in meinem Gedächtnis auf, und das Überflüssige wird ausgeschieden. – Es ergibt einen Sinn, (...) es sind Verabschiedungen, zum Beispiel die Auhofstrasse löst sich auf, und den großen Kastanienbaum vor dem Fenster, den gibt es auch schon nicht mehr.*
>
> (Drang nach Hause*) Ich will nach Hause. Ich fühl mich aber hier nicht zuhause, Es ist nicht mehr so, wie es immer war.*
>
> *(*das Meer*) Wenn ich an das Meer denke, werde ich traurig. Ich schwimme so gern (...). Nicht mehr schwimmen, das ist das Ärgste (...) Kann man in der nächsten Welt auch schwimmen und Musik hören?*
>
> *(*Träume?*) Ja. Besuche bei Menschen, die lange begraben sind, und wir studieren gemeinsam Landschaften, alles aus der Vogelperspektive.*
>
> *(*Frau sein*) Wenn ich nochmal als Frau geboren würde, würde ich von Anfang an arbeiten. Von keinem Mann abhängig sein (...). Jede Frau sollte ihr eigenes Leben haben und selbstbestimmt sein.*
>
> *(*Kindheit*) Ich denke viel an meine Kindheit (...) war ich glücklich. Am Bauernhof gab es eine bemalte Holztruhe mit Brot drinnen (...) die habe ich aufgemacht, nur um zu riechen. Brot ist ein wunderbarer Geruch.*
>
> *(*innerlich jung*) Du kannst dir nicht vorstellen, wie demütigend es*

ist, auf Hilfe beim Waschen, (...) Aufstehen und Anziehen angewiesen zu sein. Und innerlich sieht man sich noch jung und klettert auf Berge und segelt über den Wolfgangsee, freut sich auf den nächsten Tag.

(Helferinnen?) *Aber bestimmen will ich. Auch in meinem Alter ist man noch ein Bürger. (...) die alten Leute genießen zu wenig Ansehen, und die uralten gelten als Dodeln.*

(Drogen und Sex): *Weniger ist mehr, sagt man. Zum Altwerden braucht man Disziplin. Richtig schlamperte und unachtsame Leute werden nicht sehr alt.*

(Disziplin) *Die Disziplin ist eine Paketschnur, die einen zusammenhält, vor allem die Gesundheit...*

(dankbar sein) *Man soll überhaupt sehr dankbar sein. Dem Regen, dass er regnet, den Vogerln, dass sie fliegen und zwitschern, den Kastanienbäumen, dass sie so schön blühen. Ist doch alles nicht selbstverständlich.*

(Genießen) *Genießen ist gscheit. Das Schöne auskosten.*

(das Wesentliche) *Bin nicht mehr die Frau H. Das Äußere fällt ja ab. Vielleicht bin ich jetzt auf das Wesentliche reduziert. Das, was man wirklich ist.*

(Seit wieviel Jahren?) *Ich weiß es nimmer. Uhren gibt es nicht mehr.*

(Kindheit) *Ich schau in die Kindheit. Im Volksgarten geh ich spazieren und die Rosen blühen. Bin klein, noch in der ersten Schule.*

(glücklich?) *Ja, es ist noch nix schiefgegangen.*

(aus: André Heller, 2017)

Jeder Mann ab 80 hat ebenso die Chance, sich und sein Denken zur persönlichen Reife weiterzuentwickeln und damit geistig klar zu bleiben und nicht dement zu werden.

Anderen geschieht es, dass sie den Bezug zur äußeren Wirklichkeit verlieren, nicht mehr wissen, in welcher Zeit und welchem Ort sie leben, es auch gar nicht mehr wissen wollen. Sie erkennen nach und nach auch die Personen ihrer Umgebung nicht mehr und machen in ihrer Phantasie andere daraus. Sie haben sich in ihre eigene innere Welt zurückgezogen und es wird die Diagnose Demenz gestellt.

Vorher sollte aber geklärt sein, ob es sich nicht um eine *Scheindemenz* handelt, bei denen sich die Betroffenen ebenfalls von der Welt zurückziehen, verstummen, erstarren, auch sterben. Ursache ist aber nicht der körperliche Abbau, sondern es sind schwere Probleme, mit denen sie nicht fertig werden oder eine Depression, also Zustände, die eigentlich vorübergehen. Das kann aber lange dauern und bis dahin von einer Demenz nicht zu unterscheiden sein. Die sichere Diagnose auf Demenz kann dann erst nach angemessener Zeit und durch gründliche Untersuchung gestellt werden.

Demenz als Krankheit des Organs Gehirn

Als *normales Altern des Geistes* gelten allgemeine Verlangsamung, erschwerte Auffassung, »lange Leitung«, Vergesslichkeit, Umständlichkeit, Zerstreutheit, Eigensinn und Altersstarrsinn. Das Sekundengedächtnis kann aktuelle Ereignisse nicht mehr speichern. Man weiß nicht mehr, ob man gerade eben seine Medikamente schon eingenommen hat oder nicht. Das ist noch keine Demenz, sondern nur aus subjektiver Sicht eine Vorstufe davon (Vorstufe 1), die aber nie in die *Krankheit Demenz* überzugehen braucht.

In der Phantasie Vieler ist »Alzheimer« jedoch wie ein Synonym für Apokalypse, ein Damoklesschwert, das als unentrinnbares Schicksal über uns hängt, jeden treffen und auf schlimme Weise verändern wird und für den Kranken und seine Angehörigen immer sehr traurig und belastend ist. Die notwendige Aufklärung in den Medien hat als Nebenwirkung eine Art Alzheimer-Phobie entstehen lassen. Die Folge ist, dass manche das normale Altern als Vorzeichen von Demenz missdeuten, das für ein Verhängnis halten und darauf mit Traurigkeit, Verzweiflung oder krankhafter Depression reagieren. Die Reaktionen können dieselben sein wie bei der Diagnose Krebs oder bei einem bevorstehenden Verlust; die tragischste ist, sich das Leben zu nehmen. Suizide aus diesem Motiv sind öffentlich bekannt geworden (z. B. Gunter Sachs), und es ist zu vermuten, dass beim Anstieg der Suizidrate im Alter die Alzheimer-Phobie mitbeteiligt ist.

Eine *leichte Demenz (Vorstufe 2)* besteht, wenn die Vergesslichkeit gelegentlich Formen annimmt, wie Gashähne offen lassen, den Herd nicht ausdrehen, sich selber aussperren und unerklärliche Fehlhandlungen vorkommen, wie den Autoschlüssel oder die Socken im Kühlschrank ablegen. In diesem Stadium wirkt der Betroffene zeitweise geistesabwesend, sieht durch einen hindurch, kann den Vorgängen und

Gesprächen nicht mehr recht folgen. Er ist aber noch fähig, in seiner vertrauten Umgebung zu leben und seine Gewohnheiten beizubehalten.

An der *Diagnose Demenz* ist kein Zweifel mehr, wenn der Mensch ganz zurückgezogen und überwiegend abwesend wirkt, wichtige Interessen und Gewohnheiten aufgegeben hat, nicht mehr weiß, an welchem Ort und in welcher Zeit er lebt, vertraute Personen nicht mehr erkennt und Sprachstörungen hat, z. B. Worte auffällig verwechselt. In diesem Stadium können auch bizarre und gefährliche Fehlhandlungen vorkommen, wie vom gewohnten Spazierweg nicht mehr heimfinden, sich im Wald verirren, barfuß im Schnee wandern, den Herd nicht abstellen.

Die Medizin hat im *Organ Gehirn dafür körperliche Ursachen* gefunden, wie Veränderungen der Proteine, Anomalien des Gehirnstoffwechsels und den nachweisbaren Schwund von bestimmten Teilen oder der gesamten Gehirnsubstanz. Bei der Alzheimerschen Krankheit, die zwei Drittel der Demenzen ausmacht, werden spezifische Plaques und Tau-Fibrillen gefunden.

Der Ansatz der Medizin ist, die Veränderungen des Gehirnstoffwechsels als Krankheit zu sehen und durch Medikamente zu heilen. Für leichtere Fälle werden Cholesterinesterasehemmer empfohlen, die den Neurotransmitter Acetylcholin aktivieren und damit die Gehirnfunktionen verbessern sollen. Bei schwerer Demenz soll das Glutamat blockiert und damit das Absterben von Nervenzellen verhindert werden. Da bisher nur begrenzt Symptombesserungen und Verzögerungen des Verlaufs, aber keine nachhaltigen Heilerfolge zu erzielen waren, sind inzwischen Zweifel an diesem Behandlungsansatz entstanden und einzelne Pharmafirmen haben diese Forschungsrichtung aufgegeben.

Mit gutem Erfolg zu behandeln sind jedoch einige Formen von sekundären Demenzen, die auf Erkrankungen von *Organen außerhalb der Gehirnsubstanz*, wie Gefäßkrankheiten, Schilddrüsenunterfunktion, Diabetes oder Vitaminmangel, beruhen. Chronische Überdosierungen mit Schlaf-, Beruhigungs- und Schmerzmitteln sind ebenfalls eine häufige Ursache.

Aus ganzheitlicher Sicht ist angesichts der gewaltig zunehmenden Zahl von Demenzen vom Alzheimertyp in den kommenden Jahren die medizinisch-pharmakologische Forschung weiterhin notwendig und hat z. B. mit der Molekular- und Transmitterforschung auch bessere Chancen auf Erfolge. Es wäre sehr gut, wenn die Medizin über eine günstige Beeinflussung der im Gehirnstoffwechsel nachweisbaren Glieder der Abbaukette doch noch die Regression in diese Lebensphase aufhalten oder verzögern könnte. Man müsste dazu quasi ein Verjüngungsmittel oder Lebenselixier erfinden, ausgeschlossen ist das nicht. Wenn dieser Ansatz – trotz der erheblichen Zweifel – Erfolg hätte, würde das sehr helfen, die Autonomie und Würde der Person zu erhalten und uns dem Ziel, *mit 120 gesund zu sterben,* näherbringen.

Demenz als natürliche Lebensphase

> *Der letzte Akt, mit demdie seltsam wechselnde Geschichte schließt, ist zweite Kindheit, gänzliches Vergessen,ohn› Augen, ohne Zahn, Geschmack und alles.*
>
> Shakespeare, W.: *Wie es Euch gefällt II*, 7. (Jaques)

Der Dichter Shakespeare hat mit diesem Vers einen Zusammenhang hergestellt zwischen dem Organversagen Vergessen und dem Eintritt in eine neue Lebensphase, die 2. Kindheit.

Heimkehr ins Märchenalter

Das bedeutet, dass beim Altern die geistigen und Körperfunktionen wieder auf die Stadien der 1. Kindheit zurückgehen (Regression), und zwar in umgekehrter Reihenfolge, in der die körperliche Entwicklung und geistige Reifung vom Knaben zum Mann über viele Stufen erfolgt war (Progression). Einen Rückfall auf diese unreifen Stufen kann man rein organisch als Abbau und Verlust oder aus ganzheitlicher Sicht als sinnvolle Anpassung an die zu schwierig gewordene Lebenssituation sehen. Ein guter Sinn ergibt sich, wenn man die Demenz als Rückkehr in das Märchenalter der Kindheit erkennt. Das ist nicht bei allen, aber bei einem guten Teil von ihnen gegeben. Es erwacht bei diesen wieder die Fähigkeit, an eine gute Welt zu glauben, sich von guten Eltern beschützt zu fühlen und die Kreativität von Kindern, Märchen zu erfinden und sich damit zu trösten.

Sie sind trotzdem nicht wieder nur Kinder, auch wenn sie ihr ganzes späteres Leben vergessen haben, sondern die Erfahrungen des ganzen Lebens sind in ihnen gespeichert. Sie sind nicht immer »ohn alles«, sondern bei entsprechender Anregung kann sich manches wieder bemerkbar machen. So kehrt man in der Demenz nicht nur in die Kindheit zurück, sondern gern auch in besonders glückliche Zeiten des Erwachsenenlebens.

Bei dem oben erwähnten Panzerkommandanten (vgl. Kap. 7) lebte die Zeit wieder auf, als er ein technikbegeisterter junger Mann war. Die Schrecken des Krieges hatte er vergessen.

> *Auguste D., bei der A. Alzheimer erstmals diese Krankheit entdeckte, vollbrachte die kreative Leistung, sich trotz des Verfalls ihrer Persönlichkeit noch als jugendliche begehrenswerte Frau vorzustellen, in den 4 Jahren der Krankheit emotional lebendig zu bleiben und Gefühle wie Eifersucht, Empörung und Angst zu empfinden. Ihr Leiden hatte begonnen, als ihr Mann sich angeblich für eine Nachbarin interessierte und sie die Wunschphantasie hatte, ein Rollfuhrmann stelle ihr nach und begehre sie. In der Anstalt unterstellte sie dem Arzt sexuelle Absichten, verbat sich das entrüstet und wollte ihn aus dem Haus weisen* (vgl. Maurer, 1998, S. 28f, 197).

Am Beginn der Demenz stehen häufig *Alterungskaskaden,* bei denen körperlich-biologische und menschlich-psychische Faktoren zusammenwirken. Krankheiten, Unfälle, Narkosen können ebenso den geistigen Absturz bewirken wie Verluste, Enttäuschungen und belastende Ereignisse. U. U. kann das Bekanntwerden peinlicher Fakten Demenz auslösen. *Ein Beispiel ist Walter Jens, der dement wurde, als seine für ihn hochnotpeinliche Mitgliedschaft in der Nazipartei NSDAP aufgedeckt wurde.* Das kann jedoch nicht einfach als absichtliche Flucht in Krankheit und Schuldunfähigkeit gesehen werden, sondern es müssen viele biologisch-hirnorganische Voraussetzungen erfüllt sein, bis ein solcher letzter Auslöser das Fass zum Überlaufen bringt. Vermutlich wäre die Demenz wenig später aus einem anderen oder ohne Anlass auch eingetreten.

Bei manchen schwankt der Zustand lange Zeit und der Betroffene kämpft noch um die Aufrechterhaltung seiner Autonomie. Oft bleibt auch trotz Demenz die Fassade noch erhalten, und die Gewohnheiten werden so unauffällig fortgesetzt, dass die Diagnose gar nicht gestellt wird. *»Die Götter halten die Waage eine zögernde Stunde an.« (Gottfried Benn, 1935).* Schließlich ist es durch weiteren Abbau des Gehirns dann an der Zeit, den kognitiven Bezug zur Welt zu verlieren und wieder einzutreten in die kindliche Art, die Welt mithilfe seiner Phantasien erträglich zu machen.

»Glücklich ist, wer vergisst«

> *»Glücklich ist, wer vergisst, was nicht mehr zu ändern ist.«*
> Operette *Die Fledermaus* von Johann Strauß (Sohn)

Das Zitat besagt, dass Vergessen stimmungsregulierende Auswirkungen hat. Bei Männern ab 80 kann es leicht zu kurzdauernden Verwirrtheitszuständen kommen, in denen man momentan nicht weiß, wo man ist und wen man vor sich hat. Auslöser davon sind oft kleine emotionale Ereignisse, wie Kränkungen, Ärger oder Enttäuschungen. Statt sich zu ärgern, vergisst man lieber den Grund dafür – *glücklich ist, wer vergisst.* Wenn man den Anlass erkennt, ist meist sofort die Orientierung wieder da.

Es gibt offenbar eine im Wesen des Menschen tiefverankerte kreative Fähigkeit, bei Bedarf die unerträgliche Wirklichkeit zu vergessen und sich in der Phantasie seine eigene Welt zu erschaffen. Kinder brauchen Märchen, um für alle schwierigen Lebenssituationen eine Lösung und ein Happyend zu finden, und Erwachsene und besonders Ältere brauchen das ebenso. Die Träume streben als Hauptziel Wunscherfüllung an, bei Kindern direkt, bei Erwachsenen verschlüsselt. In der Demenz wird die Realität mit ihren Bedrängnissen lieber vergessen und durch kreative Phantasien ersetzt, um ein befriedigendes Weiterleben zu ermöglichen.

Bei allen Krankheiten, die mit Bewusstseinsveränderungen einhergehen, kann – ebenso wie bei der Demenz – die unangenehme Wirklichkeit durch angenehme Phantasien ersetzt und damit die Stimmung verbessert werden.

Eine 80-jährige durch Multiorganversagen schwerkranke Frau nahm bei normalem Bewusstsein ihre Situation realistisch wahr, sagte, sie kämpfe mit dem Tod und war sehr gequält und voll panischer Angst. Zeitweise jedoch verfiel sie in Verwirrtheit, meinte dann, sie sei in einem schönen Garten mit Blumen und Orchideen, hielt den Arzt für ihren Blu-

menhändler, war entsprechend gut gestimmt und zufrieden, und erwartete voller Freude den Besuch ihres (längst verstorbenen) Vaters.
An die Stelle des kognitiven Modus, der sich an der Realität orientiert und die Lösungen auf realistischer Ebene sucht, tritt dann ein regressiver Modus, der sich durch Wunschphantasien eine befriedigende Welt mit einem inneren Beziehungsnetz von guten Eltern und vertrauten Personen erschafft. Das Vergessen der unerträglich gewordenen Realität bringt emotionalen Ausgleich und stellt das psychische Gleichgewicht wieder her. Es ist wie ein Rückzug in die Geborgenheit, das Wohlbehagen und die Sicherheit im Mutterleib, in dem man vor der bösen Welt geschützt ist.

Die gleiche Wunschphantasie könnte auch bei der buddhistischen Lehre von den Wiedergeburten und dem endlich erlösenden Eintauchen in das Nirwana beteiligt sein.

Ältere, geistig noch klare Männer nutzen gern die Vorteile der Phantasie und schaffen sich aus Dichtung und Wahrheit ihre *Lebenslegende und ihre gewünschte Identität.* Wenn in der Demenz die Realitätskontrolle und einige Hemmungen weggefallen sind, hält man die Wunschphantasien über sein Leben dann einfach für wahr. Die unbefriedigende Gegenwart wird nicht mehr wahrgenommen, sondern durch glückliche Wahnphantasien ersetzt. Aus der Legende wird ein Wahn.

Ein dementer Vater erzählt von seinem Sohn, der in Amerika Karriere gemacht und dem Namen der Familie hohe Ehre verschafft habe, und schmückt das begeistert aus.

In Wirklichkeit war der Sohn das schwarze Schaf der Familie, aber in der Demenz wurde diese schmerzliche Realität vergessen und auf kreative Weise in das Märchen eines Familienromans umgedichtet.

Fragt man in der Routineuntersuchung (Assessment) Desorientierte nach Ort und Zeit, so glauben sie sich meist in früheren, emotional befriedigenden Lebenssituationen, z. B. als die Familie noch beisammen war und die Kinder noch klein waren, oder man wünscht sich ganz zurück in das Paradies der Kindheit, in dem die Eltern noch die besten waren, immer da sind und einen erwarten. Es ist die Erfüllung der Wünsche des Familienromans.

Bei Traumatisierungen kann die Demenz auch das Vergessen von belastenden Affekten mit sich bringen.

Ein Vater reagierte auf den Unfalltod von Sohn und Enkel mit unerträglichem Schmerz und großer Wut gegen die Unfallverursacher. Als er später dement wurde, vergaß er den Unfall und die darauf bezogene Wut, war emotional entspannt und erlebte sich als jungen Mann, der heiter und gern Geschichten von damals erzählte.

Manche Traumen sind in der Demenz zwar kognitiv vergessen, werden aber im Körpergedächtnis aufbewahrt und in der Körpersprache oder szenisch immer wieder dargestellt. Vieles aus dem Erleben von Dementen bleibt rätselhaft, aber manchmal kann man den Ursprung von Symptomen erkennen.

Ein Mann, der bei jedem Schneefall in panische Angst geriet, hatte als Soldat den russischen Winter nur knapp überlebt.

Auffällige Formulierungen, z. B. wenn Schmerzen als »einschießend« oder »umherziehend« beschrieben werden, lassen eine entsprechende traumatische Vorgeschichte vermuten.

Leichte Demenzen bleiben oft unerkannt, wenn das Leben wie gewohnt läuft. Erst wenn die Betroffenen einer neuen Anforderung nicht mehr gewachsen sind, wird die Demenz offenbar. Das ist einerseits tragisch, andererseits kann sich dabei auch spielerisch-heitere Kreativität äußern, die mit dem Vergessen der überfordernden Realität einhergeht.

Ein 88-Jähriger hatte telefonisch zugesagt, ein Jahrgangstreffen, wie früher schon mehrmals, auch diesmal wieder auszurichten, hatte das aber vollkommen vergessen, sodass die angereisten Teilnehmer alles selbst organisieren mussten. Es wiederholte sich das immer gleiche Muster, dass er die bevorstehende Aufgabe vergessen hatte, aber »Das macht doch nichts« heiter einen Ersatz vorschlug, wo es schön sei, man solle ihm nur nachfahren. Man strandete dann zwar in einem Holzweg ohne Wendemöglichkeit oder in einer verbotenen Einbahnstraße und Fußgängerzone, aber an landschaftlich und architektonisch sehr schönen Orten.

Der neuen Anforderung, den Kongress zu organisieren, konnte er zwar nicht mehr gerecht werden, und die Regeln der Realität hatte er vergessen, aber umso mehr hatte er sich die Erinnerung an die Schönheiten der Welt bewahrt und wollte begeistert alle daran teilnehmen lassen.

Er war, wie sich nachträglich herausstellte, seit dem Tod seiner Frau dement, legte aber Wert darauf, sein gewohntes Leben fortzusetzen; z. B. ging er abends reihum in die vertrauten Lokale, wo er bekannt war, und vergaß dort immer etwas, sodass er angerufen wurde, wiederkommen musste und man sich ihm zuwandte.

Seine Vergesslichkeit war zwar ein negatives Symptom, hatte aber auch den guten Sinn, ihn in seinem Beziehungsnetz zu halten.

Demenz als natürliche Lebensphase zu sehen, mit ihren Schwächen, aber auch Vorteilen, hilft, von der gesteigerten Angst vor »Alzheimer« wegzukommen, die so in der Gesellschaft das Bild verfälscht und zu unangemessenen Reaktionen führt. Es ist auch wieder eine »German Angst«. Bei den Brasilianern ist die Hauptangst im Alter der Verlust der Sexualität, bei den Nordamerikanern das Übergewicht, bei den Deutschen die Demenz (vgl. Bode, 2014, S. 14).

Dabei leiden die Betroffenen oft gar nicht darunter, dafür umso mehr die Angehörigen. Für manche ist es das Schlimmste, wenn einen z. B. die eigene Mutter nicht mehr erkennt. Doch auch da gibt es erstaunliche Ausnahmen.

Eine Tochter berichtete, sie sei von ihrer Mutter immer nur kritisiert und schlecht behandelt worden, und habe sich deshalb nur schwer dazu durchgerungen, die Pflege zu übernehmen, als diese an Alzheimer erkrankte. Zu ihrer Überraschung habe die Mutter sie aber gar nicht mehr erkannt, sondern für eine fremde Person gehalten und überschwänglich begrüßt. Eine so freundliche und liebenswerte Person sei für sie ein Geschenk des Himmels, denn ihre eigene Tochter – die den gleichen Vornamen habe – sei zu ihr nur böse gewesen und habe nichts getaugt.

Die Mutter konnte durch diese kreative Personenverkennung ihre letzte Lebensspanne als emotional befriedigend erleben. Die Tochter ihrerseits war glücklich, die Liebe ihrer Mutter gefunden zu haben, und empfand das Jahr bis zu deren Tod als das schönste ihres Lebens – »*es war wie im Märchen*«.

Demenz – Drohung oder Trost?

Die zu erwartende sprunghafte Zunahme von Demenzen führt unausweichlich zu persönlichen und gesellschaftlichen Problemen. Die Horrorbilder vom drohemden Damoklesschwert, vom großen Vergessen und vom tragischen und gefährlichen Verhalten Dementer sind nicht von der Hand zu weisen. Andererseits zeigen die angeführten Beispiele aus meiner Erfahrung, dass es auch Formen und Verläufe gibt, bei denen das Vergessen den Sinn hat, Raum zu geben für Trost und emotionalen Ausgleich. Nicht nur für die Betroffenen selbst, sondern auch für die Personen ihres Beziehungsfelds kann so die Tragik durch Tröstliches gemildert werden.

Ganzheitliche Perspektiven

Grundsätzlich stellt sich die Frage, ob man Demenz unter biologisch-medizinischen Aspekten als Krankheit auffassen soll oder sie in ganzheitlicher Sichtweise auf menschlicher Stufe als natürliche Lebensphase und zweite Kindheit sehen und das akzeptieren kann. Danach sind Demente bei ihrer alterungsbedingten Regression in das Märchenalter zurückgekehrt und gestalten sich ihre Wunschwelt selbst oder haben in das Paradies der Kindheit heimgefunden und sind wieder glückliche Kinder, die glauben, in einer guten Welt zu leben und von guten Eltern behütet zu sein. Diese heiteren und gutmütigen Kinder haben auch das Urvertrauen, das ihre Betreuung und Pflege leicht macht und die Gesellschaft entlastet. Mir sind solche Fälle häufig begegnet, aber wie groß der Anteil ist, muss erst statistisch ermittelt werden.

Die ganzheitliche Sichtweise (vgl. Bode, 2014) führt zu einem Umdenken. **Es geht nicht mehr darum, auf das endlich wirksame Medikament für die Krankheit Demenz zu hoffen, denn man kann Lebensphasen wie Pubertät, Jugend oder 2. Kindheit ja nicht heilen, sondern muss sie leben, bis sie von allein in die nächste Phase oder in den Tod übergehen.** Nach der Philosophie der Stoa brauchen wir den Tod nicht zu fürchten, weil wir da schon in Auflösung und also nicht mehr dabei sind. Wir können jetzt hinzufügen, dass uns das Eintreten der Demenz ebenso wenig zu schrecken braucht, weil wir auch da schon in geistiger Auflösung und kognitiv, mit unserer bewussten Wahrnehmung, nicht mehr dabei sind. Vielmehr kommt es darauf an, den Sinn und die Vorteile dieser Lebensphase zu erkennen, nämlich die Chance, den langgewordenen Lebensabend in einer menschlichen und emotional befriedigenden Welt zu erleben.

Das Wichtigste ist, die Symptome nicht nur als Mängel zu bewerten und nicht nur die verlorenen Fähigkeiten zu beklagen, sondern das verbliebene Können anzuerkennen und auch auf neue kreative Fähigkeiten zu achten, die sich im hohen Alter oft entfalten, auch in der Demenz. **Wenn man Demente nicht mehr als krank und geistig beschränkt ansieht, sondern sie beachtet, anerkennt und wertschätzt, sind sie nicht mehr stumpf und abwesend, sondern blühen auf und finden immer einen Grund für gemeinsames Lachen. Sie sind ehrlich und kommunizieren direkt und ohne Verstellung und Fassade** – Kinder und Narren sagen die Wahrheit. Wenn man ihnen auch ihr Recht auf Eigensinn, ihre eigene Sprache und ihr nicht mehr rationales und logisches Denken lässt, ergibt sich, dass sie originell und kreativ sind und gern Zugang zu den großen Trösterinnen Natur und Musik finden. Sie entdecken oft neue kreative Fähigkeiten, ihr Leben entsprechend den Besonderheiten der Lebensphase Demenz besser zu organisieren.

Mit ihren Symptomen, z. B. endloses Suchen, stereotypes Umherlaufen, bestimmte Schmerzen, Wiederholung von immer gleichen Sätzen, Mittteilungen oder Handlungen, bringen sie oft ihre Erlebnisse und schweren Traumatisierungen zum Ausdruck. Hinter jedem Symptom steckt eine Geschichte, die sie meist vergessen haben, aber wie auf einer Bühne zum Ausdruck bringen. Viele Demente brauchen nicht so sehr aktive Pflege und Aktivierung als vielmehr einfühlsame Zuwendung und Begleitung in einer passiv mütterlichen Haltung. Familien sollten die Beziehungen unter den Generationen wieder freundlicher gestalten, statt die Alten erbarmungslos in Heime abzuschieben und dort allein zu lassen.

Für die Gesellschaft ist es nötig, einen Perspektivenwechsel zu einem reiferen Denken zu vollziehen. Ein Schritt dahin wäre die Anwendung von Inkludenz nicht nur für behinderte Kinder, sondern auch für Alte und Demente; z. B. wäre anzustreben, nicht immer mehr über den Bedarf hinausgehende Seniorenresidenzen und Pflegeheime zu bauen, sondern die vorhandenen auch für Demente auszustatten, aber nicht nur zu deren aktiver Pflege. Wichtiger noch ist es, den Dementen Lebensraum zu geben und für einfühlsame Betreuung durch Angehörige, Pflegepersonen, ambulante Dienste und ehrenamtliche Helfer zu sorgen und die Voraussetzungen dafür zu verbessern.

Geist und Person bewahren – Ratschläge

Es gibt bisher noch keine Möglichkeit, bei einem gesunden Mann sicher vorherzusagen, ob er Alzheimer oder eine andere Demenz bekommen wird.

Körperlich fitte und geistig rege Menschen werden seltener demenzkrank und können Selbstständigkeit und Lebensqualität oft bis ins hohe Alter bewahren.

Um vorzubeugen muss man möglichst frühzeitig die bekannten Ursachen, die *auf Körperebene* zur Entstehung von Demenz beitragen, gezielt behandeln, vor allem Hochdruck, Diabetes sowie Störungen der Herzfunktion und der Hirndurchblutung.

Die allgemeine körperliche Fitness muss man erhalten durch mehr Bewegung, Übung von Kraft, Ausdauer und Gleichgewicht.

Auf psychisch-geistig-sozialer Ebene muss man dem Gehirn möglichst vielseitige und komplexe Reize und Anstöße geben, z. B. indem man knifflige Aufgaben löst, Hobbies nachgeht und den Kontakt zu anderen Menschen sucht.

Musizieren schützt besonders effektiv vor Demenz, denn es fördert Konzentration und körperliche Koordination. Durch Klavierspielen bilden sich schon im Verlauf von Wochen neue Synapsen. Fangen Sie sofort an, mit dem Instrument, das Sie als Kind gespielt haben, oder einem neuen, nehmen Sie Stunden und spielen Sie auch zusammen mit anderen.

Tanzen bewegt den Körper mit Musik und Gefühl.

Fremdsprachen beanspruchen das Gehirn stark, besonders das Lernen einer neuen Sprache.

Lesen übt die Konzentration und das Merken von Details.

Kreuzworträtsel üben das Gedächtnis, Sudoku das Kombinieren.

Schöpferische Tätigkeiten regen den Geist an und bereiten Freude. Stricken Sie mal ein neues, kompliziertes Muster.

Erledigen Sie Ihre Routine, z. B. Körperpflege und Frühstücken mal in ungewohnter Reihenfolge. Legen Sie Ihre Schlüssel an eine ungewohnte Stelle. Gehen Sie beim Einkaufen einen neuen Weg.

Üben Sie Ihr Gehirn im Alltag. Trainieren Sie laufend Ihre Aufmerksamkeit, Ihr Reaktionsvermögen und Ihre Merkfähigkeit.

Üben Sie nicht hektisch und von Angst getrieben, sondern bleiben Sie bei allem heiter und gelassen, sehen Sie es als Spiel.

Machen Sie auch genügend Ruhepausen, in denen sie alles sein lassen und sich nur erholen und entspannen.

Je früher Sie damit anfangen, desto besser erhalten Sie Ihre Fitness und Lebensqualität und die Souveränität Ihrer Person.

Kapitel 9
Die letzte Lebensphase

Der sterbende Körper

Von der Evolution ist für jede Tiergattung ein arteigenes Lebensalter vorprogrammiert, das beim Homo sapiens 120 Jahre beträgt. Bisher wurde das nachweisbar nur von einer Frau (der Französin Jeanne Calment, die mit 122 starb) überschritten, während der älteste Mann bisher »nur« 115 Jahre alt wurde. Offensichtlich werden von der Evolution die Fortpflanzung und die Weitergabe der Gene zur Erhaltung der Art als letzte sinnvolle Aufgabe angesehen, und das Individuum ist danach – biologisch gesehen – nutzlos geworden und kann sterben.

Wie die körperlichen Alterungsprozesse ablaufen, darüber gibt es viele Theorien. Nach dem Prinzip des *Stirb und Werde* erfolgt von Geburt an ein stetiger Kreislauf von Zellaufbau, Untergang, Entsorgung und Wiederaufbau. Alle Organe verändern und erneuern sich stetig. Im Laufe des Lebens lässt der Wiederaufbau nach, Organsysteme wie Hormone oder Muskelkräfte überschreiten schon im frühen Erwachsenenalter ihren Höhepunkt.

Ein Lebenselixier, um das Sterben zu verhindern, ist trotz aller Bemühungen noch nicht gefunden. Die moderne Medizin hat aber viele Möglichkeiten entwickelt, Organkrankheiten zu behandeln und die Auswirkungen des Alters erträglicher zu machen, und es ist tatsächlich gelungen, die Lebensdauer um 10 bis 20 Jahre zu verlängern. Die Forschung geht intensiv weiter. **Ein neuer erfolgversprechender Ansatz ist z. B. die Therapie durch Stammzellen.** Das sind embryonale Zellen, die aus dem Knochenmark entnommen werden und die in den Organen, in die man sie einpflanzt, zu den jeweiligen Organzellen ausreifen. Das ist noch im Forschungsstadium, bisher aber schon an einigen Organen anwendbar, vor allem am Herzen.

In der letzten Phase des Lebens sind die meisten Organe erschöpft und können ihre Funktionen nur noch eingeschränkt ausüben. Bei Belastungen versagen sie, setzen aus und sind immer schwieriger in Gang zu halten. Das Herz ist schwach, es kann nicht mehr genügend Blut und

Sauerstoff in die Organe transportieren, die Endarterien sind verstopft. Wasser staut sich in der Lunge, die Atemfunktion wird schwach, man kommt den Berg nicht mehr hoch, bekommt keine Luft mehr. Rhythmusstörungen sind nur noch schwer zu regulieren. Die Niere kann das Blut nicht mehr entgiften, der Diabetes wirkt sich vielfach schädigend aus, Blutzuckerschwankungen werden unkontrollierbar, die Schilddrüse zeigt Unterfunktion. Depression und Demenz kommen evtl. dazu. Infektionen können nicht mehr abgefangen werden, Entzündungen werden häufig und es droht Sepsis. Das differenzierte Zusammenspiel der Organsysteme entgleist und es kommt zum **Multiorganversagen**, was als medizinische Bezeichnung gleichbedeutend mit Sterben ist.

Die unsterbliche Seele

Mit dem Ende des Lebens als Person kann sich ein Mann nicht einfach abfinden. Die **ungeheure Plastizität des Gehirns** hat ihm viele Mittel und Möglichkeiten verschafft, sein Leben noch als lebenswert zu empfinden, und der Wunsch, es fortsetzen zu können, ist stark. Trotz rationaler Bedenken spielt jeder Sterbliche in seiner Phantasie mit dem Gedanken an Unsterblichkeit oder ein Weiterleben im Jenseits. Alle Religionen sehen eine Wiederauferstehung oder Wiedergeburt und Seelenwanderung vor. Jeder kann das ihm persönlich Zusagende finden, und Ältere sind da oft recht kreativ. Die 102-Jährige sagte dazu:

> *(Jenseits ?) Ich habe heute eine Seligkeit erlebt. Alles war groß und ein großes Glück. Es hat sich plötzlich der Raum mit etwas Gutem gefüllt. Ich hab sehr lachen müssen. Ein Gefühl wegen einer Anwesenheit. Innen hat es mich besucht… Wenn es in der anderen Welt so ist, bin ich sofort bereit zu gehen.*
>
> (Angst vor dem Tod ?) *Nein, den Tod gibt es so nicht. Er war ein falsches Bild. Er ist nur das Wort für den Durchschlupf benützen. Das ist dann der gute Tod.*
>
> *Es gibt einen Durchschlupf. In mir. Man zieht sich ganz in sich zurück und sammelt sich vor dem Durchschlupf. (…) Es gibt jetzt keine Eile mehr. Ich weiß, es gibt ihn, und ich weiß, wo er ist, ich bin ganz ruhig.* (André Heller, 2017)

Das Ende kommt näher

Die meisten Männer ab 80 haben schon Schicksalsschläge, Krankheiten und Todesfälle erlebt, und es wird in diesem Lebensabschnitt häufiger. Die Einschläge kommen näher, sagen die Kriegsteilnehmer. Die Beschäftigung damit wird unabweisbar.

Man versucht, das zu verleugnen. Es soll noch kein Ende haben. Man zieht Tätigkeiten hin, schiebt die Erledigung auf. Man schläft sehr lange, auch mittags, statt dringende Arbeiten zu erledigen, lässt kostbare Zeit verstreichen. Man trödelt und verzettelt sich gern in Nebensachen, als ob man noch unendlich Zeit habe. Gleichzeitig plant man hemmungslos, füllt seinen Terminkalender, sagt im Scherz, man hätte noch keine Zeit zu sterben.

Abschied vom Leben – klären und loslassen

Insgeheim stellt man sich darauf ein, Abschied vom Leben zu nehmen. Man denkt öfter an früher, setzt sich mit Fehlern und Versäumtem auseinander. **Das Gewissen erreicht eine höhere Reifungsstufe.** Manche entdecken im Alter Verfehlungen für die sie bisher kein Unrechtsbewusstsein hatten. Mängel an Verständnis und Liebe bei Kindern und Partnerinnen, Fehleinstellungen im Beruf oder im politischen Verhalten werden im Alter zu Themen, die man in neuem Licht sieht. Bei manchen ist es **wie ein inneres Jüngstes Gericht**. Kriegsteilnehmer denken an ihre Überlebensschuld. Man überlegt, wie man es hätte besser machen können. Man möchte versöhnt sterben und dass einem verziehen wird. Man sieht aber auch die Schuld, die man nicht wiedergutmachen kann und mit ins Grab nehmen muss.

Es kommen dann Einsichten, dass man aufgeben muss, was verloren ist, dass man seine Eurydike endgültig verloren hat. Oder dass man Aspekte seiner Identität aus der Jugend wiedergefunden hat, das dann aber nicht mehr integrieren und nicht aufarbeiten kann. Man erkennt, dass es an der Zeit ist, alles Irdische loszulassen.

Lebenstrieb und Todessehnsucht

Wird der Tod zur unmittelbar drohenden Gefahr, setzt zuerst die Abwehr ein. Die Todesgefahr ist eine schlechte Nachricht, die wie z. B. die

Diagnose Krebs nach Kübler-Ross idealtypisch 5 Phasen der Abwehr auslösen kann: Der Lebenstrieb protestiert, verleugnet, will es nicht wahrhaben, verhandelt, will Opfer bringen, um Aufschub zu erreichen, trauert um Verlorenes in jedem Sinn, z. B. um seine operativ entfernten Organe, bis man das Unabwendbare endlich annehmen kann. Zum Schluss ergibt man sich in sein Schicksal, zieht sich zurück. **Jeder stirbt für sich allein.**

Bis dahin sind Verständnis, Einfühlung, Begleitung in dieser letzten Lebensphase wünschenswert, aber nicht immer zu haben. Angehörige und Pflegepersonen sind meist überfordert. Die medizinische Betreuung muss sich auf die körperbezogenen Maßnahmen zur Heilung konzentrieren. Die **Hospizbewegung**, von Pflegepersonen und Medizinern getragen, will und kann oft diesen Mangel ausgleichen, stellt die Bedürfnisse des Sterbenden in den Mittelpunkt, will den Sterbeprozess menschlich begleiten und einen würdigen Abschied vom Leben ermöglichen.

Andererseits wird der Tod nicht nur gefürchtet, sondern auch ersehnt. Ein **Todestrieb gehört zur Natur des Menschen**, und es besteht immer die Gefahr, dass die Balance zwischen Eros und Thanatos, Lebens- und Todestrieben verlorengeht. Auf archaischer Ebene gibt es den Voodoo-Tod, dass man aufgrund magischer Verwünschung tatsächlich stirbt. Auf menschlicher Ebene gehen schwere Depressionen mit pathologischen Schuldgefühlen und Suiziddrang einher. Der Selbstmord ist im hohen Alter eine häufige Todesursache.

Verborgene Tendenzen zur **Selbstschädigung und Selbstbestrafung** sind fast alltäglich. Der »Selbstmord mit Messer und Gabel« (durch Überernährung) ist bekanntlich weitverbreitet. Die Ratschläge, die in diesem Buch gegeben werden, beruhen auf Aufklärung, Wissen und Vernunft, und wollen verhindern, dass man nicht aus Unwissenheit vorzeitig stirbt oder sich die Lebensqualität unnötig verdirbt. Der Trieb zur Selbstvernichtung ist aber eine starke Gegenkraft, die auf verborgene Weise wirkt und deren man sich meist nicht bewusst ist. Die **unbewussten psychischen Risikofaktoren** machen oft alle Bemühungen um die rein körperlichen Risikofaktoren zunichte. Es ist gut, daran zu denken und achtsam für seine Gefühle und die Signale seines Körpers zu sein.

Die Todesverachtung, mit der Männer im hohen Alter noch ständig aktiv sind, Reisen unternehmen, Affären mit Frauen haben und so leben, als ob sie 30 Jahre jünger wären, beruhen oft auf männlichem Aufbäumen, zornigem Protest, Altersstarrsinn und insgesamt einer **patriarchalischen Einstellung**. Diese aufzugeben fällt Männern schwer. Sie möchten alle Macht über sich und andere behalten und die Kontrolle nicht aufgeben. Vernünftig ist das nicht und auch nicht ungefährlich, aber typisch männlich, und jeder hat die Freiheit, dem Tod auf diese Weise die Stirn zu bieten. *»Im Harnisch lasst uns sterben«,* sagte der unbeugsame Feldherr McBeth, bevor er von Söhnen umgebracht wurde (Shakespeare, 1973).

Die Chance, **bei seinem Tod mitzubestimmen** und seinen Abschied vom Leben zu gestalten, ist, solange noch Zeit bleibt, grundsätzlich gegeben. Angelegenheiten, die man noch regeln, ein Werk, das man noch vollenden, Personen oder Orte, die man noch sehen, ein Familienstreit, den man noch beilegen, einen Ärger über die Erben auflösen. Solche Angelegenheiten können tatsächlich zu wesentlichen Verlängerungen gegenüber der medizinischen Prognose des Todeszeitpunkts führen. *Rom sehen und dann sterben* ist ein geflügeltes Wort. Moses wollte nicht sterben, bevor er das Gelobte Land gesehen hatte.

Wünsche für gutes Sterben

Bei einer aktuellen Befragung von Altenheimbewohnern nach Wünschen für ihr Sterben äußerten diese meisten:

- Keine lebensverlängernden Maßnahmen, keine Schmerzen, nicht pflegebedürftig oder bettlägerig werden.
- Zuwendung im Sterben erhalten, **Verzeihung und Versöhnung** erfahren.
- In Frieden in seinem Heim / Alten- / Pflegeheim sterben.
- Einige sagten: selbstbestimmt im vertrauten Umfeld sterben, **mit menschlicher Zuwendung**, in Würde, ohne Maschinen.
- In Ruhe, friedlich, still gehen, ohne Aufhebens zu machen, niemandem zur Last fallen.
- Es sollen nur **vertraute Personen** anwesend sein, die keine falschen Hoffnungen einreden und keine Witze machen.
- Man ginge gern noch einmal heim, z. B. nach seinem Geburtsort.
- Von Gott wünscht man sich Frieden im Sterben, Verzeihung und Versöhnung, er möge einen **gnädig in seine Hand nehmen**, die Schmerzen nehmen, das Sterben so leicht wie möglich machen.

Die Studie zeigte, dass die Bewohner über das Sterben und / oder den Tod nachdenken, Wünsche an das Sterben haben und auch bereit sind, darüber zu sprechen. Das Eingehen auf ihre Wünsche und Ängste könne durch eine **palliative Kultur** und die Schulung der Mitarbeiter erreicht werden (vgl. Kurkowski et al., 2018).

Die übliche Vermeidung des Themas entspricht also nicht den Wünschen und Bedürfnissen von Menschen, die ihren Tod kommen sehen. Sich öffnen für das, was sie sagen möchten und was sie brauchen, achtet die Würde der Person und ist der einmaligen Situation des menschlichen Schicksals angemessen.

Trost durch Philosophie und Religion

Philosophien und Religionen versuchen auf gegensätzliche Weise, Trost zu bieten.

Die Philosophie der Stoa (ca. 300 vor bis 200 n. Chr. In der griechisch-römischen Kultur) vertrat eine ganzheitliche Auffassung vom Menschen und sah ihn als Teil des Kosmos und der Natur. Der Tod wird als Auflösung des Körpers in seine Elemente und als natürlicher Vorgang nach den Gesetzen von Werden und Vergehen gesehen und anerkannt. Ein Weiterleben nach dem Tod ist ausgeschlossen.

Der Tod ist bedeutungslos

Der Trost liegt darin, dass der Sterbende den Vorgang des Sterbens gar nicht mehr empfinde und nicht mehr dabei sei, sondern sich schon in Auflösung befinde:

> »*Solange wir da sind, ist er nicht da, und wenn er da ist, sind wir nicht mehr. Trost und Festigkeit gewinnt man allein durch die Einsicht, dass der eigene Tod nichts Besonderes ist, sondern zur großen, wunderbaren Ordnung der Welt gehört.*« (Marc Aurel)

Die Erkenntnis, daß der Tod ein Nichts ist, mache uns das vergängliche Leben erst köstlich. Die winzige Spanne Zeit soll man durchwandern und heiteren Gemüts zur Ruhe gehen, wie wenn die Olive, die reif vom

Baume fällt, die Mutter Erde preist und dem Baum Dank weiß, der sie getragen hat.

Der Weise lebe bewusst und ohne Furcht:

> *»Und wie er beim Essen nicht unbedingt möglichst viel haben will, sondern mehr Wert auf die gute Zubereitung legt, so ist er auch beim Leben nicht auf dessen Dauer bedacht, sondern auf die Köstlichkeit der Ernte, die es ihm einträgt. (...)* ***die Übung eines schönen Lebens ist gleichbedeutend mit der Vorübung für ein schönes Sterben.****«*
> (Epiktet, Handbüchlein)

Man solle den Tod nicht verdrängen, sondern immer darauf gefasst sein:

> ***»Lebe so, als ob jeder Tag der letzte wäre.*** *Sich die Unausweichlichkeit des Todes täglich vor Augen zu halten, bewahrt vor kleinlichen Gedanken und übermäßigen Begierden.*
> ***Nah ist die Zeit, dass du alle vergisst, nah ist die Zeit, dass alle dich vergessen.****«* (Epikur (341–270 v. Chr.)

Wiederauferstehung und ewiges Leben

Alle Religionen versprechen ein Weiterleben nach dem Tod, der dadurch seinen Schrecken verliert oder sogar ersehnt wird. Im Christentum ist es die **Wiederauferstehung des Fleisches am Jüngsten Tag**, im Islam bestimmt Allah den Tag, im Buddhismus sucht die Seele sich einen neuen Körper (Seelenwanderung). Vom guten oder schlechten Verhalten im Leben hängt es ab, ob das ewige Leben im Paradies oder in der Hölle stattfindet, **die Wiedergeburt in Menschen- oder Tiergestalt** erfolgt. Nach einigen Wiedergeburten wird die Auflösung im Nirwana dann doch als Erlösung empfunden.

Die meisten Menschen auf der Welt sind in ihren Glaubenssystemen geborgen. In unserer Kultur lässt die Aufklärung es nicht mehr zu, die Glaubensinhalte als absolute und historische Wahrheiten zu sehen. Das bringt aber emotionale Verarmung und Entzauberung der Welt und frustriert die ur-menschlichen Glaubensbedürfnisse, die dann bedauerlicherweise in Ersatz-Religionen, Sekten und Ideologien gesucht werden. Sieht man die Aussagen der Hochreligionen als **Metaphern auf symbolischer Ebene**, wie moderne Theologen es vorschlagen, wird die Teilhabe wieder möglich.

Aufklärung und Psychoanalyse

Freud war ein Kind der Aufklärung. Die Arbeit der Psychoanalyse bestand für ihn darin, das vernunftgeleitete Denken von Tabus und Abwehr zu befreien.

> »*Die Stimme des Intellekts ist leise, aber sie ruht nicht, ehe sie sich Gehör verschafft hat.*« (Sigmund Freud, 1927c, S. 377)

Sein Gott war die Vernunft. Die üblichen Gottesvorstellungen sah er als kindliche Wunschphantasien von einem gütigen und allmächtigen Vater an, einem »Prothesengott«, der alle Mängel ausgleicht und aus allen Nöten hilft.

Wunschphantasien und Sehnsüchte spiritueller Art sind aber tief in jedem Menschen vorhanden und lassen sich nicht in Begriffen wie Vernunft oder Unvernunft, wahr oder falsch fassen. Winnicott (1953) gab dem existentiellen Bedürfnis nach Überzeugungen religiöser Art wie auch nach dem Sinn wissenschaftlicher und kultureller Arbeit mit Begriffen wie Übergangsobjekt und *intermediärer* Raum wieder einen Ort in unserem Erleben. Es geht um **innere Wahrheiten, die einem quasi heilig sind** und die überdies Wurzeln haben in der Evolution des Gehirns (Winnicott, D. W., 1953, nach Rohde-Dachser, 2017).

Das Bedürfnis, zu glauben

Für die Philosophin und Psychoanalytikerin Julia Kristeva (2014) ist das Bedürfnis zu glauben keine Illusion, sondern eine lebenswichtige, absolute Wahrheit. »Credo quia absurdum« (S. 19). »Das sprechende Wesen ist ein glaubendes Wesen.« (S. 17) Das Glaubensverlangen des Menschen beginnt für sie bereits für den Neugeborenen mit der *Erwartung einer liebenden Mutter*, die ihn willkommen heißt und deren schützende Umhüllung und Fürsorge ihm die jubelnde Gewissheit verleiht, dieser

Welt anzugehören, der Allmacht, »dabei zu sein« (S. 26), und setzt sich in der ***Erwartung eines liebenden Vaters*** fort, der mit seiner Liebe dem Dasein des Kindes Sein und Würde verleiht (S. 25). Ein solcher Vater ist nicht der symbolische, ödipale Vater, der die Gesetze erlässt und auf diesem Wege die Welt zerteilt hat, sondern ein Vater, der die Attribute beider Elternteile besitzt und sich damit dem Kind zuwendet (S. 25). In seinem »unglaublichen Bedürfnis zu glauben« sucht das »Ich« auch später ohne Unterlass nach diesen primären Bestandteilen seiner Identität (vgl. Kristeva, J., 2014, zit. nach Rohde-Dachser, 2017, S. 26).

Der Männlichkeitsmythos schwindet

In der modernen Psychotherapie geht die Dominanz der Männer und der Mediziner zurück. Aus heutiger Sicht wird sehr deutlich, dass **Freuds Triebtheorie patriarchalisch geprägt** ist. Sie ist ein Männlichkeitsmythos mit der Überlegenheit des Phallus und der Frau als nur kastriertem Wesen. »Ich« und »Über-Ich« sind als männlich, das »Es« mit den Triebwünschen als weiblich konzipiert. Vom Über-Ich geliebt zu werden, bedeutet, vom idealisierten Vater und von Gott geliebt zu werden und an seiner Unsterblichkeit teilzuhaben, während mit Weiblichkeit Verderben, Untergang und Tod verbunden sind. Die Bilder, die ein Mann vom Tod hat, sind die von der Todesgöttin, von der Großen Mutter oder von der Heimkehr in den Leib der Mutter (vgl. Freud, 1919, S. 259). Freuds Triebtheorie stehe zwischen Männlichkeitsmythos und der Sehnsucht nach dem verlorenen Objekt. Man könne sie *»auch als eine unbewusste Form männlicher Sinnsuche verstehen, bei der der Tod kurzfristig in eine Erlösungsphantasie übergeht, die ihm etwas von seinem Schrecken nimmt und ihn in ein Bild der Erfüllung verwandelt«* (Christa Rohde-Dachser, 2017, S.4). Bei diesen **männlichen Erlösungsphantasien** handle es sich immer um eine mütterliche Figur, während von Frauen die erlösende göttliche Figur eher als männlich vorgestellt wird.

Zeit und Ewigkeit

Die Menschen der Moderne leben 10 bis 20 Jahre länger als unsere Vorfahren. **Aus dem Lebensabend ist ein langer Lebens-Nachmittag**

geworden. Damit verändert sich das Zeitgefühl im Sinne von: *Ich habe ja noch Zeit zu leben, bin nicht unter Druck, habe noch viel Zukunft vor mir.*

Das wirkt sich auf die Lebensführung aus. Der Tageslauf ist entspannter, man muss nicht mehr so früh aufstehen, kann sich zu allem mehr Zeit lassen, **alles hat keine Eile**. Die Zeitstruktur lockert sich. Während man früher alles in Minuten plante, denkt man jetzt in Stunden: Statt Punkt 7 Uhr aufzustehen, kann es jetzt 8 oder auch mal 9 Uhr sein, statt der Siesta von 20 bis 30 Minuten eine Stunde oder mehr, es kommt nicht darauf an. Man gewinnt Zeit, um zwischen Schlaf und Wachen seine Träume zu überdenken und seinen Körper zu spüren.

In der Tagesplanung kann man jetzt die bedrängende Terminfülle entzerren. Während man früher den 1. Termin um 13.20, den 2. um 14.00 und den wichtigsten um 14.30 geplant hätte, plant man jetzt nur noch den wichtigen, und geht in aller Ruhe schon eine Stunde zuvor weg. **Der Tag und man selbst sind damit entschleunigt und entspannt.** So muss es gewesen sein, als man noch nicht Uhren mit Minuten- und Sekundenzeigern hatte, sondern auf die Kirchturmuhr schaute und die Glocken hörte oder im alten Rom nach dem Stand der Sonne und der Sonnenuhren. Sich das bewusst zu machen bringt Gefühle von Gelassenheit und Glück.

Bei einem Mann ab 80 wird die Zeit aber auch bedrohlich und bedrängend, und man fühlt, dass sie begrenzt ist und das Ende näherkommt. Es machen sich zunehmend Schwäche, vermehrtes Ruhebedürfnis und Erschöpfungszustände bemerkbar. Man mag nicht nur nicht mehr aufstehen, sondern manchmal kann man es nicht, trotz Wecker. Man spürt, dass der frühe Morgen die Zeit ist, in der Stoffwechsel und Blutfluss stocken, Herzinfarkte und Schlaganfälle drohen und die meisten Todesfälle erfolgen. Die Stimmung hat ihr Morgentief.

Gegen das Absinken in die bedrängende Zeit **wehrt sich das patriarchalische Bedürfnis, Macht und Kontrolle nicht aufzugeben**. Ältere Herren neigen oft zu Eigensinn, bäumen sich gegen alles auf, was ihre Autonomie bedroht, und steigern sich leicht in zornige Erregung. Der weitverbreitete *Alterszorn* ist die gefährlichste Form des männlichen Protests, weil der geschwächte Körper, insbesondere Herz und Kreislauf, dadurch in akute Gefahren kommen. Im Alltag zeigt sich der Konflikt der Männer darin, ob sie gutgemeinte Hilfsangebote annehmen sollen und damit zugeben, dass sie hilfsbedürftig sind, oder sich lieber entmündigt und beleidigt fühlen sollen, weil ihr männlicher Stolz den Anschein ihrer Autonomie nicht aufgeben will.

Ein 93-Jähriger konnte in einer Schwächeperiode ganze Tage sein Haus nicht verlassen und fühlte sich unter quälendem Über-Ich-Druck, sein anspruchsvolles tägliches, sportliches und kulturelles Pensum erfüllen zu müssen. Seine Angst, sonst bald pflegebedürftig zu werden, war groß. Er zwang sich zu Aktivitäten, die aber Herzsymptome hervorriefen. Erst einige Träume, die ihn dringend mahnten, er müsse ***seine Grenzen respektieren*** *und achtsamer mit seinem Körper umgehen, halfen ihm, realistische Kompromisse zu finden.*

Um aus dem angstmachenden und deprimierenden Gefühl der bedrängenden Zeit herauszukommen, greift die männliche Phantasie jede sich bietende Gelegenheit auf. So lässt man z.B. Notwendiges unerledigt, räumt nicht mehr auf und entsorgt nichts mehr – mit der unbewussten Bedeutung, dass man noch lange leben werde, sodass dafür immer noch Zeit bliebe. Sich energisch aufraffen, aussortieren, sich von nicht mehr Benötigtem trennen, heißt dann, **den natürlichen Zeitablauf anerkennen** und trotzdem seine Autonomie zu behaupten.

Der natürliche Tagesrhythmus bringt von selbst den Übergang vom finsteren Morgentief zum Sonnenaufgang, und damit hellt sich die Stimmung auf und das Düstere ist vergessen. Man kann dieses befreiende Aufsteigen durch Atemübungen, Yoga oder Singen nachvollziehen und fördern.

Alles hat seine Zeit

In der Bibel ist beschrieben, dass alles seine Zeit hat:

> *Geborenwerden und Sterben, Pflanzen und Ausreißen,*
> *Töten und Heilen, Niederreißen und Aufbauen,*
> *Weinen und Lachen, Klagen und Tanzen,*
> *Suchen und Finden, Aufbewahren und Wegwerfen,*
> *Lieben und Hassen, Krieg und Frieden.*
> *Für alles auf der Welt hat Gott schon vorher die rechte Zeit bestimmt.*
> *In das Herz des Menschen hat er den Wunsch gelegt, nach dem zu fragen, was ewig ist.*
>
> (Auswahl aus der Lutherbibel, Prediger 3)

Es ist sehr hilfreich, wenn man **allen Gegensätzen ihre Zeit zuweist**: Vom Tagesablauf wird nahegelegt, dass frühmorgens die Zeit des Traurigseins ist, in der man alles Negative und Schlechte bedenkt und sich dem überlässt, abends die Zeit des Lachens und der festlichen Stimmung.

Man nutzt nach dem Aufstehen die Morgenstimmung und macht Übungen, mit denen man die innere Sonne aufgehen lässt.

Man gibt seiner Trauer einen Ort und eine Zeit, besucht an bestimmten Tagen ein Grab oder trauert um verlorene Personen, indem man zur Abendstunde ihrer gedenkt und für sie eine Kerze anzündet.

Man nutzt den Wechsel der Natur, unternimmt bei Sonnenschein Aktivitäten und bleibt bei trübem Wetter im Haus, erledigt die Hausarbeiten, macht Musik, übt Kontemplation und Meditation.

Man kann so jeder Stimmung und jedem Bedürfnis angemessen Raum und Zeit geben. Es kommen dann Stimmungen, in denen sich ein Gefühl für Zeitlosigkeit, für einen Übergang in ganz Anderes, einstellt. Es ist dann nicht mehr traurig, dass unsere Zeit endet. Man öffnet sich der Ewigkeit.

Kapitel 10
Der Mann ab 60 als Ratgeber

Vom Wert des Tradierens

Der Mensch wird, anders als Tiere, in noch unausgereiftem Zustand geboren und braucht deshalb noch lange nach seiner Geburt Pflege und Hilfe, um überleben zu können. Um sich selbst zu erhalten, einen Beruf auszuüben, mit anderen und in einer Gemeinschaft leben zu können, muss er Kenntnisse und Fähigkeiten erlernen, die ihm von erfahrenen Erwachsenen vermittelt werden. Für die Entwicklung von Identität und Person braucht es Vorbilder. Jede nachwachsende Generation ist darauf angewiesen, dass die ältere Generation sich ihnen zuwendet und ihnen Erfahrungen und Werte tradiert.

Nach einer Theorie von Diamond (1994) verdankt die moderne Menschheit ihre Existenz dem Tradieren, weil der Homo sapiens älter wurde als seine Vorgänger und damit größere Chancen hatte, seine Erfahrungen für das Überleben weiterzugeben. Der Altersunterschied ist durch neuere Funde nicht mehr so überzeugend, es ist aber wahrscheinlich, dass die meisten Neandertaler die Geburt ihrer Enkel nicht erlebt haben dürften. (vgl. Wikipedia: Neandertaler, Aufruf vom 3.11.2019). Erst die Tradierungsstufe von Großeltern zu Enkeln ermöglicht die Weitergabe eines Erfahrungsschatzes, der Vorteile im Überlebenskampf brachte. Der Homo sapiens erreicht jedenfalls ein bis heute stetig zunehmendes Lebensalter, sodass beim modernen Menschen inzwischen noch die weitere Generation der Urgroßeltern dazugekommen ist. Das eröffnet neue Perspektiven.

Probleme des Tradierens in unserer Zeit

In unserer Zeit ist die mündliche Weitergabe von Mensch zu Mensch schwierig geworden. Die Lebensumstände haben sich grundsätzlich verändert und die permanent tradierende ländliche Großfamilie mit 3

Generationen unter einem Dach gibt es kaum noch. Das familienferne Leben in der Stadt wird bevorzugt, dank globaler Mobilität leben die Familien oft weit entfernt voneinander.

Ein weiteres Hindernis ist, dass der Zeitgeist den **Jugendkult** bevorzugt und damit die Gegensätze zwischen den Generationen verschärft. Ältere werden oft ausgegrenzt und entwertet. Das ist nicht unnormal und kam im Wechsel der Zeiten auch früher schon vor, liegt zur Zeit aber gesteigert im Trend. Ältere möchten ihre Erfahrungen weitergeben, die sie in der Vergangenheit gemacht haben, finden aber kein Gehör, denn für die einseitig zukunftsorientierten Jüngeren ist das »der Muff von 1.000 Jahren«, der endlich überwunden werden muss. Zum Kummer manch älteren Mannes weichen viele Jüngere dem Gespräch aus, hören weg und schauen auf ihr Handy.

Technik, Fernseher und Computer erfüllen viele Bedürfnisse sofort und direkt. **Die Geräte leben aber nicht**, sind blind und taub, können uns nicht sehen, hören, riechen, fühlen. Es sind Autisten, die kein Organ für unsere Gefühle haben, nicht wissen, ob wir leiden, hoffen, flirten wollen, uns schämen, ehrlich sind oder unaufrichtig. Sie können nur bestimmte Signale von uns aufnehmen und nur mit vorgespeicherten Textstücken darauf reagieren. Das ist sehr gut als Navigationshilfe beim Autofahren, und auch mit künstlicher Intelligenz, z. B. mit »Alexa« kann man vieles abrufen oder ausführen lassen. Das menschliche Gespräch mit seiner Interaktivität und der Begleitmusik der wechselseitigen Gefühle ist aber dadurch nicht zu ersetzen.

Persönliches Kommunizieren

Durch Druck oder Touch bei Geräten kann man zwar seine Bedürfnisse auf Reflexebene oder rational direkt befriedigen, die Entwicklung einer Person auf menschlicher Ebene ist aber nur im Kontakt und Gespräch unter Menschen zu erreichen. **Nur von Menschen wird der andere ganzheitlich wahrgenommen**, nicht nur was er sagt, sondern auch wie er es sagt und mit welcher Mimik und Gestik. Man fühlt seine Stimmung und spürt, was er denkt. Man kann ganz persönlich auf ihn eingehen, nachfragen, etwas klarstellen, ihn trösten oder auch ihn zurechtweisen und ihm die die Meinung sagen. Nur so kann er lernen, wie es ist, unrecht zu haben oder von einer Frau abgewiesen zu werden, nur so kann er seine Gefühle kennenlernen, kann lernen, mit Frustration umzugehen, seine sozialen Fähigkeiten zu entwickeln und eigene Lösungen zu finden.

Der Mann ab 60 ist zur Weitergabe seines Lebenswissens sehr gut geeignet. Er verfügt über eine lange Erfahrung mit vielen Lebenssituationen. Sein Wissen hat sich auf jeder Lebensstufe höher organisiert und im Alter eine hohe Stufe der Reife erreicht, nicht selten mit besonderen, überlegenen Fähigkeiten. So wurde nachgewiesen, dass **Männer um die 70 am besten geeignet sind, komplizierte Probleme zu lösen** (Baltes, 2003). Sie urteilen besonnen und abwägend und sind ein gutes Vorbild, bei dem man Rat suchen kann.

Große Männer schaffen Leitbilder

Bei vielen Männern bleibt die Kreativität bis ins hohe Alter erhalten oder steigt sogar an und entfaltet sich dann erst voll. Ihr überlegenes Wissen in Kunst und Wissenschaft hat Fortschritte für alle gebracht und es lohnt sich, von ihnen zu lernen. Sie schaffen *Leitbilder für den Umgang mit Tod und Transzendenz*, z. B. Sophokles mit Ödipus, der zum Sterben in die Heimat ging, von mütterlichen Eumeniden in die Erde aufgenommen wurde und seinen Tod durch Erhebung in einen gottähnlichen Status verklärte. Shakespeare schuf in seinem letzten Werk das Vorbild Prospero, der nachdem er seine Vergänglichkeit erkannt hatte, ganz realistisch zuerst mit seinen Feinden abrechnete, dann die Heirat seiner Kinder und die Übergabe seiner Macht arrangierte und dann beschloss, *»mein dritter Gedanke soll das Grab sein«* (Shakespeare, W.: *Der Sturm*).

Sigmund Freud ist ein großes Vorbild, wie man im hohen Alter (77. bis 83. Lebensjahr) und trotz dem Druck von lebensbedrohender Verfolgung noch über seine Probleme und deren Zusammenhang mit seiner Lebensgeschichte nachdenken und sich dadurch von Belastungen befreien kann. Er entdeckte dabei neue Züge in der frühen Beziehung zu seiner Mutter, und das veränderte ihn und trug dazu bei, aus seiner Depression herauszukommen, sich weiterzuentwickeln, zu schreiben und die Leichtigkeit seines Altersstils zu finden (vgl. Grubrich-Simitis, I., 1994). Sich davon anregen zu lassen, kann dazu verhelfen, dass man selbst sich verändert, freier und zufriedener wird. Das ist keine verbissene Arbeit, sondern erfordert nur, dass man seinen Pessimismus, dass ohnehin alles vorbei sei, durch Offenheit und Achtsamkeit für seine Phantasien ersetzt. So dachte ich mehr über meine Mutter nach, als sie häufiger in meinen Träumen erschien und entdeckte nach und nach, dass sie eine trotz harter Lebensbedingungen starke, fröhliche und musikliebende Frau war, die in meiner frühen Kindheit immer gesungen hatte. Die positive Veränderung meines vom Kriegstrauma überdeckt gewesenen Mutterbilds führte bei mir zur Wiederbelebung meiner seit dem Krieg blockierten musikalischen Neigungen und hat seit Jahren mein Leben bereichert.

Aktuelle öffentliche Tradierungen

Ihr Wissen öffentlich bekannt machen möchten in unserer Zeit viele Künstler und Prominente, die über Altern aus ihrer Sicht schreiben. Ihre Aussagen zum Thema sind jedoch auf ihren persönlichen Erfahrungshintergrund begrenzt. Erkenntnisse, die auf Erfahrungen aus der Psychotherapie beruhen, kann man von einigen namhaften Psychoanalytikern erfahren, die den Weg gefunden haben, ihre Fachwissen nicht nur im Elfenbeinturm unter Kollegen zu diskutieren, sondern es allgemeinverständlich darzustellen und zu veröffentlichen. Der Nestor der deutschen psychoanalytischen Altersforschung Hartmut Radebold, Kassel, hat eine Reihe von wegweisenden Büchern geschrieben, z. B. Älterwerden will gelernt sein (2009) und *Zufrieden älter werden* (2009).

Ein weiteres Beispiel: Der 83-jährige amerikanische Psychoanalytiker Irvin D. Yalom schreibt darüber, wie man ein glückliches und erfülltes Leben führen, eine harmonische Beziehung haben, Verhaltensmuster durchbrechen und sein eigenes Selbst finden kann (Yalom: *Anleitung zum Glücklichsein*) und wie man die Angst vor dem Tod überwindet *(In die Sonne schauen)*.

Die Fackel weitergeben

Jeder Mann kann und möchte seine persönlichen Lebenserfahrungen an seine Nachkommen weitergeben. Von Großvätern zu Enkeln bestehen dafür günstige Voraussetzungen. Während das Verhältnis zu Eltern durch die natürliche Ambivalenz und die ödipalen Spannungen schwieriger ist, werden Großeltern als natürliche Verbündete angesehen. Sie sind gewährender, weil sie nicht erziehen müssen. Großväter sind mit Enkeln glücklich und die Zuneigung ist meist wechselseitig. Fast jeder hat Erinnerungen an gütige Großeltern. Enkel interessieren sich oft mehr als die Kinder für die Geschichte ihrer Großeltern und sind geneigt, diese zu verteidigen und in Ehren zu halten.

Tradieren ist mehr als Wissensvermittlung. Es will nicht alte Zöpfe und den Muff von 1.000 Jahren aufoktroyieren, sondern Tradieren ist eine Fackel, die in der Generationenkette weitergegeben wird und deren Flamme wie das olympische Feuer nicht erlöschen darf. Es geht darum, für die Kette der Identifizierungen gute Vorbilder zu stiften und begeisternde Markierungen zu setzen. Jede Familie hat ihre eigene Geschichte mit Geheimnissen und Tabus und ihre heiligen Überzeugungen.

Der Mann im Großvater-Alter ist aufgrund seiner Lebenserfahrung und überlegenen Fähigkeiten nicht nur zur Tradierung von Lebenswissen, Werten und Traditionen sehr gut geeignet, sondern aufgrund seiner Reife und seines Verhaltens ist er auch Vorbild. Wenn er selbst im Alter noch gern lebt und das Beste aus seinem Leben macht, ist er ein gutes und glaubwürdiges Vorbild, mit dem man sich gern identifiziert. Beide Generationen müssen sich dann nicht mehr gegenseitig Böses wünschen, sondern leben dann gern noch eine Weile gemeinsam weiter – bis zum natürlichen, aber ohne Furcht erwarteten Ende.

> »*Wer nun aber verkündet, der junge Mensch müsse ein schönes Leben haben, der alte aber brauche einen schönen Tod, der ist albern, und zwar nicht nur, weil das Leben stets erwünscht ist, sondern auch darum, weil die Übung eines schönen Lebens gleichbedeutend ist mit der Vorübung für ein schönes Sterben.*« (Epikur)

Literatur

Argelander, H. (1999): Erstinterview in der Psychotherapie. Darmstadt.

Baltes, P., in: Schuller, K. (2003): Vom Nutzen der Greise. Frankfurter Allgemeine Sonntagszeitung. 24. 08. 2003, Nr. 34.

Bion, W. R. (1997): War memoirs. Karnac: London, 2015, 2. Aufl.

Bode, S. (2014): Frieden schließen mit Demenz. Stuttgart: Klett-Cotta.

Busch, W. (1872): Dideldum! »Der Maulwurf«.

Busch, W. (1904): Der Einsame. Aus: Zuguterletzt.

Dachverband Osteologie e. V. (DVO): Aufruf v. 15. 11. 2019.

Diamond, J. (1994): Der dritte Schimpanse. Frankfurt a. M.: Fischer.

Dtsch. Ärzteblatt, April 2019. Editorial. Was tun gegen den Lärm?

Eissler, K. R.: The Tempest and the Christian Dogma, in: Discourse on Hamlet and Hamlet. New York: Intern. Universities Press Inc.

Enders, J. (2017): Darm mit Charme. Berlin: Ullstein.

Epiktet (50–135 v. Chr.): Handbüchlein. In: Markert, F. (2013): Philosophie der Lebenskunst und Psychoanalyse. Die stoische und epikureische Lebensweise. Vortrag im Frankfurter Psychoanalytischen Institut (FPI).

Epikur (341–270 v. Chr.): Brief an Menoikeus. Zit. n.: Epikur. Philosophie der Freude. Eine Auswahl aus seinen Schriften übersetzt, erläutert und eingeleitet von Johannes Mewaldt. Stuttgart 1973, S. 40–42.

Freud, S. (1900a) Die Traumdeutung. Studienausgabe. Frankfurt a. M.: Fischer.

Ders. (1901b): Zur Psychopathologie des Alltagslebens. Über Vergessen, Versprechen, Vergreifen, Aberglaube und Irrtum. Frankfurt a. M.: Fischer. (1945).

Ders. (1913f): Das Motiv der Kästchenwahl. Studienausgabe, Bd. 10. Frankfurt a. M.: Fischer.

Ders. (1915b): Zeitgemäßes über Krieg und Tod. Studienausgabe, Bd. 9. Frankfurt a. M.: Fischer.

Ders. (1917e): Trauer und Melancholie. Studienausgabe, Bd. 3. Frankfurt a. M.: Fischer.

Ders. (1921): Massenpsychologie und Ich-Analyse. G. W., Bd. 13, S. 71–161. Frankfurt a. M.: Fischer.

Ders. (1927c): Die Zukunft einer Illusion. G. W., Bd. 14, S. 323–380. Frankfurt a. M.: Fischer.

Ders. (1930a): Das Unbehagen in der Kultur. Studienausgabe Bd. 9. Frankfurt a. M.: Fischer.

Goethe, J. W. (1832): Faust I und II., C. H. Beck: München (2010).

Goethe, J. W. (1827): Gedichte. Ausgabe letzter Hand. Zahme Xenien. Aphorismen.de

Goethe, J. W. (1811–1812): Aus meinem Leben. Dichtung und Wahrheit, 2. Teil. Aphorismen.de

Goethe, J. W. (1814–1819): Gedichte. West-östlicher Divan. Buch des Sängers. Aphorismen.de

Grubrich-Simitis, I. (1994): Freuds Moses-Studie als Tagtraum. Ein biographischer Essay. Frankfurt a. M.: Fischer.

Happy heart-Syndrom, Internet, Wissenschaft aktuell, Aufruf v. 8. Nov. 2019.

Heisterkamp, G. (2015): Vom Glück der Großeltern-Enkel-Beziehung. Wie die Generationen sich wechselseitig fördern. Gießen: Psychosozial.

Heller, André (2017): Uhren gibt es nicht mehr. Gespräche mit meiner Mutter in ihrem 102. Lebensjahr. Wien: Zsolnay.

Hesse, H.: Im Nebel. Gedichte. Frankfurter Anthologie, Bd. 23, S.83. Frankfurt a. M. u. Leipzig: Insel.

Hofmannsthal, H. v. (1911) Jedermann. Das Spiel vom Sterben des reichen Mannes. Stuttgart (2000): Reclam.

Jonas, A. D. (1985): Orientierungshilfen zur Psychotherapie in der Allgemeinpraxis. Archaische Relikte in psychosomatischen Symptomen. Gräfelfing: Socio-medico.

Kristeva, J. (2014): Dieses unglaubliche Bedürfnis zu glauben. Gießen: Psychosozial.

Kruse, A. (2007): Das letzte Lebensjahr. Zur körperlichen, psychischen und sozialen Situation des alten Menschen am Ende seines Lebens. Stuttgart: Kohlhammer.

Kübler-Ross, E. (2001): Interviews mit Sterbenden. München: Droemer.

Kurkowski, S., et al.: Wünsche von Bewohnern stationärer Altenhilfeeinrichtungen für ihr Sterben. Z Gerontol Geriat, Dez. 2018, S.912–920. Heidelberg: Springer.

Liener, U., Becker, C. (20. Jan. 1919): FAS-Weißbuch für Verletzungen im Alter. Frankfurt a. M.

Linné: Wikipedia, Aufruf v. 31. 7. 2019.

Loriot (1991): Pappa ante portas. Filmkomödie.

Luft, H. / Vogt, M. (2011, 2. Aufl. 2014): Gutes Altern. Verborgene Chancen und Hindernisse. Frankfurt a. M.: Brandes & Apsel.

Luft, H. (2014): Brauchen alte Menschen Märchen? PiA, 3/14, S. 357–368.

Luft, H. (2015): Die Kunst, dem Alter zu begegnen. Psychoanalytische Erkundungen. Frankfurt a. M.: Brandes & Apsel.

Luft, H. (2015): Vom Glück der reifen Jahre. PIA, 4/12. Jg., S. 413–424.

Luft, H. (2017): Kreatives Vergessen. Psychotherapie im Alter. Gießen: Psychosozial.

Maass, Günter (2018): Das psychoanalytisch-psychosomatische Erstinterview. Frankfurt a. M.: Brandes & Apsel.

Mahler, M. (1996): Die psychische Geburt des Menschen. Frankfurt a. M.

Mark Aurel (1973): Selbstbetrachtungen. Stuttgart: Kröner.

Maurer, K., Maurer, U. (1998): Alzheimer. Das Leben eines Arztes und die Karriere einer Krankheit. München, Zürich: Piper.

Mitscherlich, A. (1961): Anmerkungen über die Chronifizierung psychosomatischen Geschehen. Psyche – Z. Psychoanal., 15, S. 1–25.

Mitscherlich, A. (1980): Bedingungen der Chronifizierung psychosomatischer Krankheiten. Die zweiphasige Abwehr. In: Brede, Karola (Hrsg.): Einführung in die psychosomatische Medizin. Frankfurt a. M. (1980): Syndikat, S. 396–406.

Mutterrecht: Wikipedia, Aufruf v. 31. 7. 2019.

Nietzsche, F. (1886): Jenseits von Gut und Böse. wikipedia.

Proust, Marcel: Auf der Suche nach der verlorenen Zeit.

Radebold, H. (2005): Die dunklen Schatten unserer Vergangenheit. Stuttgart: Klett-Cotta.

Radebold, H. (2009): Älterwerden will gelernt sein. Stuttgart: Klett-Cotta.

Radebold, H. (2009): Zufrieden älter werden. Stuttgart: Klett-Cotta.

Reik, T. (1948/2014)): Hören mit dem dritten Ohr. Eschborn: Klotz.

Rilke, R. M. (1902): Herbstgedicht. Buch der Bilder. Franfurt a. M.: Insel.

Rohde-Dachser, C. (2001). »Wer weiß, wo ich da ankomme, wenn ich da hingehe...« Über Todes- und Jenseitsvorstellungen von Männern und Frauen – eine psychoanalytische Studie. Frankfurt forscht 19, S. 5–12.

Rohde-Dachser, C. (2017): Über Todesgewissheit, Todesverleugnung und das Bedürfnis zu glauben – Freuds Einstellung zum Tod und die Wiederkehr des Verdrängten. Sigmund Freud-Vorlesung am 26. Oktober 2017 am Sigmund Freud-Institut in Frankfurt a. M.

Saint-Exupéry , A. (1959): Der kleine Prinz. Düsseldorf: Karl Rauch.

Schuchardt, Sabine, in: Dtsch. Ärzteblatt, Jg. 116/April 2019, S. 284.

Sellschoppp, A. / Schrader, Chr.: Die Wurzeln der Zweiten Frauenbewegung in der Kriegs- und Nachkriegszeit. Eine autobiografisch inspirierte Reflexion. PiA 3/16. Jg. 2019, S. 303–315.

Shakespeare, W.: MacBeth. Sämtliche Werke in einem Band. Übersetzt von August Wilhelm Schlegel. Wiesbaden (1973): Löwit.

Shakespeare, W. (1599): Wie es Euch gefällt. Sämtliche Werke in einem Band. Übersetzt von August Wilhelm Schlegel. Wiesbaden (1973): Löwit.

Shakespeare, W: Sommernachtstraum. Sämtliche Werke in einem Band. Übersetzt von August Wilhelm Schlegel. Wiesbaden (1973): Löwit.

Siegesbeck. J. G. (1737): Botanosophiae. Wikipedia, Aufruf v. 31. 7. 2019.

Sophokles (1996): Ödipus auf Kolonos. Stuttgart: Reclam.

Stauder, K. H. (1955): Über den Pensionierungsbankrott. Psyche – Z. Psychoanal., 9, S. 481–497.

Steinkopf, Leander: Die anderen haben niemals recht. FAS v. 20. Jan. 2019, Nr. 3, S. 29.

Stekel, W. (1921): Die Sprache des Traumes. Eine Darstellung der Symbolik und

Bedeutung des Traumes in ihren Beziehungen zur kranken und gesunden Seele für Ärzte und Psychologen.

Storm, Theodor (1885): Die Liebe. Gedichte. textlog.de.

Süskind, Patrick (1985): Das Parfüm. Die Geschichte eines Mörders. Zürich: Diogenes.

Theweleit, Klaus (1978): Männerphantasien. 2 Bände. Frankfurt a. M. / Basel: Roter Stern / Stroemfeld.

Theweleit, K. (2019): Mit der an der Spitze wird es nichts. FAS v. 23. Juni, Nr. 25, S. 33.

Von der Stein, B. / Peters, M. (Hrsg.): 50 Jahre danach – die 68er werden alt. Ztschr. Psychotherapie im Alter. 3/16. Jg. 2019.

von Uexküll, T. (1994): Psychosomatische Medizin. 5. Aufl., München: Urban & Schwarzenberg.

Wegweiser Demenz. Bundesministerium für Familie, Senioren, Frauen und Jugend. Aufruf Internet 6. 11. 2019.

Wilde, Oscar (1890): Das Bildnis des Dorian Gray. Lippincott's Monthly Magazine. London, Ward, Lock & Co., Nr. 271, Juli 1890, S. 3–100 [13 Kapitel].

Winnicott, D.: Die Fähigkeit zum Alleinsein, in: Reifungsprozesse und fördernde Umwelt. Vom Spiel zur Kreativität. Stuttgart (1973) : Klett-Cotta.

Winnicott, D. W. (1953): Übergangsobjekte und Üergangsphänomene, in: ders. Reifungsprozesse und fördernde Umwelt. Gießen (2006): Psychosozial.

Wohlleben, P. (1915): Das geheime Leben der Bäume. Was sie fühlen, wie sie kommunizieren – die Entdeckung einer verborgenen Welt. München: Ludwig.

Yalom, I. D. (2008): In die Sonne schauen. Wie man die Angst vor dem Tod überwindet. München: Random House.